国医大师李今庸医学全集

湖北医学史稿

李今庸 著

学苑出版社

图书在版编目（CIP）数据

湖北医学史稿/李今庸著. —北京：学苑出版社，2018. 12
（国医大师李今庸医学全集）
ISBN 978 – 7 – 5077 – 5605 – 0

Ⅰ. ①湖…　Ⅱ. ①李…　Ⅲ. ①中国医药学 – 医学史 – 湖北 – 文集
Ⅳ. ①R – 092
中国版本图书馆 CIP 数据核字（2018）第 263602 号

责任编辑：黄小龙
出版发行：学苑出版社
社　　址：北京市丰台区南方庄 2 号院 1 号楼
邮政编码：100079
网　　址：www. book001. com
电子邮箱：xueyuanpress@ 163. com
销售电话：010 – 67601101（销售部）67603091（总编室）
印　刷　厂：北京画中画印刷有限公司
开本尺寸：787 × 1092　1/16
印　　张：21. 25
字　　数：312 千字
版　　次：2018 年 12 月第 1 版
印　　次：2018 年 12 月第 1 次印刷
定　　价：88. 00 元

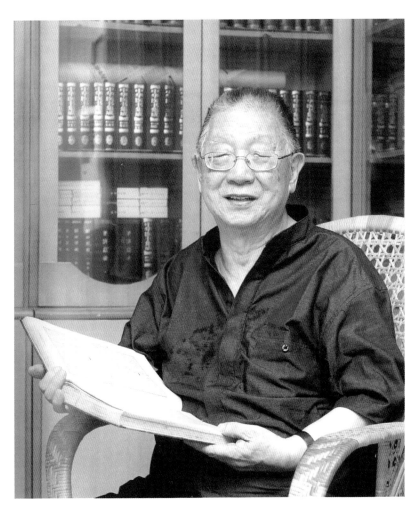

　　李今庸，男，1925年出生，湖北枣阳市人，当代著名中医学家，中医教育学家，湖北中医药大学终身教授，国医大师，国家中医药管理局评定的第一批全国老中医药专家学术经验继承工作指导老师。

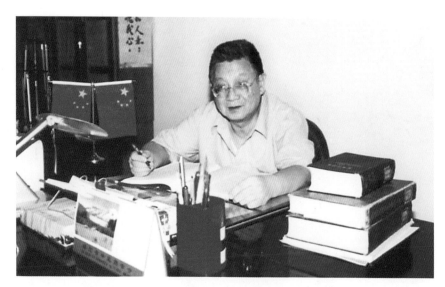

李今庸教授主持湖北省中医药学会工作 20 余年

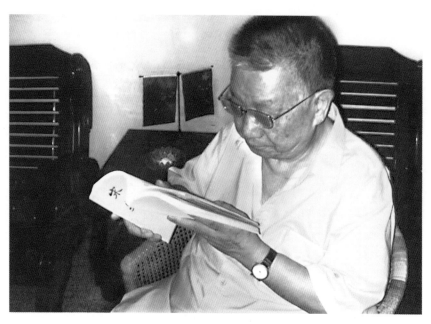

李今庸教授在研读史书

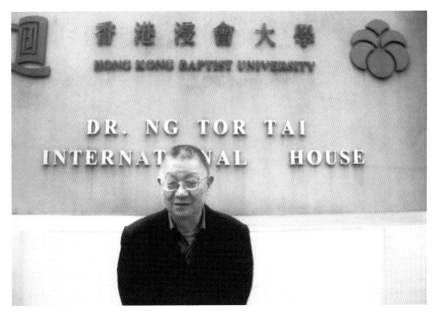

李今庸教授在香港浸会大学讲学期间留影

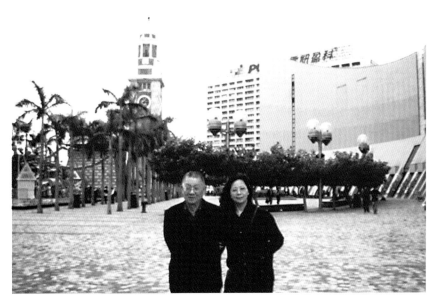

李今庸教授在香港讲学期间与女儿李琳合影

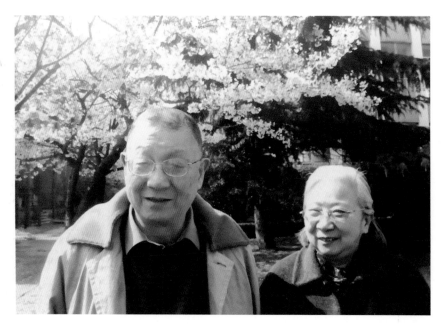

李今庸教授与夫人齐立秀合影

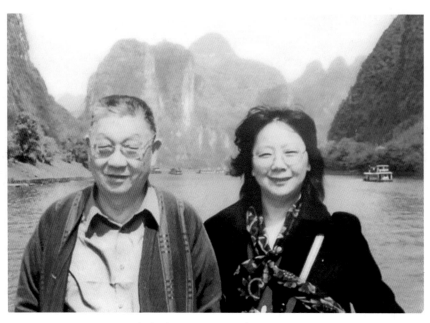

李今庸教授与女儿李琳合影

中国的长期封建社会中，创造了灿烂的古代文化。清理古代文化的发展过程，剔除其封建性的糟粕，吸收其民主性的精华，是发展民族新文化提高民族自信心的必要条件，但是决不能无批判地兼收並蓄。

摘自《新民主主义论》

李今庸教授书法（一）

书，善读之
可以医愚。

李今庸录 壬辰仲秋

李今庸教授书法（二）

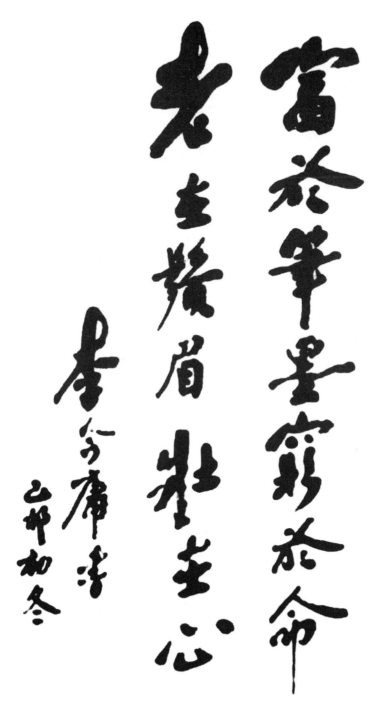

富於筆墨窮於命
老走鬚眉壯走心

李今庸書
乙卯初冬

李今庸教授书法（三）

鞠躬厥職，豈能盡如人意；
竭誅斷任，但求无愧我心。

李今庸教授书法（四）

通古博今研岐黄　精勤不倦育桃李

（代总前言）

李今庸先生，字昨非，1925 年出生于湖北省枣阳市唐家店镇一个世医之家。今庸之名取自《三字经》："中不偏，庸不易。"意为立定志向，矢志不移，永不改易。昨非，语出陶渊明《归去来兮辞》："实迷途其未远，觉今是而昨非。"含有不断修正自己错误认识的意思。书斋曰莲花书屋，义出周敦颐《爱莲说》："出污泥而不染，濯清涟而不妖。"李今庸先生平生行止，诚如斯言。《孟子·滕文公章句上》说："舜何人也，予何人也，有为者亦若是。"他把这句话作为座右铭。

李今庸先生从医 80 载，执教 62 年，在漫长的医教研生涯中积累了宝贵的治学经验。其治学之道，建造了弟子成才的阶梯，是后学登堂入室的通途。听其教、守其道、恭其行者，多能登堂入室，攀登高峰。

博学强志　医教研优

李今庸先生 7 岁入私塾读书，开始攻读《论语》《孟子》《大学》《中庸》《礼记》等儒家经典，他博闻强志，日记千言，常过目成诵。1939 年随父学医，兼修文学，先后研读《黄帝内经》《针灸甲乙经》《难经》《伤寒论》《金匮要略》《脉经》《诸病源候论》《千金要方》《千金翼方》《外台秘要》《神农本草经》等，随后其父又命其继续攻读历代各家论著和各科著作，并指导他阅读《毛诗序》《周易》《尚书》等书。对于《黄帝内经》，他大约只用了一年的时间，即将其内容烂熟于心。现在只要提到《黄帝内经》的某一内容，他都能不假思索明确无误地给你指出，本段内容是在《素问》或《灵枢》的某一篇，所以被人们誉为"《内经》王""活字典"。

1961 年，时任湖北中医学院副院长的蒋立庵先生，将一本《江汉论谈》杂志给了李今庸先生。他认真阅读后，敏锐地意识到蒋老是希望他掌握校勘训诂学的知识，以便有效地研究整理古典医籍。从 20 世纪 60 年代初开始，他先后阅读了大量有关古代小学类书籍。通过认真阅读《说文解字》《说文解字注》《说文通训定声》《说文解字义证》《说文解字注笺》等，他对许学相当熟悉。又广泛阅读了雅学、韵书以及与小学有关的一些书籍。从此，他掌握了治学之道，并以此助推医教之道。

一般而言，做学问应具备三个条件，一为深厚的家学，二为名师指点，三为个人勤奋。这三点李今庸先生都具备了，所以先生才有了今天的成就。

李今庸先生在 1987 年～1999 年间，先后被中国中医研究院（现中国中医科学院）研究生部、张仲景国医大学、长春中医学院（现长春中医药大学）等单位聘为客座教授和临床教授，为这些单位的中医药人才培养做出了贡献。1991 年 5 月被确认为第一批全国老中医药专家学术经验继承工作指导老师，同年获国务院政府特殊津贴；1999 年被中华中医药学会授予全国十大"国医楷模"称号；2002 年获"中医药学术最高成就奖"；2006 年获中华中医药学会"中医药传承特别贡献奖"；2011 年被国家中医药管理局确定为全国名老中医药专家传承工作室建设项目专家；2013 年 1 月被人事部确定为首批中医药传承博士后合作导师，为国家培养中医药高层次人才。

校勘医典　著作等身

李今庸先生在治学上锲而不舍，勇攀高峰，正所谓"路漫漫其修远兮，吾将上下而求索"。他在 20 世纪 60 年代就步入了校勘医典这条漫长而又崎岖的治学之路。在这方面他着力最勤，费神最深，几乎是举毕生之力。他曾说道：首先要善于发现古书中的问题，然后对所发现的问题，进行深入研究考证，并搜集大量的古代文献加以证实。当写成文章时，又必须考虑所选用文献的排列先后，使层次分明，说明透彻，让人易于读懂。如此每写一篇文章，头痛数日不已，然而他仍乐此不疲。虽是辛苦，然也获得了丰硕的成果。经一番整理后，不仅使这些古籍中的文字义理畅达，而且其医学理论也明白易晓，从而使千百年的疑窦涣然冰释，实有功于后学。

李今庸先生首创以治经学方法研究古典医籍。他将清朝乾嘉时期所兴起的治经学方法，引入到古医籍的研究整理之中。他依据训诂学、校勘学、音韵学、古文字学的基本原理，以及方言学、历史学、古文献学、考古学和历代避讳规律等相关知识，对古医书中的疑难问题进行了深入研究。对古医书中有问题的内容，则采用多者刈之、脱者补之、隐者彰之、错者正之、难者考之、疑者存之的方法，细心疏爬。他治学态度严谨，一言之取舍必有于据，一说之弃留必合于理。其研究所涉及的范围相当广泛，如《素问》《灵枢》《难经》《甲乙经》《太素》《伤寒论》《金匮要略》《神农本草经》《肘后方》《新修本草》《千金要方》《千金翼方》《马王堆汉墓帛书》以及周秦两汉典籍中有关医学的内容。每有得则笔之以文，其研究的千古疑难问题多达数百处。从 20 世纪 50 年代末至现在，他发表了诸如"析疑""揭疑""考释""考义"这类文章 200 多篇。2008 年，他在外地休养的时候，凭记忆又搜集了古医书中疑问之处 88 条，其中部分内容现已整理成文。由此可见，先生对古医籍疏爬之勤。

设帐杏坛　传道授业

李今庸先生执教已 62 个春秋，在中医教育学上，开创和建立了两门中医经典学科教育（《黄帝内经》《金匮要略》）。他先后给师资班、西学中班、本科生、研究生等各类不同层次学生讲授《金匮要略》《黄帝内经》《难经》及《中医学基础》等课程。自 1978 年开始，又在全国中医界率先开展《内经》专业研究生教育。同时，李今庸先生还先后赴辽宁、广西、上海等地的中医药院校讲授《黄帝内经》《金匮要略》等经典课程。

李今庸先生非常重视教材建设。1958 年～1959 年，他首先在湖北中医学院筹建金匮教研组，并担任组长，其间编写了《金匮讲义》，作为本院本科专业使用。1963 年代理主编全国中医学院第二版试用教材《金匮要略讲义》，从而将金匮这一学科推向了全国；1973 年为适应社会上的需求，该书再版发行；1974 年协编全国中医学院教材《中医学基础》；1978 年，主编《内经选读》，供中医本科专业使用，该教材受到全国《内经》教师的好评；1978 年，参与编著高等中医药院校教学参考丛书《内经》；1982 年主编高等中医药院校本科生、研究生两用教材《黄帝内经选读》；1987 年为光明中医函授大学编写了《金匮要略讲解》。几十年来，李今庸先生为中医药院校教材建设，倾注了满腔心血。

李今庸先生注重师资队伍建设。李今庸先生在主持原湖北中医学院内经教研室工作时，非常重视对教师的培养。1981 年，他在教研室提出了"知识非博不能反约，非深不能至精"的思想。他要求教师养成"读书习惯和写作习惯"。为配合教师读书方便，他在教研室创建了图书资料室，收藏各类图书 800 余册。并随时对教师的学习情况进行督促检查。1983 年，他组织教研室教师编写了《黄帝内经索引》；1986 年，他又组织教研室教师编写了《新编黄帝内经纲目》。通过编辑书籍及教学参考资料，以提高教师的专业水平。在对教师的使用上，尽量做到人尽其才，才尽其用。通过十几年坚持不懈努力，现已培养出一批较高素质的中医药教师队伍。

在半个多世纪的中医药教学生涯中，先生主张择人而教、因材施教，注重传授真知和问答教学。他要求学生学习中医时必须树立辩证唯物主义和历史唯物主义思维方式，将不同时代形成的医学著作和理论体系置于特定历史时代背景中研究，重视经典著作教学和学生临床实践。1962 年，先生辅导高级西医离职学习中医班集体写作"从藏府学说看祖国医学的理论体系"一文，全文刊登于《光明日报》，并被《人民日报》摘要登载、《中医杂志》全文收载，在全国产生很大影响。

扎根一线　累起沉疴

李今庸先生在 80 年的医疗实践中，形成了独特的医疗风格，完整的临床医学思想，积累了大量的临床经验。其一，形成了完整的临床医学指导思想，即坚持辩证历史唯物主义思想指导下的"辨证论治"；其二，独创个人的临床医疗经验病证证型治疗分类约 140 余种。著有《李今庸临床经验辑要》《中国百年百名中医临床家丛书·李今庸》《李今庸医案医论精华》等临床著作。

李今庸先生通晓中医内外妇儿及五官各科，尤长于治疗内科和妇科疾病。在 80 多年的临床实践中，他在内伤杂病的补泻运用上形成了自己独特的风格，即泻重痰瘀，补主脾肾。脾肾两藏，一为后天之本，一为先天之本，是人体精气的主要来源。二藏荣则一身俱荣，二藏损则一身俱损。因此，在治虚损证时，补主脾肾。在临床运用中，具体又有所侧重，小儿重脾胃，老人重脾肾，妇女重肝肾。慢性久病，津血易滞，痰瘀易生，痰瘀互结互病，易成窠囊。他对于此类病证的治疗是泻重痰瘀，或治其痰，或泻其瘀，或痰瘀同治。他临床经验丰富，辨证准确，用药精良，常出奇兵以制胜，其经验可见于《国医大师李今庸医学全集》中。

李今庸先生非常强调临床实践对理论的依赖性。他常说："治病如同打仗一样，没有一定的医学理论做指导，就不可能进行正确的医疗活动。"如一壮年男子，突发前阴上缩，疼痛难忍，呼叫不已，李今庸先生据《素问·厥论》"前阴者，宗筋之所聚"，《素问·痿论》"阳明者，五藏六府之海，主润宗筋"的理论，为之针刺足阳明经之归来穴，留针10分钟，病愈，后数十年未再发。此案正印证了其善于以经典理论对临床的指导运用。李老常言："方不在大，对证则效；药不在贵，中病即灵。"

从1976年起，李老应邀赴北京、上海、南京、南宁、福州、香港、韩国大田等多地讲学，传授临床经验，深入开展中外学术交流。

振兴中医 奔走疾呼

李今庸先生作为一代中医药思想家，从未停止过对中医药学理论、临床、教育的反复深入思考。1982年、1984年，他两次同全国十余名中医药专家联名上书党中央、国务院，建议成立国家中医药管理总局，加强党对中医药事业的领导，受到中央领导重视和采纳。1986年，国家中医药管理局成立。其后，又积极支持组建中医药专业出版社。1989年，中国中医药出版社成立。2003年，向党中央和国务院领导写信陈述中医药学优越性和东方医学特色，建议制定保护和发展中医的法规。同年，国务院颁布《中华人民共和国中医药条例》。

李老在担任湖北省政协常委及教科文卫体委员会副主任期间，深入基层考察调研，写了大量提案及信函建议。在湖北省第五届政协会议上，提出"请求省委、省政府批准和积极筹建'湖北省中医管理局'，以振兴我省中医药事业"等提案。2006年，湖北省中医药管理局成立。

1986 年李老当选为湖北省中医药学会理事长。此后，主持湖北省中医药学会工作长达二十余年。组织举行"鄂港澳台国际学术交流大会""国际传统医学大会"等各种大型中医药学术研讨会和国际学术交流会议。其间，向省委、省政府致信建议召开李时珍学术会议，成立李时珍研究会，开展相关研究，为在全国范围内形成纪念李时珍学术活动氛围奠定了坚实根基。主编《湖北中医药信息》《中医药文化有关资料选编》等。

近年来，李老对中医药学术发展方向继续进行深入思考与研究。认为中西医学不能互相取代，只能在发展的基础上取长补短。必须努力促使西医中国化、中医现代化。先后撰写和发表了《论中医药学理论体系的构成和意义》《发扬中医药学特色和优势提高民族自信心和自豪感》《试论我国"天人合一"思想的产生及中医药文化的思想特征》《中医药学应以东方文化的面貌走向现代化》《关于中西医结合与中医药现代化的思考》《略论中医学史和发展前景》等文章。

今将李今庸先生历年间写作刊印出版和未出版的各种学术著作，集中起来编辑整理，勒成一部总集，定名为《国医大师李今庸医学全集》，予以出版，一则是彰显李老半个多世纪以来，在中医药学术上所取得的具有系统性和创造性的重要成就，二则是为中医药学的传承留下一份丰厚的学术遗产。

李今庸先生历年间写作并刊印和出版的各种著作数十部，附列如下（以年代先后为序）：

《金匮讲义》，李今庸编著，原湖北中医学院中医专业本科生用教材。1959 年，内部油印。

《金匮要略讲义》，李今庸编著，全国中医学院中医专业本科生用第二版统一教材。1963 年 9 月，上海科学技术出版社出版。

《中医基础学》，李今庸主编，原湖北中医学院中医专业用教材。1971 年，内部铅印。

《金匮要略释义》，李今庸编著，中医临床参考丛书，全国中医学院西医学习中医者、中医专业用第三版统一教材。1973 年，上海科学技术出版社出版。

《内经选读》，李今庸主编，原湖北中医学院中医专业本科生用教材。1978 年，内部刊印。

《黄帝内经选读》，李今庸主编，原湖北中医学院中医专业本科生、研究生两用教材。1982 年，内部刊印。

《内经函授辅导资料》，李今庸主编，原湖北中医学院中医专业函授辅导教材。1983 年，内部刊印。

《读医心得》，李今庸著，是研究中医古典著作中理论部分的学术专著。1982 年 4 月，上海科学技术出版社出版。

《中医学辩证法简论》，李今庸主编，全国中医院校教学参考用书。1983 年 1 月，山西人民出版社出版。

《黄帝内经索引》，李今庸主编，原湖北中医学院中医《内经》专业教学参考用书。1983 年 12 月，内部刊印。

《读古医书随笔》，李今庸著，运用考据学知识和方法研究古典医籍的学术专著。1984 年 6 月，人民卫生出版社出版。

《金匮要略讲解》，李今庸著，全国高等中医函授教材。1987 年 5 月，光明日报出版社出版，后由人民卫生出版社于 2008 年更名为《李今庸金匮要略讲稿》再版。

《新编黄帝内经纲目》，李今庸主编，中医内经专业、西医学习中医者教学参考用书。1988 年 11 月，上海科学技术出版社出版。

《奇治外用方》，李今庸编著，运用现代思想和通俗语言，对中医药古今奇治外用方治给予整理的专著。1993 年 1 月，中国中医药出版社出版。

《湖北医学史稿》，李今庸主编，是整理和反映湖北地方医学史事的专门著作。1993 年 5 月，湖北科学技术出版社出版。

《李今庸临床经验辑要》，李今庸著，作者集数十年临床医疗实践之学术思想和临证经验的总结专著。1998 年 1 月，中国医药科技出版社出版。

《古代医事编注》，李今庸编著，选录了古代著名典籍笔记中关于中医药医事史料文献而编注的人文著作。1999 年，内部手稿。

《中华自然疗法图解》，李今庸主编，刮痧疗法、按摩疗法、针灸疗法和天然药食疗法等中医自然疗法治病图解的专著。2001 年 1 月，湖北科学技术出版社出版。

《中国百年百名中医临床家·李今庸》，李今庸著，作者集多年临床学术经验之专著。2002 年 4 月，中国中医药出版社出版。

《古医书研究》，李今庸著，继《读古医书随笔》之后，再以校勘学、训诂学、音韵学、古文字学、方言学、历史学以及古代避讳知识等，研究考证中医古典著作的学术专著。2003 年 4 月，中国中医药出版社出版。

《中医药治疗非典型传染性肺炎》，李今庸编著，选用报刊上有关中医药治疗"非典"（严重急性呼吸综合征）的内容，集而成册。2003 年 8 月，内部刊印。

《汉字、教育、中医药文化资料选编》（1-6 编），李今庸编著，选用报刊上发表的有关文字文化、教育和中医药文化资料而汇编的专门集册。2003-2009 年，内部刊印。

《舌耕馀话》，李今庸著，作者在兼任政协等多项社会职务期间，从事中医药事业的医政医事专门著作。2004 年 10 月，中国中医药出版社出版。

《古籍录语》，李今庸编著，选录古代典籍中关于启迪思想，予人智慧，为人道德之锦句名言而编著的人文专著。2006 年 8 月，内部刊印。

《李今庸医案医论精华》，李今庸著，作者临床验案精选和中医学术问题研究的专著。2009 年 4 月，北京科学技术出版社出版。

《李今庸中医科学理论研究》，李今庸著，中医科学基础理论体系和基本学术思想研究的专著。2015 年 1 月，中国中医药出版社出版。

《李今庸黄帝内经考义》，李今庸著，作者历半个世纪对《黄帝内经》疑难问题研究的学术专著。2015 年 1 月，中国中医药出版社出版。

《李今庸读古医书札记》，李今庸著，辑作者历年来在全国各地刊物上发表的关于古典医籍和古典文献的考释、考义、揭疑、析疑类文章的学术著作。2015 年 4 月，科学出版社出版。

《李今庸特色疗法》，李今庸主编，整理和总结了具有中医学特色的穴敷疗法、艾灸疗法、拔罐疗法、耳穴贴压法等治疗病证的专著。2015 年 4 月，科学出版社出版。

《李今庸经典医教与临床研究》，李今庸著，作者集中医经典教学和经典性临床研究的教研专著。2016 年 1 月，科学出版社出版。

《李今庸医惑辨识与经典讲析》，李今庸著，对有关经典医籍、医学疑问的解疑辨惑及经典著作课堂讲解分析的学术专著。2016 年 1 月，科学出版社出版。

《李今庸临床医论医话》，李今庸著，作者关于中医临床的医学论述和医语医话的学术专著。2017 年 3 月，中国中医药出版社出版。

《李今庸中医思考·读医心得》，李今庸著，作者独立思考中医药学实质和中医药学术发展方向性研究的学术专著。2018 年 3 月，学苑出版社出版。

《续古医书研究》，李今庸著，为《古医书研究》续笔，再以开创性的中医治经学方法继续研究中医古典著作之学术力作。将由学苑出版社出版。

另有待出版著作（略）。

李琳　湖北中医药大学

2018 年 5 月 1 日

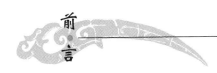

前言

　　人体生命科学的发展，带来了中医药的振兴，使古老而年青的中医药学焕发出新的青春。

　　湖北地方医药有着悠久的历史，对中医学的形成与发展产生过重大影响，但由于缺乏系统整理，尚不为人们充分认识。为使后人了解先辈的努力和成就，湖北省卫生厅于1986年委托湖北中医学院文献研究室对湖北地方医药的历史状况进行调查研究与整理，以满足社会的需要。

　　在编纂该书过程中，我们查阅了省内外各地、县地方志及大量史书、医籍、药学专著及医学期刊等图书资料，又对荆州、黄冈、襄樊等地进行了实地考察。经过七个寒暑的努力，终于完成了这一有意义的工作。

　　本书是一部综合介绍湖北地方医药历史状况的著作，分源流、人物、医籍、药材四篇。源流篇主要探讨了湖北医药历史渊源及其发展过程，提出湖北医药为中医学的源头之一。人物篇载录了上自东汉，下到清末，有文字可考的700余位医学人物。医籍篇收集了本省医家（包括外地寓居本省者）著作400余种。药材篇记载湖北出产的中药3000余种，特别注明各县的地道药材、名贵药材和大宗药材。最后附录记载了历年疫病流行情况。为检索方便，还附有人名与书名索引。

　　本书较为全面地概括论述了湖北古代医药历史发展的基本状况，载录了湖北有文字可考的七百多位医家的生平，并对其中的杰出代表人物作了重点介绍，著录了四百多部医药学著作和三千多种地道珍稀药材，因此它不但是一部地方医药史，而且兼有工具书的性质。

　　本书由李今庸教授主持编撰。

编　者

1993 年元月

前
言

编写说明

　　一、本书在编纂过程中，参考了湖北及有关省、地、县方志，经史子集，百家著述，中医药典籍，以及近现代出版的人物辞典和有关资料。

　　二、本书所录医学人物，以里籍属湖北者为主，亦旁及少量在湖北有医事活动的外地医家。时间上起东汉，下至清末。主要项目分医家姓名、字号、生卒年代、籍贯、生平经历、故址、墓葬、医事活动和著述。按行政区划及时间先后排列。凡生卒年代不详与里籍不可考者列入本章之末，以姓氏笔画为序。

　　三、本书收录医籍系本省医家及外地寓居湖北医家的著作，时间下限以著作年代为准，截止至清末。著录项目分书名、作者、刊刻出版年代、内容评介。按作者籍贯所属行政区划分及写作与出版年代排列。

　　四、本书收载湖北各地县出产的珍贵药材、地道药材及大宗药材，一般只载名录，有特点者则予以简要说明。

　　五、本书中地名、称谓名称等以当时年代为参考。

　　六、为了方便读者检阅，书末附有按笔画排列的人物、医籍索引。

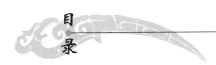

第一章　源流　/ 1

第一节　湖北医药的渊源　/ 1

一、湖北卫生医药的起源—原始社会　/ 1

二、医药知识的积累—奴隶社会　/ 9

三、医药学的形成—封建社会早期　/ 12

第二节　湖北医药的发展　/ 19

一、汉、晋、南北朝时期　/ 19

二、隋、唐、宋、元时代　/ 25

三、明清时期　/ 29

第二章　人物　/ 47

第一节　医坛英杰　/ 47

一、伤寒大家—庞安时　/ 47

二、伟大的医药学家—李时珍　/ 60

三、儿科医家—万全　/ 73

四、善治痰火病的梁学孟　/ 81

五、本草学家—刘若金　/ 90

六、汉阳叶氏家族对医药学的贡献　/ 103

七、杨守敬及其对医籍刊刻整理的贡献　/ 109

第二节　医林人物　/ 117

一、武汉市　/ 117

二、黄石市　/ 127

三、鄂州市　/ 127

四、黄冈地区　/ 128

五、孝感地区　/ 147

六、咸宁地区　/ 154

七、荆州地区　/ 159

八、襄阳市　/ 178

九、郧阳地区　/ 183

十、宜昌地区　/ 184

十一、恩施地区　/ 188

十二、其他　/ 189

第三章　医籍　/ 195

一、武汉市　/ 195

二、黄冈地区　/ 202

三、咸宁地区　/ 225

四、孝感地区　/ 226

五、荆州地区　/ 230

六、襄阳地区　/ 242

七、郧阳地区　/ 245

八、宜昌地区　/ 246

九、恩施地区　/ 247

第四章　药材　/ 249

第一节　湖北地理环境及其中药材概述　/ 249

第二节　全省各地通产的中药材　/ 250

一、植物类　/ 250

二、动物类　/ 252

第三节　各地（州）、市、县（区）　/ 252

一、鄂西土家族苗族自治州　/ 252

二、郧阳地区　/ 257

三、宜昌地区　/ 260

四、荆州地区　/ 265

五、咸宁地区 / 269

六、黄冈地区 / 271

七、孝感地区 / 275

八、襄阳市 / 277

九、武汉市 / 281

十、黄石市（含大冶县） / 282

十一、神农架林区 / 282

附录一　历年疫病流行情况 / 284

附录二　人名索引 / 290

附录三　书名索引 / 303

第一章　源　流

　　湖北医药源远流长，是中医学的源头之一。它的历史可一直追溯到原始社会的新石器时代。尔后，又随着江汉流域文化的发展取得长足进步。它的某些成就曾达到中国乃至世界的顶峰。

第一节　湖北医药的渊源

　　湖北位于长江中游，因在洞庭湖之北而得名。其地理条件十分优越，东、西、北三面环山，中南部是平原，长江穿流而过，汉水蜿蜒曲折，湖泊水泽密布，河流纵横交错。全省气候温暖潮湿，自然资源丰富，水陆交通发达，粮棉鱼米富足，在全国占有重要地位。

　　长江流域是中华民族古文化的发祥地之一，湖北江汉地区早有古代猿人活动。1989 年冬，考古工作者在湖北郧县发现了 200 万年前的古南猿头骨化石，是目前我国及亚洲所发现的最早的古猿人化石，说明湖北 200 万年前就有古猿人生活。

　　由于生存的需要，生活在江汉流域的人类祖先，从进入原始社会以来，就开始了原始的医疗活动。随着社会的发展，医疗实践不断深化，逐渐积累了丰富的经验，为早期中医学的形成，做出了巨大贡献。

一、湖北卫生医药的起源—原始社会

　　医药卫生知识是人们防治疾病的经验总结，它是在人类的生产与生活实践中逐渐积累起来的，并与当时文化水平的发展相适应的结晶。

（一）江汉流域远古文化面貌

江汉流域早在远古时代，就是人类的栖身地之一。人们群居野处，凭借简陋的石器，与大自然及猛兽进行斗争，获得生存与发展，史称旧石器时代。1975 年，考古学者在湖北郧县梅铺龙骨洞的黄色沙质土内，发现 4 颗猿人牙齿化石，还有一件人工打击痕迹清楚的石核，经测定其生存时代距今有 70 万~80 万年，早于北京猿人，与蓝田猿人的时代相当或稍晚，属于旧石器时代的文化遗存。在近 1 万年至 7000 年的时候，原始人群过渡到氏族公社。经过长期劳动，人们学会了磨制石器，制作陶器。随着制造工具的技术大为进步，标志着古人类从旧石器时代进入新石器时代。通过考古发现，长江流域与黄河流域同时存在着人类的祖先，他们在各自的领域里独立发展，创造着不同的文化。以河湖密布的湖北江汉平原为中心，西到长江三峡，南达洞庭湖滨，北至汉水中游、鄂西及河南南阳地区，这些地域具有基本一致的文化风貌，它们与北方同时期的文化虽有一定的联系与共性，但在某种程度上更具有自身的特点。考古学上将其分为三个阶段：

1. 大溪文化

大溪文化首先发现于四川与湖北交界的巫山县大溪遗址，后陆续在湖北秭归、宜昌、枝江、江陵以至湘北地区等地又发现多处，经鉴定约产生于公元前 4000 年。在考古学上，文化遗存的性质，是通过对出土器物形态、种类的分析比较而确定的。大溪文化遗址出土的陶器以红、黑陶为主，从颜色、纹饰到形状，都与北方仰韶文化的彩陶系列不同。另外，还有打磨的用作生产工具的石器、鱼骨、兽骨及掺入稻壳的烧土。这标志着大溪文化时期生活在湖北长江流域的人类祖先已进入原始渔猎兼原始农业的历史阶段。

2. 屈家岭文化

屈家岭文化发现于湖北京山县屈家岭及天门、钟祥一带，产生于公元前 3000 年左右。出土的陶器以黑、灰陶为主，有少量彩陶，其纹饰、器型与大溪文化有直接承袭关系，与黄河流域的龙山文化有别。此外还有磨光的石器，穿孔的工具，和混入泥土的粳稻米壳及猪、狗、羊、鸡等家畜家禽遗骸。还发现了求育崇拜物—男性生殖器陶祖。说明此时湖北已进入以农业经济为主的时期，男子成为主要劳动力，人类进入父系氏族社会。

3. 青龙泉三期文化

青龙泉三期文化，也有人称其为长江中游龙山文化，发现于湖北郧县青龙泉及天门、当阳等地，约产生于公元前2400年。从出土器物看，它是在屈家岭文化的基础上发展起来的。陶器以灰陶为主，还有磨制石器及夹有大量稻壳与茎叶的烧土。家畜为私有财产的情况比较突出。

综上所述，从大溪文化到屈家岭文化，再到青龙泉文化，是一支具有区域特征的土生土长的原始文化，因其有别于北方文化而被考古学划归于长江中游文化圈。江汉流域的先民在这种区域文化的影响下，经过漫长的原始社会，于公元前2000年左右，跨入奴隶社会。

(二) 原始卫生医药的产生

原始文化带动了原始卫生医药的发展。虽然疾病是人类生来就不可避免的，但医药卫生知识的积累，却是与文化发展的水平相适应的。人类在创造原始文化的同时，也创造了原始医药。

1. 原始卫生保健

原始社会，人类为了保护自己免遭风雨的袭击和野兽的伤害，就构木为巢，栖身树上，此即传说中的"有巢氏时代"。从旧石器时期进入新石器时期以后，在生产发展的基础上，生活有了改善，卫生保健也相应有了基本保证。

(1) 住所的建造

人类栖身的住所，从木巢、地窖逐渐发展为有墙壁和屋顶的房屋。在湖北红花套、关庙山等大溪文化遗址所发现的房屋基址，既有半地穴式圆形房子，也有在地面上的圆形、正方形、长方形建筑。这些房子均是利用南方的自然条件，广泛采用竹材、竹木结合而营建的。先挖墙基槽，用烧土碎块掺和黏土填实，土筑墙根以上，再立编竹夹泥墙，即在立柱之间编扎竹片、竹竿，里外抹泥。屋内地面，下部用大量红烧土块铺垫，垫层厚实，表面敷涂细泥并经火烤。有的屋内围筑灶坑，有的房屋开设门道，还有的建造了撑檐柱洞或专门的檐廊。这种房屋墙壁虽然单薄，但已能御寒。内部处理则重点注意了加强防潮避雨的设施。人们住在这样的房子里，可以躲避风雨潮湿，生活起居有了基本保障。除完整的房屋外，还发现有畜圈、储藏仓等，这些对人类的卫生保健都有着重要意义。

（2）衣着的制作

原始人在长期生活实践中，逐渐学会了缝制衣服，使裸露的身体得以保护。起初人们只能以树皮、兽皮覆裹身体以御寒，以后又将羽毛、树叶、茅草等编制后披在身上。到了氏族社会，人们学会了制造石器、骨器与陶器，同时也学会了制作衣服。

1976 至 1984 年，在湖北洪湖乌林矶发现一处新石器时代遗址，发掘出大量骨器、石器与陶器。其中有缝衣服的骨针及石纺轮与陶纺轮。在屈家岭文化遗址中，彩陶纺轮是最典型的器物之一。它们多为扁薄中小型，也有个体较大偏重的无彩纺轮和石纺轮，这可能与纺线的粗细有关。骨针的使用，表明人们已能用兽皮缝制衣服。纺轮的发现，说明人们已经掌握了原始纺织技术。

从裸体到穿衣，这是人类卫生保健的又一进步，大大增强了人们适应自然界变化的能力。

（3）饮食的改进

人类起初也像其他动物一样，猎取"鱼鳖野兽"之后，生吞活剥，茹毛饮血。以后学会使用火，才由生食改为熟食。然而在渔猎时代食物得不到保证，只能"有则饱餐，无则绝食"。进入原始农业时代，以种植业为主，人们的食物才得到基本保证。江汉流域主要是稻谷的引种栽培地区。如前所述，早在大溪文化时代和屈家岭文化时代，就有稻谷的种植。特别是在屈家岭新石器时代遗址所发现的混入泥土的粳稻米壳，经鉴定，与现在长江流域普遍栽培的粳稻米极为相似，说明它们有着直接的历史渊源。稻谷的栽培，使人们得到比较充足的食物，人体的生命与健康才有了基本保障，在人类卫生保健上亦有着极其重要的意义。

在屈家岭遗址出土的陶器中，发现有一种澄滤盆，从使用痕迹上判断，是储存澄滤水的器物，这表明那时的人们已注意到饮水的卫生。

以上原始人用以保护自身的简单措施，构成了人类最早的卫生保健体系，有些保健措施一直留传给后代。

2. 原始医疗活动

原始社会，人兽杂处，环境恶劣，发生疾病与伤害的机会尤多，所以一般寿命极短。据古人类学者对"北京猿人"遗址发掘出的40多个骨骼化石的研究，14～15岁死亡的占1/3以上。能活到50～60岁的只占2.6%。即使到了山顶洞人，死于童年者仍高达43%，活到50～60岁者仅占14%。原始人遇到疾病如何处理，现在已难以查证，但从近代对一些交通极其闭塞、经济文化极端落后的地区的考察来看，人们往往利用泥土、树叶等敷裹的方法，减轻伤痛带来的痛苦。由此推断，原始人类起初治疗疾病，可能也是取用泥灰、苔藓、野草、树叶等，不经过加工而直接利用。使用火以后，则可以经过简单炮制，然后利用。湖南长沙马王堆出土的帛书《五十二病方》，是迄今为止所发现的最早的医学文献。它有着浓厚的南楚地方色彩，自然也反映了同属荆楚地区的湖北医药的特色。其中保留了许多原始医疗方法的痕迹。如治烧伤［阑（烂）者］："以人泥（身体污垢）涂之，以犬毛若羊毛封之"。治疥癣［加（痂）］："刑赤蝎（杀赤色蜥蜴）血涂之"。治外伤出血［诸伤］："燔（烧）白鸡毛及人发。以刃伤，燔羊矢傅之"。治小儿惊痫［婴儿索痉］："取封殖土冶之……蒸以遍熨直肯挛筋所"，即取封殖土加热后遍熨拘挛处。封，《方言》释曰："楚郢以南，蚁土谓之封"。殖，即为黏土。封殖土指蚁穴周围的细小颗粒黏土。以上古方可谓是极原始古朴的方法，医疗经验就这样逐渐积累起来。

3. 原始医疗器具

新石器时代后期，人们已能制造多种生产工具与生活用具。在屈家岭文化遗址中，普遍发现有陶器、磨制石器和加工过的骨器、蚌器。医学起源于生产实践，医疗器具与生产、生活用具很难截然分开，其中一部分可能与医疗有关。

（1）陶器

江汉流域的先民很早就学会了制作陶器。大溪文化以红、黑陶为主；屈家岭文化以黑、灰陶为主；青龙泉三期文化以灰陶为主。从出土的陶器来看，其功能主要是生活用具。例如杯、碗可用于饮水进餐，盆、罐可用于煮制、储存食物与水。但同时它们也可以用做煎煮药物或清洗伤口。

（2）石器

在考古发掘中，发现了大量的磨制石器，主要为生产工具，如斧、锛、铲、锄、刀、杵、镞、刮削器、研磨器、网坠及砺石等。其中某些工具除用于生产以外，还可作为医疗器具。如石刀及锋利的刮削器可以切割患处，石镞可以放血排脓，石斧、石杵可以熨烫按摩。洪湖乌林矶新石器时代遗址出土一件研磨器，其平面呈长方形，截面为平行四边形，一端斜面，一端弧面，通体磨光，长7.7厘米，宽3.8厘米，上有朱砂痕迹。它与我们现在使用的乳钵功能相似，很可能即是一种医疗器具。

能够治疗疾病的石器，古代称为砭石。《山海经·东山经》曰："高氏之山，其上多玉，其下多箴石。"晋·郭璞注曰："可以为砥针，治痈肿者。"清·郝懿行疏曰："砥当为砭字之误。"《素问·异法方宜论》载："东方之域……其病皆为痈疡，其治宜砭石。"《灵枢·玉版》曰："故其已成脓血者，其唯砭石铍锋之所取也。"砭石实物的出土为文献提供了有力的证据。近年来全国各地出土不少医用砭石，大致可分为二类：用于穿刺切割的锋利砭石，呈刀形、锥形、镞形等；用于按摩熨烫的光滑砭石，如卵圆形、圆柱形等。这些形状的石器在江汉流域出土的文物中不乏其类。如前文提到的洪湖乌林矶遗址出土石器三十多件。其中的石刀为青灰岩磨制，近平行四边形，平背弧肩，单面直刃，长6.4厘米，宽3.2厘米，厚0.1～0.5厘米。刮削器近长方形，背平弧肩，刃口齐厚，长6.4厘米，宽6.9厘米，厚0.3～0.7厘米。杵，近圆柱体，两端鼓凸，一端稍大，长22.5厘米。它们与河北藁城台西村商代遗址发现的砭镰，湖南石门商代遗址出土的用于叩击的石棒都极为相似。虽然现在我们无法肯定这些石刀、石杵等就是医用砭石，但湖北古代出砭石是有文献记载的。李时珍《本草纲目·砭石》条曰："《禹贡》：荆州、梁州皆贡砮（可做箭镞的石头），即此石也。"《禹贡》为《尚书·夏书》篇名，是古代的地理书，约成书于周秦之际。

篇中将当时的中国分为九州，记述各区域的山川分布、交通物产以及贡赋等情况。荆州包括现在的湖北，当时进贡的物品就有砭石。可见砭石在湖北有着悠久的历史。

（3）骨器、蚌器

兽骨与蚌壳也被远古先民用来制成工具。如野兽的肩胛骨及蚌壳均可制成刮削器，用来刮削兽皮，同时也可刮割伤口。动物骨骼可以制成骨针。骨针光滑细致有韧性，除可缝制衣服以外，也可用于医疗。洪湖乌林矶出土骨器及兽骨共 83 件，骨器多用小型禽兽肢骨、角尖制成。其中有一枚骨针由禽类肢骨刮削而成，磨制光滑，呈长条形，一侧有削痕，圆锥体，锋尖，针身有凹槽，尾残，残长 9.2 厘米。这枚骨针一端并无线的针孔，针身有凹槽，极有可能是用于针刺的医疗工具。骨针即后世医针的原型。

4. 药物的起源

（1）神农及其后裔的传说

古代一直流传着神农尝百草发明医药的故事。《搜神记》曰："神农以赭鞭鞭百草，尽知其毒及寒温气味所主。""赭鞭"，清·孙星衍释为煮辨。神农究竟出在哪里，历来说法颇多，据《史记·五帝本纪》唐·张守节注，神农就出在湖北随州附近的厉山。张氏曰："神农氏，姜姓也，人身牛首，有圣德，以火德王，故号炎帝。又曰列山氏。《括地志》云，厉山在随州随县北百里，山东有石穴。神农生于厉乡，所谓列山氏也（古代厉、列同音假借，亦作烈）。"

据考证，今湖北随州市附近确有厉山镇，古代称为厉国，传为炎帝神农后裔之领地。烈山氏族为介于中原与南方蛮族之间的农业部族，以开垦种植为主。其部族首领名"柱"，善种谷物蔬菜，被封为主管农事的官—稷正，后世奉其为稷神。汉·应劭《风俗通》曰："《春秋左氏传》有烈山氏之子曰柱，能殖百谷蔬果，故立为稷正也。"汉·蔡邕亦曰："稷神，盖厉山氏之子柱也。柱能殖百谷，帝颛顼之世举以为田正，天下赖其功。"原始社会生产力极其低下，人们靠共同采集、成群出猎的方式获得食物。在采集野果和植物的实践中，发现有些野生植物可以食用，于是将其移植引种，成为栽培植物。食物有了保证，人们也就定居下来，从采集渔猎时期过渡到原始农业和畜牧业时期。神农就是这一时期的代表，其部族成为古老的农业部族。江汉流域曾发现多处新石器时期文化遗址，如20世纪90年代初，又在枣阳附近及古云梦泽地区发掘出5000年前原始氏族公社居住的房屋基址和一些混在泥土中的稻谷。这些足以说明湖北远在5000年前就出现了以种植栽培为主的原始部落，神农后裔烈山氏农业部族的传说和文献记载是有一定根据的。

（2）药物的产生

神农尝百草发明医药虽是一种传说，却向人们揭示了药物的产生与原始农业和畜牧业有着密切的关系。人们在采集引种野生植物的过程中，为了寻求食物尝遍百草，逐渐晓得了某些植物香甜可口，某些植物辛苦难咽；某些植物有毒，会引起呕吐腹泻，甚至昏迷死亡；某些植物使人出汗、胀满等。这样人们首先积累了有关毒药的知识而有所避就，所以古代把药物称为毒药，至今中医古籍中还保留着以最初印象命名的植物名称，如鸡毒（乌头）、鱼毒（芫花）、狼毒等。经过反复实践与长期的经验积累，人们才逐渐认识到这些毒药是可以利用的，如诱杀禽兽等。并且人们服食腹泻的东西可以消除胀满，治疗便秘；吃了发汗的东西以后可以减轻关节疼痛等。人们对动物药的认识也大致是这样一个过程。于是人们开始利用毒药对抗人体的疾病，药物就这样产生了。

由于湖北的原始农业和畜牧业都比较发达，药物的产生又与它们有着密不可分的关系，所以毋庸置疑，湖北在远古时代就积累了丰富的原始医药知识。当然，那个时代都发现了哪些药物，是怎样利用的，我们现在还没有足够的材料说明。但我们从古文献和考古发掘中却可以找到蛛丝马迹。

《尚书·禹贡》在谈到各地物产时曰："荆及衡阳惟荆州，江汉朝宗于海……厥贡羽毛齿革，惟金三品，杶干栝柏，砺砥砮丹，惟箘簵楛。"意为从荆山到衡山之间是荆州地区，长江和汉水共同流入大海。进贡物品有鸟羽、牛尾、象牙、皮革和三种金属（金、银、铜），以及杶（木名，可制琴）、干（即柘木）、栝（桧树）、柏四种木材，还有磨石、箭头、丹砂、竹笋、美竹和楛矢等。其中丹砂又称朱砂，是一种水银与硫黄的天然化合物，呈鲜红色，既可作颜料也可作药物，古代湖北出丹砂不但文献有记载，而且亦有出土文物证实。洪湖乌林矶发掘出的那件有朱砂痕迹的研磨器就十分令人瞩目，它为我们提供了新石器时代的先民发现并使用了朱砂的证据。朱砂作为颜料，古人常以之涂面或画符，用以驱鬼辟邪。作为药物，应用更加广泛，既可防腐，又能治病。《神农本草经》将其列为上品第一，曰："朱砂主身体五藏百病，养精神，安魂魄，益气明目，久服通神明不老。"总之，不论驱邪，还是防腐或治疗，都与防病治病有关。

综上所述，湖北医药有着悠久的历史渊源，它的产生与我们祖先生产劳动的实践紧密相关。它不是某个神人的创造，而是劳动人民智慧的结晶。

二、医药知识的积累—奴隶社会

公元前 21 世纪，我国由原始社会进入奴隶社会，前后经历了夏、商、周（西周及东周春秋）三个朝代。据考古资料表明，远在公元前 2400 年，即湖北的青龙泉文化时期，家畜为私有财产的情况已比较突出。随着私有制与阶级的出现，湖北也像其他地区一样步入了奴隶社会。其时，大规模农业生产开始形成，各种手工业纷纷兴起，湖北大冶发现铜矿，冶炼铜的技术达到领先水平。

起初在湖北大地上，生活着包括神农炎帝后裔在内的许多部族，如苗、黎等人，统称南蛮。后均被黄帝族与炎帝族击败，逐渐融合成为华夏民族的一部分。夏商时代江汉流域分布着许多小邦国，其中楚之祖先鬻熊归附周文王，助武王伐纣，所以周成王时封其后裔熊绎为子爵，居丹阳（秭归，一曰枝江），立国号楚。东周初，楚国日益强大，公元前 704 年，楚国国君熊通自立为武王。熊通子文王熊赀迁都于郢（江陵），有地千里。故历史上多称湖北为荆楚。

奴隶社会人们创造了日益丰富的物质财富与精神财富，同时医药也获得了相应的发展。如果说原始社会医药仅处于萌芽状态，那么在夏商周时期则积累了相当丰富的经验。

（一）医学知识的积累与医生的出现

社会物质财富的不断增长，使一部分人脱离体力劳动而从事脑力劳动，商周时期已有一批专门从事宗教与科学文化事业的人，形成知识分子阶层。他们使经验科学逐步从生产技术中分化出来，成为专门的学问。如与农业生产密切相关的天文、历法等在商周时期都有较深入的研究。医药方面原本散在民间的经验也由这些知识分子先掌握，从此出现了专门从事医疗职业的人—医生。

传说中最早的医生除黄帝、岐伯、俞跗等人之外，还有巫彭、巫咸、苗父等人。《山海经·海内西经》曰："开明东有巫彭、巫抵、巫阳……皆操不死之药以距之。"郭璞注云："皆神医也。"《世本》曰："巫彭作医……巫咸尧臣也，以鸿术为帝尧之医。"据有关记载，巫彭、巫咸即为活动于长江流域一带的神医。如《山海经·大荒西经》记曰："大荒之中有灵山，巫咸、巫即、巫盼、巫彭……十巫，从此升降，百药爰在。"灵山即湖北、四川交界之巫山。古代灵（靈）、巫二字相通。《说文》："灵（靈），巫也，以玉事神。"屈原《九歌·东皇太一》中"灵偃蹇兮姣服"一句，汉·王逸注曰："灵，巫也。"《九歌·云中君》中"灵连蜷兮既留"，王逸又注："楚人名巫为灵。"传说巫山上有神药，《山海经·大荒南经》："有巫山者，而有黄鸟、帝药、八斋。"郭注云："天帝神仙药在此也。"屈原的《楚辞》用的是楚语，歌的是楚调，言的是楚事，其中不止一次提到巫咸、巫彭。《离骚》有"愿依彭咸之遗则""吾将从彭咸之所居"等句，可见巫彭、巫咸在楚人民心中的地位。苗父亦为古代神医，汉·刘向《说苑》："吾闻上古之为医者曰苗父。苗父之为医也，以菅为席，以刍为狗，北面而视，发十言耳。诸扶而来者，舆而来者，皆平复如故。"据范行准《中国医学史略》言，苗父即活动于荆楚湘桂等三苗地区的巫医。

以上提到的几位医生均以巫医的面貌出现，这是有一定历史原因的。远古时代，人们限于对自然界的认识能力，以为万事万物都由一种超自然的力量—鬼神所主宰，所以一切重大事情，如播种、打猎、战争、疾病等都要祈求鬼神的帮助与保护。祭祀和占卜成为头等大事。这种风气自新石器末期始，至殷商及春秋时最盛。掌管祭祀占卜等事宜的称为巫师。巫师是沟通人与神之间的纽带，有相当高的社会地位。由于人们患病时也要求助于巫师，故一部分巫师同时也掌握一些医药知识，成为巫医。巫彭、巫咸、苗父等均为著名的巫医。巫医结合是医学发展中的一个阶段，并非像有些人所认为的医源于巫。

西周至春秋时，社会物质文化生活不断改善，医学亦不断发展，终于摆脱了神巫的束缚，成为独立的学科。《周礼》把"巫祝"列入"春官大宗伯"职官中，而医师则属于"天官冢宰"管辖，并有一整套医政组织与管理制度。此时民间也出现了专职医生，如秦国著名医生缓与和。当时的楚国也不乏医术高明的医生。

《春秋左传·襄公》有这样一段记叙："夏，楚子庚卒，楚子使蒍子冯为令尹。访于申叔豫，叔豫曰：国多宠而王弱，国不可为也。遂以疾辞。方署，阙地，下冰而床焉，重茧衣裘，鲜食而寝。楚子使医视之，复曰：瘠则甚矣，而血气未动。乃使子南为令尹。"这讲的是蒍子冯不愿做官，因而装病，做出反常的假象。楚子派医生去探视，医生一眼就识破病情。这段历史虽未注明医生的具体姓名，但他高超的诊断水平却可见一斑。

另据《史记·楚世家》载，楚之先祖陆终的妻子是"坼剖而产"的，这是见于文献最早的剖腹产病案。

专职医生的出现，不仅反映了当时医学发展的水平，而且有利于医药经验的积累、整理、总结与交流，从而促进了对疾病的认识与医疗技术的提高。

（二）药物知识的不断丰富

药物知识是劳动人民在生产斗争与医疗实践活动中不断充实丰富起来的。周代对药物已有初步分类归纳，如《周礼》有"五药"之说，汉·郑玄注："五药，草、木、虫、石、谷也。"

关于湖北地方药材的记载，散见于先秦古籍之中，例如《诗经》《尚书》《山海经》等。《诗经》为西周时的作品，是现存最早记载药物的文献，据统计达 50 余种。其中专门汇集江汉流域民歌的《周南》与

《召南》两章就涉及多种，如葛、苍耳、车前、蒿、蕨、薇、苹、藻、梅、白茅等。有些章节还生动地记叙了采集的方法与情景。《周南·芣苢》曰："采采芣苢（车前），薄言采之；采采芣苢，薄言有之。采采芣苢，薄言掇之（收藏）；采采芣苢，薄言之捋；采采芣苢，薄言袺（衣襟装起）之；采采芣苢，薄言襭之（衣襟兜满）。"汉《毛亨传》曰："芣苢，马舄。马舄，车前也，宜怀妊"。孔颖达疏曰："芣苢。马舄，一名当道，药中车前子是也……可鬻作茹，大滑其子，治妇人难产。"《说文》云："芣苢，马舄也，其实令人宜子"，诗中虽未明言采集车前子是为了治病，但从历代学者的考证中可以看出，此行可能与妇女的怀孕产育有关。

杜衡与薜荔俱为湖北荆楚地方药材，屈原在《楚辞》中不止一次提到它们，如"采芳州兮杜若""杂杜衡与芳芷""采薜荔兮水中，搴芙蓉兮木末""若有人兮山之阿，被薜荔兮带女罗"等。《范子计然》指出："杜若出南郡（湖北江陵），大者善，《本草经》曰杜若，一名杜衡。"这两味药早在《山海经》中就对它们的形态与药用功能作了详细记述："天帝之山有草焉，其状如葵，其臭如蘼芜，名曰杜衡，可以走马，食之已瘿"，"小华之山有草焉，曰薜荔，状如乌韭，缘木而生，或生石上，食之已心痛"。《山海经》是记载先秦时期我国各地名山大川及物产的一部著作，其中涉及了一百多种药用植物，并首次说明了药物的功能和效用。《诗经》与《山海经》所载的药用植物多为后世本草著作收录，特别是《山海经》反映了当时人们对药物认识的深入，它们对后世药物学的发展有着一定的影响。

三、医药学的形成—封建社会早期

战国到秦汉，是我国封建社会的形成及早期发展阶段。无论从政治、经济，还是从思想文化等各方面，与以前的夏、商、周相比，都发生了重大的变革。在此时期，医药学也大大发展，初步形成了自己独特的体系。

（一）发达的楚文化

春秋战国时期，湖北属于楚国。楚国先建都于丹阳（湖北秭归），后迁至郢都（湖北江陵）。它先后吞并了 45 国，疆域极广，全盛时期范围曾扩大到现在的湖北、湖南、河南南部、广东、广西、安徽、江苏、浙江等地，几乎占据黄河以南的半个中国。以楚国的国力，本来很可能完成统一中国的大业，但由于楚怀王的昏庸，秦国的狡诈，致使楚国屡遭失败，最终为秦国消灭。

楚国前后有 800 年的历史，800 年中创造了灿烂的楚文化。春秋时中国东南西北散居着许多民族，居于黄河流域中原地区的华族，文化程度较高，在政治与文化上均占优势。楚国原本居住着苗族、华族和许多小民族，后由楚国统一，成为华夏的劲敌。由于楚国疆域的扩大，居住在长江流域的蛮人，淮河一带的夷人，及被征服的华夏人，得以互相交流，使本地土著文化与华夏文化融合，发展为楚文化。如果说楚文化先前落后于中原文化，那么到了东周后期，楚文化已发展到与华夏文化相当的水平。当时东周王国与宋、鲁为三个文化中心，后因王室衰微，文化中心南移，楚代替东周，与宋、鲁同为文化中心。鲁国的孔丘创立儒家，宋国的墨翟创立墨家，楚国的李耳创立道家。在文学上，《楚辞》与《诗经》成为中国诗歌的两大源流。秦朝时间极短。汉朝刘邦亦为楚人，他改朝后在政治制度上承袭了秦制，但在文化传统上却大大发扬了楚文化。汉高祖的《大风歌》，武帝的《秋风》《瓠子》全是楚辞楚调。汉赋更是直接受着楚辞的影响。因此楚文化在中国历史的长河中，一直有着深远的影响。

（二）荆楚医药学体系的形成

楚文化的繁荣，带来了楚医药的发达。湖北医药经过漫长的道路，终于形成比较成熟的理论体系，并积累丰富的实践经验，最后融入祖国医学的洪流中。

1. 医学理论的建立与医疗实践的进步

从现有资料分析，湖北医学最迟在周秦之间已有较成熟的理论。

（1）《黄帝内经》吸收了荆楚医学研究成果

研究我国古代医学理论，过去言必称《黄帝内经》，然而那毕竟只是医学经典的一部（《汉书·艺文志》载医经有七家），而且已是一部比较成熟的著作。在此书之前曾有更原始、更古老的医学文献。有人统计《黄帝内经》所引用的古代医书达21种之多，所以古今学者均认为《黄帝内经》非一时之言，亦非出自一人之手。它是经医家们汇集商周到先秦时期各派医学理论与各地医疗经验综合整理而成的，因此在某些基本理论的认识上存在着分歧，文字上也体现了各地方言的痕迹。

在《读古医书随笔》一书中，作者详尽地考证了《黄帝内经》成书地点，其中谈到该书使用有燕齐、荆楚、秦晋等地方言，说明其成书时吸收了各地医学研究成果。涉及荆楚医学者如《素问·通评虚实论》"蹠跛，寒风湿之病也"一句，"蹠跛"为一病证名词，《广雅·释诂》："蹠，跳也。""蹠"即跳，为楚地方言。《说文》："蹠，楚人谓跳跃曰蹠，从足，庶声。"《方言·卷一》："楚曰蹠，自关而西秦晋之间曰跳。"《广韵·入声》亦释："蹠，足履地也，楚人谓跳跃曰蹠。"再如《灵枢·本神》："实则喘喝，胸盈仰息"一句，"盈"字在《甲乙经》及《太素》等诸原本中作"凭"，后人不解其意而妄加改之。其实，"凭"字并不误，乃楚地方言"满"也。《楚辞·离骚》中"凭不厌乎求索"，王逸注曰："凭，满也，楚人名满曰凭。"又如《灵枢·海论》："髓海不足，则……懈怠安卧。"《灵枢·论疾诊尺》："尺肉弱者，解㑊安卧。"《素问·平人气象论》："安卧脉盛。谓之脱血。"有人将"安卧"释为安静眠卧，其说大谬。安静眠卧是一种正常的生理状态，而文中之意明明是一种病态。其实"安卧"意为"懒倦"，此亦楚地方言。《说文》："䢍，楚人谓小懒曰卧（卧乃䢍字省）。"以上三则说明，原文使用了楚地方言，因此可推断《黄帝内经》编纂成书时吸收了荆楚医药成果。

（2）江陵张家山医简的医学成就

荆楚医学发展的成就不仅从文献上可以找到痕迹，而且从近年的考古发掘中也得到证实。

20世纪70年代后期，在湖北江陵张家山发掘一批汉墓，先后出土了一些古医书。现已发表的有一部题名为《脉书》的古代医学著作。该书共 65 枚竹简，全文字迹工整，抄写时间约在西汉初期。医简前一部分是各种疾病的名称，多达 60 余种，叙述次序从头至足，涉及内科、外科、五官科、妇科、小儿科、神经科等。许多病名至为奇古，为后世罕见。如"病在头，农为輱，疕为秃，养为鬜。在目，泣出为浸，脉蔽童子为脉浸。在鼻，为肬。在耳，为聋，其农出，为浇。在唇，为口。在口中，靡，为篡。在齿，痛，为虫禹，其痈，为血禹"等。后一部分为经络主病、脉法和阴阳脉死候，与马王堆帛书中的《阴阳十一脉灸经》《脉法》《阴阳脉死候》内容基本相同。由于帛书残缺较多，竹简本保存情况较好，所以简本《脉书》在医史与文献上有着更重要的意义。

从书中内容可以看出，当时已有了相当成熟的医学理论与医疗经验。据考，该书与西汉初年民间流行的脉书并非一种，《史记·扁鹊仓公列传》就提到黄帝之脉书与扁鹊之脉书，然均已散佚。古代著书不易，流传更有限。扁鹊传长桑君之学，游于河北、河南、陕西等地，淳于意传公乘阳庆之学，游于山东齐鲁一带。此外是否还有其他医学流派，或脉学的其他传本，均有待考察，简本《脉书》为我们提供了宝贵的线索。将《脉书》与《黄帝内经》相比较，显得更为原始古朴，因其还看不到五行学说的痕迹，并很少提到藏府名称，经络名称与走向也不尽相同，且无腧穴之名，说明该书早于《黄帝内经》。有人认为，该书可能是先秦时代幸存下来的珍本。

1984 年，在江陵张家山汉墓中，还发现一部《引书》，原文抄写在 113 枚竹简上，自名《引书》，题于书首竹简的背面。根据墓葬年代的推断，其抄写年代不会晚于西汉吕后二年（公元前 186 年）。原作始于何时，尚待考查。《引书》由三部分组成。第一部分阐述一年四季的养生之道；第二部分记载了导引术式的名称、动作要领和对身体的功用，还记载了用导引术治疗疾病的方法；第三部分讲述了生病的原因及预防的方法。通篇看来，第一、第三部分着重说明导引养生的理论，第二部分着重于导引术式的解说。全书共涉及 57 个导引术式。一类以动作要点命名，如"穷视者，反昔（错）手北（背）而俯，后雇（顾）踵"，即双手相交，及背于后，身体向前弯下，以目极视脚跟。另一类则用某些动物的动作命名，如"凫沃者，反昔（错）手北（背）而挥头"，意为似野鸭在水中濯浴。《引书》还记载了用导引术治疗41种疾病的方法，这些疾病包括外伤性疾病，如"项痛不可以雇（顾）""引肘痛""苦两脚步不能钩（匀）"等；内科疾病，如"引痹病之台（始）""引肠辟""苦腹张（胀）"等；五官科疾病，如"引目痛""引聋""失喝口不合"等。不难看出，导引术已被广泛用于治疗各种疾病，成为一种重要的治疗手段。

《引书》是对导引术的文字解说，长沙马王堆帛书《导引图》，则是导引术的图解。两者的先后出土是非常有意义的巧合，表明它们属于同一源流，可见先秦时代荆楚地区在医学理论与实践上已发展到相当高的水平。

2. 药物学的发展

周秦时期药物学也有了长足的进步。

《离骚》是战国时期楚人屈原的长篇诗作，诗中他以香草、莸草比喻忠贤和奸恶，共载草木达55种。香草类植物如荪荃（菖蒲）、芙蓉（荷花）、菊、兰、蕙、芷、杜衡、蘼芜、茶、女萝（菟丝）、苹、蒿、芭、揭车（薯蓣）、橘、桂、辛夷、木兰、椒、柏、梓、黄棘等。莸草类如艾、葛、茅等。其中大部分为药用植物，有些在《山海经》中早已载明功能、主治，例如蕙（薰草），佩之已厉；杜衡，可以走马，食之已瘿；女萝（菟丝），服之媚于人；黄棘，服之不字（不生育）等等。另外大多数被药物学专著《神农本草经》收录，如荪荃、菊、白芷、蘼芜、橘、桂等。《本草经》对以上各药的作用均有详细论述。所以《离骚》诗中虽未明确提示它们的药用价值，但我们可从侧面了解荆楚本草药物的一些情况。

《神农本草经》是我国现存最早的药物学典籍，它成书晚于《黄帝内经》，多认为乃汉至三国医家所作，是对战国以来的药物学知识的总结。书中所载药品的产地，以黄河流域最多，长江流域次之，江南闽越诸地所产极少。由此可以看出，当时医学发展的情况及用药经验和水平。其中收载湖北荆楚地方药材多种，例如百合、茅、地肤子、酸浆、石龙子、楝实等，《神农本草经·百合》一条写道："百合，味甘平，主邪气腹胀心痛，利大小便，补中益气。"吴普曰："百合，一名重迈，生宛朐及荆山。"《名医别录》亦云："一名重箱……生荆州，二月八月采根曝干。"《名医别录》注云："生江夏，五月取，腹有血者良。"可见当时楚地已有相当成熟的用药经验。

荆楚医药最有意义的一次发现，是湖南长沙马王堆出土的古医书。长沙现在虽然不属湖北，但在古代是荆州八郡之一。湖南、湖北自古以来是一个整体，文化渊源一脉相承。两者气候地理条件相似，物产亦大体相同，因此马王堆医书反映了湖南、湖北楚地古代医药的特色。古医书中记载着许多药物处方，使用的药物达 396 种。其中仅《五十二病方》一书中就记载了 247 种，见录于《神农本草经》者 94 种，录于《名医别录》者 36 种，尚有半数未见记载。据尚志钧考证，该书所载药物的产地具有明显的地方性，如生姜、桂、竹、茯苓、水银等，多为南方所产，且药名局限于古代荆楚地区。例如，治"牝痔"方中有："青蒿者，荆名曰萩。（＋＋）者，荆名曰卢茹。"说明地方土名，是为了便于采集。再如治疗"疣"方中用"箭"，据《尔雅·释草》解释，即为地肤；《名医别录》云："一名地麦，生荆州平泽及田野。"另用于治疗"肿囊"（阴囊肿大）的方药中所用的"酸浆"，《名医别录》说此药"生荆楚川泽及人家田园中"等。对比甘肃出土的《武威医简》，多用麻黄、细辛、当归等北方药物有明显区别。《五十二病方》在药物的贮藏、制剂和炮制、配伍方面论述极为详细，可见当时对本草药物的研究已有较高水平。此外，在这座汉墓殉葬的香枕、香囊、药袋和熏炉中，还发现九种药物：桂、花椒、杜衡、辛夷、佩兰、藁本、茅香、高良姜和姜。这些药物大多为辛温走窜之品，可治风寒冷痛，估计可能是墓葬主人生前常用之药，这是我国迄今发现保存最好的一批药物标本。

药物除治疗疾病以外，还有防腐功能。1975 年在湖北江陵凤凰山发掘出一座汉墓，出土了一批珍贵文物和一具保存完好的男尸。死者年龄在 60 岁左右，生前为五大夫。据出土竹牍记载，墓葬时间为西汉文帝十三年。古尸整体外观和各内脏器官的大体形态，以及软骨、骨骼肌、结缔组织等保存完整，软骨细胞清晰可见，结缔组织胶原纤维保存着完好的超微形态和分子结构。这具男尸能够保存 2100 多年并非偶然。据报告出土时棺内贮有棺液约 10 万毫升，呈绛红色，有刺激性气味。液底有 20~30 厘米厚的绛红色堆积物。经验查主要是大豆与朱砂。据尸体解剖观察，除头部及背部皮区外，周身表皮及食管内壁均附着一层均匀的朱砂，表明古尸在殡殓前很可能以朱砂涂身和灌注过。这一切表明当时的防腐技术已达到相当高的水平，从侧面反映了中医药学的成就。

总之，早在战国至西汉初期，湖北的药物学就对药物的性味功能，以及采集、贮存、炮制、配伍等都有着比较深入的研究，形成具有本地区特色的经验和体系。

综上所述，湖北医药经过原始萌芽状态及漫长的知识积累，终于实现了自己的飞跃。尽管由于史料的淹没，对这一发展过程缺少详细的记载，但却掩饰不了荆楚医药的辉煌成就。我们相信，随着考古学的发展，将会有更多的新发现，来弥补历史留下的欠缺。

参考文献

［01］范文澜．中国通史．北京：人民出版社，1978.

［02］中国社会科学院考古研究所．新中国的考古发现和研究．北京：文物出版社，1984.

［03］刘华才．试论郧县猿人的生存时代．江汉考古，1984（1）：69.

［04］王杰．对大溪文化中几个问题的探讨．江汉考古，1984（1）：61.

［05］郭胜武．屈家岭文化来龙去脉浅探．考古，1986（1）：56.

［06］洪湖市博物馆．湖北洪湖乌林矶新器时代遗址．考古，1987（5）：403.

［07］云梦县博物馆．湖北云梦新石器时代遗址调查简报．考古，1987（2）：97.

［08］戴应新．新中国成立后考古发现的医药考述．考古，1983（2）．

［09］连劭名．江陵张家山汉简《脉书》初探．文物，1989（7）：75.

［10］江陵凤凰山 168 号汉墓发掘简报．文物，1975（9）．

［11］彭浩．张家山汉简《引书》初探．文物，1990（10）：82.

［12］范行准．中国医学史略．北京：中医古籍出版社，1986.

［13］甄志亚．中国医学史．上海科技出版社，1984.

［14］李今庸．读古医书随笔．北京：人民卫生出版社，1984.

［15］尚志钧．历代中药文献精华．北京：科技文献出版社，1989.

［16］袁珂．山海经校注．上海古籍出版社，1980.

［17］姜亮夫．楚辞今译讲录．北京：北京出版社，1981.

［18］袁愈荌．诗经全译．贵州人民出版社，1981.

［19］皮明庥．湖北历史人物辞典．武汉：湖北人民出版社，1984.

［20］马王堆医书研究专刊（内部刊物）．

第二节　湖北医药的发展

历史悠久的湖北医药依傍着中医学的发展而发展，伴随着湖北政治、经济、文化的兴衰而兴衰，在汉晋之间与明清之际，曾形成两个高峰。著名医药学家张仲景、王叔和、万全、李时珍、刘若金等，即为其中杰出的代表。他们继承并发扬中医学的精髓，把湖北医药学几度推向医学发展的前沿。

一、汉、晋、南北朝时期

东汉末年至三国两晋南北朝的近 400 年间，中国陷入分裂割据的局面。北方战事频繁，政局不稳，先后经过曹魏、西晋、五胡十六国及鲜卑人的统治，一些士族高官南渡，建立了偏安江南的政权。大批流民南迁，为南方带来了先进的生产技术和充满活力的生力军，促进了长江流域经济文化的发展。在这动荡的年代，湖北则处于相对稳定的状态，未遭受大的战争破坏。三国时期，荆楚与巴蜀、吴越同为经济发达地区，能够各据一方，与中原抗衡。东晋时代，因"襄阳左右，田土肥良，桑梓野泽，处处而有"，南迁士族争相占据（《晋书·孝武帝纪》）。南朝时，荆州与扬州共为经济发达之地，所谓"江左大镇，莫过荆扬"。这两州除天灾战祸之外，一般农业收成都很丰厚，沈约在《宋书·传论》中曾说，荆扬二州"兵车勿用，民不外劳，役宽务简，岷庶繁息，至余粮栖亩，户不夜扃，盖东西之极盛也"。湖北稳定的局势，发达的经济，为医药事业的发展，提供了良好时机。

（一）荆襄医学的兴起

湖北的荆州（现江陵）、襄阳两地，处于富庶的长江中游及江汉平原。汉晋时代，由于政治、经济的稳定，人才的相对集中，带来了文化的繁荣，医学的进步。时势造就了许多著名医学家，如张仲景、王叔和、殷仲堪等，他们在医学上均取得了令人瞩目的成绩，在历史上有一定影响，所以有"自古荆襄出名医"之说。这就是我们所说的荆襄医学的兴起。

1. 荆襄医学发展的历史背景

东汉末年，社会矛盾尖锐激烈，人民生活在水深火热之中，不断暴发大规模的农民起义，大小军阀趁机各霸一方，国家陷于混乱状态。黄河流域的关、陇，以及晋、冀、鲁、豫一带，遭受极严重的破坏。而长江流域，由于地理的缘故，相对比较安宁，特别是荆、襄地区。刘表自汉献帝初平元年任荆州刺史以来，威德并用，治理有方，使荆州八郡（南阳、章陵、南郡、长沙、零陵、桂阳、江夏、武陵）先后平服。在短短的十余年时间里，刘表趁汉献帝大权旁落，北方军阀互相牵制，无暇南顾的时机，大力巩固他在荆州的地位，使辖区（今湖北、湖南大部、河南南阳地区）内政局稳定，经济亦有发展，社会呈清平景象。当时荆州州治在襄阳，荆襄之地的平静，成为北方避乱者理想的乐土。加之刘表以爱民养士自诩，广延儒士，开办学校，故天下名士多流入荆楚。《后汉书·刘表传》言其"招诱有方，威怀兼洽，万里肃清，大小咸悦而服之。关西、兖、豫学士归者盖有千数"。他聘请名儒綦母闿、宋衷等撰写五经章句，教授生徒，一时各地贤才济济。如诸葛亮、司马徽、王粲等，形成一支很强的学术队伍，造就了一种相当活跃的学术氛围。

2. 荆襄医学兴起的标志：仲景学说的建立

张仲景，名机，东汉末南阳人氏，大医学家。他在总结前人经验的基础上提出了全新的仲景学说。由于历史原因，他的许多重要医事活动均发生在襄阳一带。所著《伤寒杂病论》是荆襄医学发展的产物。故其为荆襄医学的代表。

东汉末，南阳为荆州八郡之一，下领若干县。仲景出生地《河南通志》曰涅阳，《襄阳府志》谓棘阳。后人考证，或曰今河南邓州市及新野，或曰今湖北枣阳，无论是邓州市、新野，还是枣阳，俱与襄阳相邻。因同属一个辖区，故河南、湖北的地方志均载有张仲景之名。同时也说明了仲景常在襄阳一带活动的可能性。

另外，襄阳是当时荆州的州治，为荆州八郡的政治、经济、文化中心。这一特定的社会政治因素，也会使仲景常到襄阳活动。据《中国医学史》载，张氏生于公元150至219年，此时正值北方军阀混战，襄阳地界和平，大量流民避乱荆襄。襄阳集中了各方面人才，也汇聚了各种思想文化及大量典籍，无疑这种活跃的学术空气对仲景具有极大的吸引力。刘表占据荆州的比较太平的18年间，仲景正值40～58岁，此时也正是他学术上最成熟的时期。他著《伤寒杂病论》曾搜罗百氏，博采众方。这么丰富的资料，最有可能在襄阳获得。

其次，张仲景曾结识社会名流王粲，并为其诊病的故事也可以反映仲景常在襄阳一带行医。据《甲乙经》序言所记，王粲20余岁时，仲景曾预言其40岁后当眉落而亡，令服五石汤，以图平安。王氏不信，受汤未服，后果如仲景所言而早逝。《魏志·王粲传》曰："王粲，字仲宣，山阳高平人……魏国既建，拜侍中，建安二十一年从征吴，二十二年春，道病卒，年四十一岁。"此说足以证明仲景的预见与事实完全相符。至于这一桩精湛的医事活动所发生的地点，只需回顾一下王粲的简历，即不难分析。众所周知，王粲为建安七子之一，他17岁时为躲避战乱，投奔乡亲刘表而从山东来到襄阳，其后留居襄阳15年，直至33岁时，曹操攻占襄阳，委以侍中官职，令其随军征吴，才离开襄阳。王粲20余岁时正在刘表处，故仲景为王粲诊病当在襄阳无疑。

张仲景是中医临床医学的奠基人。他以六经论伤寒，以藏府论杂病，首创了包括理法方药在内的系统的辨证论治的原则，使中医学的理论与实践紧密结合起来。《伤寒杂病论》成书以后，一直指导着后世医家的临床实践，历代医家无不重视对仲景学说的研究。唐宋以后，该书流传到国外，如日本、朝鲜、越南及其他东南亚国家。直到现在，该书的宝贵经验仍被广泛应用于临床。这部不朽的医学著作，发端于荆楚，是湖北医学永远的骄傲。

3. 荆襄医学后继有人：王叔和及其他医家

荆襄医学的另一位代表人物是王叔和。王叔和，名熙，乃山东高平人氏，约生于汉晋之间，曾做过太医令。东晋哲学家张湛说他是一位"性沉静，博好经方，洞识摄养之道，深晓疗病之源"的名医。叔和原籍山东，与刘表亦为同乡。早年与大批流民一起避乱荆州。他在何年何地为太医令，争论颇多。但他在襄阳曾留居多年，现襄阳岘山西侧还有他的墓葬石碑可以证实。前文提到张仲景常来往于襄阳，并著《伤寒杂病论》。该书完成后，由于战乱即多有散失。后经王叔和重加以整理编次才流传后世。古代著书艰难，传播不易，医方禁书更加秘而不宣，非有心之人不易获得。仲景之书独落叔和之手，只有他与仲景在时间或地点上非常接近，或者跟张仲景十分亲近的人有过直接或间接的接触，才有可能得到。据文献记载，王叔和与仲景的学生卫汛曾有接触。卫汛，山西安邑人，《太平御览》曰："卫汛，好医术，少师仲景，有才识。"《千金要方》云："河东卫汛记曰：高平王熙称食不欲杂，杂则或有所犯。"说明卫汛与王叔和曾一起讨论过养生之道，极为可能书稿是通过卫汛而得。总之，王叔和曾在襄阳留居多年，并有许多重要医事活动。王叔和是继张仲景之后荆襄医学的重要人物。他有两大成就与贡献：整理《伤寒杂病论》及编纂《脉经》。尽管后世医家对其整理的《伤寒论》褒贬不一，但多数人仍认为，他在整理古代医籍方面的功绩是不应磨灭的。如无他的努力，仲景之书不可能流传至今。另外王氏继承前人对脉学的研究，汇集《黄帝内经》《难经》以及扁鹊、华佗、张仲景等人的有关论述，结合自己与当代医家的经验，撰写的《脉经》一书，使脉学理论和方法更加系统化，促进了中医学诊断水平的提高。

荆襄地区医学人物众多，除张仲景、王叔和之外，尚有后来的殷仲堪、范汪、陆法和、僧慧达、智颛、智缘等人，他们都取得了突出的业绩。据统计，有文字可考者达235人，占全省的38.1%。医林人物密集是本地区医学的特点之一。当然这不是偶然的现象，正与该地区古老的历史与文化渊源密切相关。勤劳的人们创造了悠久的历史，优秀的文化促进了荆襄医学的发展，从而在医学史学上留下光辉的一页。

（二）医学与士族官僚及宗教的结合

魏晋南北朝，是我国历史上最纷乱的时期，自东晋王朝建立后，湖北处于相对稳定状态。文化南迁和佛道两教的兴盛，直接或间接促进了科技文化与医学的发展。

1. 士族官僚与医学的结合

医学本是由劳动人民创造，经专门医家总结成的一门应用科学，一般掌握在以医疗为职业的知识分子手中。但古代封建社会的统治者多标榜"以孝为先"，选拔人才亦非常重视此种品德，所以"仁义孝悌"成为知识阶层的道德标准与做人信条。父母有病，晚辈不知医药就被视为不孝，故多数知识分子均懂得一些医药知识，这在客观上起到普及的作用。有些官僚甚至达到精通医学的水平，这在两晋南北朝时尤其显著。

东晋著名医家范汪，即是一名亦官亦医者。范汪，字玄平，顺阳人（今湖北光化县北）。《晋书·范汪传》曰："范汪，字玄平，雍州刺史晷之孙也，父稚早卒，汪少孤贫。"六岁过江依外家新野庾氏。荆州刺史王澄见而奇之曰："兴范族者必是子也。"后果然官至吏部尚书，徐、兖二州刺史。范汪之祖范晷亦有名望，《晋书·范晷传》曰："范晷，字彦长，南阳顺阳人也……甚有政能，善于绥抚，百姓爱悦之。征拜少府，出为凉州刺史，转雍州。"据《晋书·地理志》载，当时荆州下统22郡，顺阳郡即其中之一。顺阳郡下统8县：酂、顺阳、南乡、丹水、武当、筑阳、析、阴。郡治即在湖北光化县北，与河南邓州市、新野俱为近邻。范氏善谈名理，亦善医术，常以医术拯救他人。凡有疾病，不限贵贱，皆为治之。搜集整理医方达100卷之多，为当时个人撰集医方最富之人。后人将其中一部分整理成书，因其在简文帝时曾任东阳太守，故称为《范东阳方》，该书共170卷。

另一位著名的亦官亦医者为殷仲堪。殷氏乃陈郡人（今河南淮阳），东晋时官居荆州太守。因父病而习医学，精通内典，善用经方，但轻易不为人看病。一次某小吏之母有病，请他医治，直至叩头流血方才求得。治好病后又立即将药方烧毁，大约不愿人以医工视之。后人将其所用验方收集起来，整理成书，名为《殷荆州方》。

由于国家长期分裂，社会经济受到严重破坏，许多士族中人悲观失望，退而独善其身；或因仕途不达，退隐山林。其中一些人，兼通医学，亦有一定影响，如南北朝时梁代官吏陆法和，梁元帝时任都督，官郢州刺史（今湖北江陵）。曾隐居于江陵百里州，衣食极其简朴。他精于医术，常亲自采药，为附近百姓治病。八叠山多患恶疾之人，经他治疗也不过数服草药，即可痊愈。在当地极有威望，弟子甚多，其人在《北齐书》中立有传记。

2. 佛、道宗教与医学的结合

由于社会的动荡不安，许多问题在现实生活中难以寻找答案，于是人们转而求诸宗教与鬼神。中国除原有的道教以外，自东汉明帝以来又传入了佛教，并逐渐流布，至南北朝时已十分兴盛。道教追求长生不老，必须明察人之气血藏府与药之性味功能。佛教习"五明"，医方明即其中之一。掌握医药知识，不但有利于自身修炼，而且可为大众解除病痛，是僧道接近人民，宣传教义的有力工具，所以他们多通医学。

东晋道教理论家葛洪，即当时著名的大医学家。他在去广州罗浮山之前，曾在湖北鄂城传道、炼丹、制药多年，一时学道求术者甚多。今鄂州市之葛店、葛山、洪港、洪道乡等地，均因他而得名。其著作《抱朴子》内、外篇，《肘后备急方》等，对我国医学与化学均有一定贡献。

慧达，南朝末僧人。俗姓王，襄阳人。幼年出家，后居天台山瀑布寺静心修禅。曾游武当山，正值疫疠流行，即设法拯济，救治多人。

智顗，亦南朝末僧人，佛教天台宗创立者。俗姓陈，字德安，世居荆州华容（今湖北潜江西南）。18岁出家，游学四方。曾于当阳玉泉山创立精舍，修十住寺（皇帝赐名玉泉寺）。该寺与楼霞、灵岩、国清寺称为天下"四绝"，当阳玉泉寺被誉为"荆楚丛林之冠"。他精通佛教理论，著作甚丰。目前气功锻炼的三个主要内容：调身、调息、调心，就是他首先提出来的。他亦精通医学，在《童蒙观止》一书中，专有"治病"一章，提出如何"善识病源，善知治病方法"等，有一定的参考价值。

宗教医学虽不完全等同于现在流行的中医学，但两者互相渗透，共同发展，推动着中医学的进步。

二、隋、唐、宋、元时代

唐、宋是我国封建社会中期的两个重要朝代，分别统治中国达300年左右。其间虽有五代短暂的分裂局面，但总以统一为主。在社会生产力提高，经济发展的基础上，科学技术也获得突出的进步。在医药卫生方面，两代均有比较完善的医政制度，重视发展医学教育，注意研究与整理古医籍。湖北的医药卫生事业，在此期间也得到相应的发展。

（一）医学上的成就

1. 王超与智缘对诊断学的贡献

（1）王超与小儿指纹脉法

王超，唐代湖北竟陵（今天门县）人，精于儿科。据《新唐书·艺文志》载，他撰有《仙人水镜图诀》一卷。该书为诊断学专著，是论述诊察小儿指纹脉形法的早期著作。原书已佚，但有些佚文保存在后世医书中。宋·绍兴间刘昉《幼幼新书》引《仙人水鉴》文曰："夫小儿托质胞胎成形，血气诞生之后，三岁之间，荣卫未调，筋骨轻软，肠胃微细。凡于动静，易获惊伤，至于夭亡，得不伤哉。余著书之暇留心医术，措意诸方，编成小儿疾候之源，成一家捷径之说。三关之脉，取类而歌，五藏之疾，穷太而脉，目曰：小儿脉经要诀。贻于后代深可指迷耳。"小儿指纹脉法是为三岁以下小儿脉搏细数，诊脉难凭而创，诊病时视小儿虎口及食指风、气、命三关的静脉形色变化来判断病之寒热虚实。此法在北宋后逐渐流行，后世医家多奉此三关脉法，至今仍有一定的参考价值，故王超对中医学望诊的贡献是不应忽视的。

此外，王超还善于针灸，据《天门县志》载，他治病如神。患者有病求其治疗，不过三五针，即告痊愈。

（2）智缘与太素脉

北宋隋州（今湖北随州市）僧人智缘，是宋·嘉祐至熙宁年间著名的医僧，尤其精于脉法。从唐·开元以后，流行一种通过脉象预测人之寿夭吉凶的方法，后为医家转用来诊断病人的生死预后，称为太素脉，北宋医生多受其影响。据《宋史》记载，智缘即精其术。《宋史·僧智缘传》曰："僧智缘，随州人，善医。嘉祐末召至京师，舍于相国寺。每察脉，知人贵贱、祸福、休咎。诊父之脉，而能道其子吉凶。所言若神，士大夫争造之。"还详细记叙了智缘与当代名士王安石等人讨论太素脉的经过。太素脉法经智缘这样的名医提倡以后，更加流行开来。据《湖北通志·艺文志》载，他还著有《太素脉法》一书，对后世影响颇大。以脉象断人贵贱祸福，当然属无稽之谈，但判断疾病之轻重缓急，预后之生死善恶却不能说毫无道理。历代古医籍均有生死脉候的论述，这也是中医诊断学的一项内容。故对《太素脉法》应去其糟粕，取其精华，不宜一概否定。因此智缘对诊断学也是有一定贡献的。

智缘很有辩才，熙宁年间曾受命赴西藏传经，并协助平定动乱，被称为"经略大师"。后复还京师，坐化而卒。

2. 庞安时与郭雍对仲景学说的研究

仲景学说在湖北影响至深，医家们对《伤寒杂病论》进行了广泛深入的研究，其中宋代的医家庞安时与郭雍所取得的成就最为突出。

（1）庞安时与《伤寒总病论》

庞安时，字安常，宋·蕲州蕲水（今湖北浠水县）人。以善治伤寒病闻名于时，苏东坡赞其"精于伤寒，妙得长沙遗旨"。庞氏研究伤寒，上溯《内》《难》，旁及诸家，参以己见，多所发挥，著有《伤寒总病论》六卷。书中对伤寒杂病及温病、暑病、寒疫等病证，不仅阐发仲景未尽之意，而且增补了许多方剂，是一部研究《伤寒论》较早而有影响的著作，甚为世人所重视。关于庞安时的生平及学术思想，另有专章论述，此不赘言。

（2）郭雍与《伤寒补亡论》

郭雍，字子和，原籍河南洛阳，后隐居峡州（今湖北宜昌市东南），浪游于长阳山谷之间，自号白云先生。宋·乾道中，经湖北帅张孝祥荐于朝，旌召不就，赐号冲晦居士，又封颐正先生。其父为理学名家程颐弟子。郭雍继承父学，对《易经》深悟其旨，对医学亦颇有研究。鉴于当时所见《伤寒论》已有残缺，遂取诸家学说，参合己见，加以补充，著成《伤寒补亡论》。书中除仲景原论外，凡有论无方者，皆补以庞安时、常器之两家之说。又采集《素问》《难经》《千金要方》《外台秘要》《南阳活人书》等方论，以补仲景之阙略。该书成于淳熙八年，庆元元年朱熹为之书跋，刊刻于世。朱子言其书，"虽若一出古经，然古经之深浅浩博难寻，而此书分别部居易见也。安得广其流布，使世之举为方者，家藏而人诵之，以知古昔圣贤医道之源委，而不病其难耶"。郭氏研究《伤寒论》于平凡之处见精微，其书为研读《伤寒论》的重要参考书，其人在医学史上亦为有影响的人物。

3. 临床医学的发展

唐宋时代，临床医学获得较大发展，涌现许多著名的医家，例如唐朝的王超、张仕政、王彦伯；宋朝的庞安时、智缘、初虞世等。由于年代久远，资料缺如，据不完全统计，有文字可证的医家达 20 余人。

张仕政，唐代外科医家，荆州人。善治骨折外伤，其麻醉与手术达到相当高的水平。

王彦伯，唐代江陵道士。善医，尤精诊脉，"断人生死寿夭，百无一失"，并常在大庭广众之下，放置几口煮药大锅，为贫病者舍药。

初虞世，字和甫，北宋灵泉山人。本为朝士，后削发为僧，在襄阳一带活动。初氏以医名天下，时人重之。他深研《素问》《难经》等书，论医每有高见。元符年间曾为初生皇子治病，声望益高。著有《古今录验养生必用方》（或名《养生必用方》及《初虞世方》）三卷。元丰年间刊行于世，绍圣四年又复刊印。书中记录了古今医案及个人亲验之方，其证多详，其法易用，使人可寻文为治。原书已佚，有佚文十余条存于《证类本草》。又撰有《尊生要诀》（又名《四时常用方》），流传于世。

王汉东（原名已佚），宋代儿科医家，著有《小儿形证方》三卷，《宋史·艺文志》著录为：汉东王先生小儿形证方三卷。汉东即汉水之东，指湖北随州一带。王先生生平无考，其著作亦散佚，但刘昉《幼幼新书》曾多处引用，如《汉东王先生小儿一见生死歌》《汉东王先生杂病症诀》等。可见其人其书还是有一定影响的。

此外，唐代善医外证的襄阳人杨玄亮，宋代善于诊断的蕲州儒医谢与权，在历史上均有医名。宋代医史专著周守忠的《历代名医蒙求》记述了他们的事迹。

总之，以上医家不仅在理论上有所发挥，而且在临床实践上亦有所创新，他们为湖北医学增添了光辉。

（二）对本草药物的研究

唐宋时期，药物学有了长足的发展。唐·显庆二年（659），由苏敬倡导，政府批准，组成专门班子，在陶弘景《本草经集注》的基础上，重新编修本草。经过数年努力，终于纂成我国第一部国家药典——《新修本草》，亦称《唐本草》。据《中国医学简史》及《中国医学百科全书·医学史》考证，苏敬为湖北人，官至朝议郎行右监门府长史骑都尉。他精于医术，尤对药物有深入研究。宋朝对医学事业比较重视，在唐代《新修本草》的基础上，又组织编纂了《经史证类本草》，后改名《大观本草》。

在官方修订本草的同时，医家个人也十分注意对本草药物的研究。

1. 庞安时和他的本草著作

北宋著名医家庞安时，除在医学上有高深造诣以外，对本草亦有深入研究。据史料记载，他曾撰有《本草补遗》《本草尔雅》《修治药法》《主对集》等本草学专著。《宋史·庞安时传》曰："（庞氏）观草木之性与五脏之宜，秩其职任，官其寒热，班其奇偶，以疗百病，著《主对集》一卷。""药有后出，古所未知，今不能辩，尝试有功，不可遗也，作《本草补遗》。"后者是对旧有本草的补充，前者是论述药物正确适宜的配伍。这类内容在古代是很受临床医生重视的。宋代手工业颇为发达，出现了许多前店后厂的药铺，专门炮制药材，但很少有关于药物炮制的专书。庞氏《伤寒总病论》后附有《修治药法》，为其门人所辑，从而弥补了炮制方面的不足。《本草尔雅》见于《湖北通志·艺文志》："苏轼与陈季常曰：庞医熟接之，乃奇士。知新撰《本草尔雅》欲走观。"庞氏本草著作虽大多失传，但从苏轼这类有名望的人都急不可耐地"欲走观"来看，这些书在当时是有较大的社会影响的。因此，庞安时在本草学的研究上，也做出了不小的贡献。

2. 陆羽和《茶经》

茶，作为保健饮料由来已久。但古代与现代用法不同。古代像煮蔬菜一样做羹汤服食。《尔雅·释木》："槚，苦荼。"郭璞注云："树小似栀子，冬生叶可煮作羹饮。今呼早采者为荼，晚取者为茗。"现代茶的饮用法则是唐代陆羽首先提倡的。

茶的保健作用很多本草医籍均有记载，晋·陶弘景《本草经集注》言其"主好眠"。唐·孙思邈《千金要方·食治》曰："茗叶味苦咸酸，冷、无毒、可久食。令人有力悦志。"《唐本草》谓："茗味甘苦，微寒无毒，主瘘疮，利小便，去痰热渴。令人少睡。"又曰："主下气，消宿食。"以上古籍虽对茶之功能早有认识，但均十分简洁。对茶进行深入研究者当首推陆羽，正如唐代大学问家皮日休所说："自周以降，及于国朝，茶事，竟陵之陆季疵言之最详"。

陆羽，一名疾，字季疵，又字鸿渐，关门人。生于公元 733~804 年（唐开元至贞元年间），自幼在寺院里长大，一生好学善思，闭门著书。唐肃宗曾诏征其为太子文学等职，皆坚辞不就。他善于品茶，对茶有研究，提倡将茶叶作为饮料享用，曰："救渴饮之以浆，蠲忧忿饮之以酒，荡昏寐饮之以茶。"所著《茶经》对茶树的栽培，茶籽的播种，茶叶品质的鉴别，泡茶的器皿与方法等，均有深入的研究和详细的论述。尤其在"茶之源"中对茶的药用价值、保健功能作了细致探讨："茶之为用味至寒，为饮最宜。精行俭德之人，若热渴凝闷，脑疼目涩，四肢烦，百节不舒，聊四五啜，与醍醐甘露抗衡也。"这既是对饮茶的见解，又是对饮膳本草的研究。

由于茶叶含有芳香油、氨基酸、茶碱、多种维生素和微量元素，饮后能醒脑提神，增进食欲，并有强心，改善血液循环，降低胆固醇等作用，具有利尿降压，防治冠心病、癌症、龋齿等多种功效，所以备受人们青睐，已成为当今世界三大饮料之一。陆羽独具慧眼，为中国和世界的卫生保健做出了卓越的贡献，不愧被后人尊为"茶圣"。

三、明清时期

明清之际，属我国封建社会的晚期，也是中国历史上封建经济与文化高度发展的时代。在哲学思想上，盛行融合儒、释、道三家理论的宋明理学。由于理学各家对宇宙起源、生活实践与古代经典提出不同的观点和主张，开启了学术讨论的风气，客观上起到解放思想、活跃学术的作用。

哲学思想的解放，往往是科学技术领域思想解放的先声，儒争于前，医随之于后。金元四大家的产生与形成，反映了中医学思想的活跃。人们已不满足于唐宋以前只重积累经验、荟萃方药的做法，转而注重理论的探讨与研究，使中医学从经验到理论，都得到进一步发展。这种学术争鸣的风气，至明清时代仍旧延续不衰。在这历史变革的时期，湖北医家亦表现得十分活跃，纷纷著书立说，各抒己见。一些著名的医家，如李时珍、万全、刘若金等人，他们继承中医学的精髓，发扬不断创新的精神，把湖北医学再度推向高峰。此阶段，无论是从医人数之众多，医学著述之繁富，还是医事制度之完善，医药成就之巨大，都显然超过了历史上的其他时期。

（一）医政制度的完善

医政制度分中央与地方两级。中央一级掌管全国的医药行政管理与医学教育，并负责宫廷与贵族的医疗保健。明清因袭前朝的制度设有太医院，太医院设院使、院判等官，下有御医、吏目、医生等。湖北有不少人在太医院供过职。如蕲春袁宝，字士珍，明初曾任太医院判，因屡建功勋，死后赠太医院使，谥襄敏公。石首罗轿轩，字成名，明·天启年间任太医院掌院史。黄冈陈继谟曾任八品吏目，蕲水易坤曾补太医院医士等。

地方医政制度始于唐宋，但仅颁行于州府，下属各县和偏僻落后地区多不健全。至明清时，才逐渐完善，各县普遍设立了医学、惠民药局及普济堂等，负责行政管理、医疗和培训工作。

1. 行政机构与职官

地方医政机构主要是医学与惠民药局。关于医学的建立可以追溯到南朝刘宋元嘉年间，有太医秦承祖上书朝廷，建议开办"医学"，广为教授。那时的医学只管教育，不过十年后即罢去。唐·贞观三年，政府下令全国各州府置医学，由医药博士掌其事。开元十一年又下令各偏远州府亦要设置医学。敕曰："神农鞭草，以疗人疾，岐伯品药，以辅人命……自今远路僻州，医术全少，天下疾苦，将何恃赖。宜令天下诸州，各置职事医学博士一员，阶品同于录事，每州写《本草》及《百一集验方》，与经史同贮。"湖北最早的医学建于何时何地，史料记载不全，只在清·同治五年《咸宁县志·公署》有记载，"医学"后按曰："周礼医师掌医之政令，凡邦之有疾者皆造焉，使医分而治之，所以跻斯民于仁寿之域也。（刘）宋·元嘉中，始诏天下郡县皆立医学，唐宋因之。"

惠民药局是在宋代建立的，开始由太医局创设卖药所，后改称惠民局。宋·绍兴二十一年诏诸州置惠民局并官给医书，负责监督药物的制造与出售。明清皆因袭其制。

考明清时期湖北各州、县地方志，普遍建立了医学与惠民药局。清·光绪十一年《武昌县志·廨署》载："医学在县南，明·洪武间知县谢叔宾建。惠民药局于其左，正统间知县许诚重修。"按明制，府州县医学官员的名称品位不同，《明史·职官志》："医学府正科一人（从九品），州典科一人，县训科一人，洪武十七年置。"又载："洪武三年置惠民药局，府设提领，州县设医官，凡军民之贫病者，给之医药。"湖北各地均按中央统一政令设置了相应的机构与职官。如蕲州、沔阳为州治，均设典科一人。光绪八年《蕲州志》载："医学旧在州西，洪武十年知州孔思森起立，后废。正德十一年知州李纯建于馆西南。惠民药局一间，门屋一间。置医学典科一员。"光绪二十年《沔阳州志》："医学与阴阳学共一所，明·正统十年典科何诚建，设典科一人。"黄安、麻城等为县治，设训科一人。光绪八年《黄安县志》载："医学在本宅。医学训科一员，先后由许回春、陈锡鳌、吴宝善、汪启元、姜鸿运、李舒翰等人担任。"

此外明朝各地均有藩王府，专有良医所为王府服务，设良医正一人（正八品），副一人。李时珍早年曾在荆王府任奉祠正，主管良医所事宜。蕲州人浦心韦曾为荆藩良医，石首袁表兴曾任藩医正。

医药机构的官员，起初由朝廷统一选派，并有一定的考课制度，其考试录用均依儒学之法。《明史·职官》曰："外府州县置惠民药局，边关卫所及人聚处各设医生、医士或医官，俱由太医院试遣，岁终会察其功过而殿最之，以凭黜陟。"后由于选派过程手续繁杂，且常不称其职，于是各州县自行选拔。清朝时明文规定："医学府正科，州典科，县训科各一个，由所辖有司遴谙医理者咨部给札。"地方上选拔，多为精通医术者。如光绪二年《罗田县志》载："医学在县西一百二十步，嘉靖丙申年由知县林宗桂改在仪门外之西。惠民药局在县布政司之右，设医学训科一员，以医生之精其业者为之。其属有医生五名，专治药饵，以祛民疾也。"另外也选用不以医为业，但德高望重之人。如清·同治六年《通山县志》载："医学在县治西。医学训科一员。夏孔才，号华轩，宿儒。乐文甫，号樵岚、宿儒，兼精医，道光戊戌任。郭生申，字兼巽，宿儒，兼精医，道光癸卯年任。"选拔时，曾担任医官的家族子弟，因家学渊源，有优先机会。如蕲州医学的典科吏选为：易致和，州人，洪武十七年授任；易昆，州人，正统间任；易稽，州人，天顺间任；易宗文，州人，成化十六年任；易宗周，州人，正德二年任。从以上名单可以看出，乃同姓家族遴任。

2. 医疗保健组织

早在南北朝时期，已开始有"别坊""别馆"等官办医院之雏形。唐代开始办"养病房"，一些寺庙办有"悲田坊"，二者均收容贫民治病，后一概改为"养病院"。宋代比较重视赠医赠药，办有养济院、安济坊等医疗保健机构。崇宁初，曾下诏全国各州县兴办安济坊。明清亦相因而袭。

明清时代，湖北各州县亦普遍办有养济院、育婴堂等。如光绪十年《黄州府志》载：

"黄冈县（现黄冈市），养济院在山川坛侧，同治三年知县陈汝蕃重修，育婴堂在一字门。

蕲水县，养济院在济民仓侧，育婴堂在县东道观。

麻城县（现麻城市），养济院在东门内。

黄安县（现红安市），养济院、保赤堂在县前稍西。

罗田县，养济院、育婴堂在凤山左巷。

广济县，新养济院在县治南，阴阳学之左。

黄梅县，养济院在西关外，育婴堂在东关外。"

除养济院、育婴堂外，还有一种专为麻风病人设置的隔离病所。据方志记载，湖北某些地方多有麻风病流行，所以设有多处麻风院。如清·嘉庆二十三年《汉阳县志》记："麻风院，在西门外棉花山，共一十四间房，雍正九年建。"其实不仅是明清时代，早在秦代就有类似的机构—"疠人坊"（古代称麻风病为疠）。1975 年在云梦睡虎地发掘出一座秦墓，出土了一批有关秦代法律的竹简，其中有三条是对患麻风病的犯人的处理规定，方法极严，但从中可了解到古人对麻风病体征及该病对人体的危害已有相当清楚的认识，并懂得采取严格的隔离措施。

当然以上这些保健机构，封建社会的官府不可能十分重视，拨给的经费极少。如《汉阳县志》载："普济堂，设立医科，按月药资一两六钱，每年给银一十九两二钱，除润。"如此有限的费用维持相当困难，故多数养济院时兴时废，有的则长期废弃。

除官办机构以外，大量的医疗保健工作由散在民间的医生承担。他们或定居一处，或游走四方。很多有条件的医生还在自己家里开办简易病房，一般医生都有去病人家为病人诊视的传统。这些民间医生弥补了官方医疗机构的不足，有着重要的社会意义。

（二）对医学理论的研究

1. 对基础理论的研究

多数医家都十分注意对医学理论的研究，尤其重视对经典著作的探讨。明代医药学家李时珍，在《黄帝内经》《难经》及前人经验的基础上，系统整理了奇经八脉及脉学理论，为中医学的发展做出了贡献（后有专章论述）。

明·天启年间著名学者顾天锡，字重光，蕲州人。其出身名门，父顾阙，伯父顾问，子顾景星，祖孙三代具名闻朝野，并与李时珍父子有通家之好。顾天锡不但博通经史，曾讲学于京津两地，而且精研医学理论，著有《素问灵枢直解》，可惜书已失传。

清·魏世轨，字左车，石首人。喜读性理之书及《易经》，并通医学。对《黄帝内经》加以研究后，重新整理，著有《内经编次》，书亦失传。

此外，还有孝感肖延平对《黄帝内经太素》重加点校，并刊印流行。黄冈肖麟长著《内经知要》，黄安王俊绂著《灵枢得要》，俱为探究医经理论的力作。

2. 对仲景学说的研究

明清医家对仲景学说进行了广泛的研究。据方志记载，这方面的著作达30余种，大致可分为三类。第一类是对《伤寒论》原文加以注释整理的，如潜江王三锡《伤寒夹注》，枝江张培《伤寒类编》，黄梅邓锦《伤寒新编》等。第二类是提纲挈领阐明仲景旨意的，如浠水黄廉《伤寒摘锦》，监利万拱《伤寒指南》，汉川尹隆宾《伤寒慧解》，黄安王崇道《伤寒秘诀》，黄梅陈文斌《伤寒纂要》，荆州曾葵局《伤寒诸证书》，天门周传复《伤寒简易》，黄冈肖凤翥《伤寒纲领》，麻城彭文楷《伤寒述要》等。第三类是探讨理论，辩别正误，补充新说的，如武昌易经《伤寒辨似》，黄州邱翔《伤寒辨论》，蕲水徐儒榘《伤寒正宗》，汉川李应五《伤寒禹鼎》，潜江郭唐臣《伤寒论翼》，阳新陈思堂《伤寒辨正》等。

总之，医家们运用不同方法，从各个角度研讨《伤寒杂病论》，对仲景学说研究水平的逐步提高起到了推动作用。

3. 对瘟疫学的研究

清代，中医学发展向前跨了一大步，在仲景伤寒学说之后，兴起了叶天士等人倡导的温病学说。湖北在清朝时曾有多次瘟疫流行，如光绪三十年《兴国州志》载："光绪七年夏，阳新夏秋大疫盛行，用吴又可医方诊治有效，然毙人犹难胜数。次年疫稍轻，损人亦多。"瘟疫的流行促使医家加强了这方面的研究，如郧西程著有《瘟病论》，荆州曾葵局著有《温暑新谭》。

对瘟疫研究成绩最突出的，要算汉川名医田云槎了。田氏名宗汉，字云槎，又字瀛峤，生于清末。他熟读经史，旁通天文、地理、兵法及医学。咸丰、同治年间，曾投身军旅，以功获司马之职。回归故里后，专门从事医学。田宗汉广读医书，上至《黄帝内经》《伤寒》等经典著作，下到宋元明清诸家学说，既能熔铸众家之长，又敢于创新。对内、外、妇、儿各科皆有心得，尤其擅于治疗瘟疫。他用药精炼，治病多验，经反复历验琢磨，著《医寄伏阴论》二卷，提出"伏阴说"。田氏认为，伏阴病乃春夏淫雨阴霾太过，阴邪伏藏孙络，至夏秋卒发。其症见先痢后吐，厥逆转筋，与霍乱之先呕后痢，腹痛转筋不同。此病在光绪年间曾广为流行，时人以苦寒燥湿药治之，结果"百无一验"。田氏以为，此证当作"伏阴"治，仲景书虽不传，而治阴病之理中、四逆、白通等方俱在。乃仿其法，试之辄效。经过 16 年，反复试验 4 次，皆可验实，遂倡此说。田氏还著有《痰饮治效方》《医寄温热审治》等书。

（三）临床医学的发展

医学是一门研究人类生命过程与疾病防治的应用科学，临床实践具有特别重要的意义。湖北医家一向重视医疗实践活动，因而涌现出许多医术高超的医生，总结了丰富的经验。

1. 内科

据方志及有关资料记载，擅长内科疾病治疗的医生数以几百计，著作百余种。其中明代以天门梁学孟、汉川尹隆宾、监利万拱，清代以广济杨际泰、潜江王三锡、荆州宝辉等人最为著名。

梁学孟以"火"立论，尝谓十二经之病，火居大半，人遭暴亡多为火证。所撰《痰火颛门》颇具影响。

尹隆宾善治虚病重证，著有《医学恰中集》三十卷，及《伤寒慧解》《薛氏女科删补》等书。

万拱是一位儒医，工于诗词，神于医术。著有《病源》《医学大成》《伤寒指南》等书。

杨际泰家学渊源，内、外、妇、儿诸科俱精，尤擅长内科杂病及温热病。其治融合张仲景、孙思邈、刘完素、吴又可等众家之长，而有独到之处。杨氏还汇集前贤论述，结合家传经验及自身体会，撰成《医学述要》三十六卷。其内容丰富，颇有见地，是一部较有价值的医学全书。

王三锡，初求儒术，兼通医学，后专门从事医疗。家中盖有茅屋十余间，专为就医的病人居住，有如私人医院性质。所诊多奇效，人们呼之曰神医。一生著述丰富，撰有《脉诀指南》《医学一隅》《伤寒夹注》《幼科发蒙》《妇科摘要》《辨证摘要》《辨证奇闻》等书，是一位理论与实践俱精的不可多得的医家。

宝辉，生于清末。在学术上力求贯通中西，对藏府经络学说有独特见解。对病证的阐析，不囿于古说，每出新意。总结生平所学，撰有《医医小草》《游艺志略》等书，被《珍本医书集成》收载。

此外尚有沔阳刘厚山，善治血证，著有《痰火心法》。王绍方，亦为沔阳人，家传九代世医，善治臌证，著有《简易良方》等。

2. 骨伤、外科

中医骨伤与外科，具有独到之处。操作方法虽然简单，却常取得意想不到的效果。

明代沔阳人张子儿，善治发背，治法奇特。每以手掌挞击患处，病发则劝人食羊肉，然后以草药敷之，数贴则愈。

刘之暹，清·沔阳人。善治大麻疯及结毒怪病，接断骨尤奇。

于纯五，亦清代沔阳人，精于医术，善治外证。有患疔毒者，治之随手奏效，尤能接骨止痛。

另如黄安张元和、阳新舒石亭、江夏刘名显、罗田刘作栋、云梦李荪等人，俱以精于外科而闻名于当地。

3. 妇产科

古代内科医生一般多兼治妇科病。如前文提到的尹隆宾，除善治内科虚证外，亦精妇科，著有《薛氏女科删补》。王三锡，亦擅妇科，著有《妇科摘要》。

著名儿科医家万全，同时精通妇科，所著《妇科要言》《广嗣纪要》，对妇女的修养、婚配、妊娠、育婴及妇科病的治疗均作了精辟的论述。

另外，明代蕲阳（今蕲春）人陈治道，精于医术，尤擅长治疗妇产科病。鉴于当时妇女对产育知识的缺乏，且保养无方，以致临产时母婴常发生危险，所以参考古代有关胎产的方书，结合亲身经验，撰成

《保产万全书》。该书通俗易懂，切合实际。后杭州钱养庶将其稍加增订，改名《绣阁保生书》，刊于 1631 年。现有该书重刊本。

4. 儿科

明清时代，湖北医学在儿科上取得的成绩最为突出，著述亦相当丰富，多达 20 余种。如麻城刘天和《幼科类萃》，钟祥何惺《保婴摘要》，夏口唐裔潢《保幼新书》，汉川金文彬《痘疹慈航》，荆州陈大勋《幼科医方录》，黄陂徐敏《存济篇》，沔阳刘寅《洋痘释义》，江陵宋学洙《保赤一粒金》，江夏杨咏《痘科协中》等。

最著名的儿科医家为罗田万全。万氏三代俱精儿科。万全之祖万杏坡，原籍江西，后移居湖北，遂安家焉，以精于幼科闻名于当时。万全之父万筐，继承家学，尤擅长治痘症。他剖析钱乙与陈文中治痘之别，取各家之长，自成一体。万全则承继祖父辈家学渊源，而医术更精。他在总结祖父辈及个人医疗经验的基础上，编撰成的《万密斋医学全书》中，儿产专著占很大比重，如《幼科发挥》《育婴秘诀》《片玉心书》《痘疹心法》《片玉痘疹》等。他根据"小儿气血未定，易寒易热，肠胃软脆，易饥易饱"的特点，提出调理补泻的原则，并总结出一百多首验方。万氏的学说，无论在国内，还是在国外（如日本），均有很大影响。

另一位较为著名的儿科医家为明末清初的程云鹏。程氏祖籍安徽，后定居湖北江夏（现武昌）。少攻举子业，因母亲与妻子儿女相继病故，转而学医。他出身书香门第，家中藏书丰富，"乃尽发家藏轩帝以下医书凡一千七百九十余卷"熟读之，遂通医术。行医 20 余年，大有心得体会，著有医书 7 种。其中儿科专著《慈幼筏》（又名《慈幼新书》《慈幼秘书》）十二卷，由其门人在康熙五十年先行梓印。该书采集儿科名著论述，结合程氏祖藏秘方及本人经验，论叙精当，切合实用，使后世习儿医者获益不浅。程氏亦以精通儿科鸣世。

此外，清代汉川人金文彬，精于儿科。集平生经验，撰成《痘疹慈航》一书。对痘疹诸证，辨析精微，被人称为"保赤之宝筏"，享誉江汉间。

5. 针灸按摩

针灸与按摩是最富于中医特色的治疗方法。

明代麻城人彭长溪精通医学，最善用针石。以针刺治疗急重危症，常获得奇效。著有《医见私会》《汇编歌诀》等书，后学争相宗之。

周于蕃，字岳夫，著名的儿科推拿按摩医家，明代湖北蒲圻人。他通晓医理，尤长于推拿按摩术。因其得子较晚，且体弱多病，故十分留意于幼科。他发现按摩推拿是治疗小儿疾病的好方法。因小儿藏府脆弱，不经药饵，稍长又畏药难投。而推拿只需在面部、四肢皮骨之间按摩揉搓，不施针药即可取效。他认为"面部掌股与藏府相连，倘能察其病证，循其穴道，施以手法，必能随试随效"。但当时执此法者多得自口授，并无章法可依。于是他遍搜推拿诸书，历访掌握此术之人，有所心得即采录之。日渐积累，最后辑成《小儿推拿秘书》一卷。该书以指掌代替针药，甚为儿科医生赞赏。后世曾几次刊刻，社会上广为流传。

以上为湖北医家在医学上取得的成就，体现了明清时代湖北医学的水平。

（四）本草研究的成就

明清时代，本草学的研究取得了空前的成就。其中，有进行综合性研究者，有注意专题研究者，还有致力于本草知识普及和对单味药作深入考察者。

1. 综合性研究

（1）李时珍与《本草纲目》

李时珍是湖北本草学家最杰出的代表。他从青年时就随父学医。在行医过程中发现以往的本草书籍存在许多错误、重复和遗漏之处，深感这是关系到人们健康和生死的大事，因此决心重新编著一部新的本草。他"渔猎群书，搜罗百氏，凡子史经传，声韵农圃，医卜星相，乐府百家，稍有得处，辄著数言"。他除认真吸取前人经验外，还不耻下问，向药农、樵夫、猎人、渔民等劳动群众请教。为了取得正确的认识，他亲自到旷野深山、悬崖峭壁考察和收集各种植物、动物、矿物标本。有些药物还经过亲自试种或试验，以取得第一手的准确资料。经过近 30 年的努力，参考了 800 余种文献书籍，以唐慎微《经史证类备急本草》为基础，进行了大量的补充、整理，并阐明自己的发现与见解，经过三次大的修改，终于完成了《本草纲目》这一历史性的本草巨著。

《本草纲目》取得多方面的重要成就。它对明代以前我国的药物学，进行了相当全面的总结，纠正了以往本草书中的众多错误，提出了当时最先进的药物分类法。它不但系统地记述了各种药物的知识，而且对人体生理、病理、疾病症状、卫生预防等方面作了不少精辟的论述。它综合了大量科学资料，在植物学、动物学、矿物学、物理学以及天文、气象、物候等方面做出了重要贡献。《本草纲目》的问世，为后来本草学的研究与应用，提供了十分有益的资料与经验，推动了本草学的发展。该书从 17 世纪后陆续传播到亚洲和欧美各国，李时珍的名字和他的业绩将永存世界的史册。

（2）刘若金与《本草述》

继李时珍之后，湖北另一位本草学家刘若金，亦是一颗明星。刘若金，字云密，潜江人。明·天启年间进士，官至大司寇。明末弃官归隐，专心从事医药研究。他将《本草纲目》进行删补修订，并吸收部分宋元医家及明朝缪希雍、卢之颐、李中梓等名家的见解，编成《本草述》一书。该书对药性讨论甚详，可补前者不足。当时人们称其书"洋洋乎八十万言。宗乎本经，旁及名论，折中古今异同之说而曲畅之，于《本草纲目》外又能自成一家"。《本草述》问世以后，在社会上影响很大，有很多人在其基础上又加以深究。如苏廷琬《药义明辨》、张琦《本草述录》、杨时泰《本草述勾玄》等，使本书精义得以进一步发挥。

在综合研究本草方面，除以上两位著名医家外，罗田万密斋也有较高造诣，他撰有《密斋药书》《本草拾珠》等本草专著。另外还有钟祥何惺，撰有《本草归一》；罗田胡泰勋，撰有《药性述要》；京山聂继洛，著有《本草注解》；沔阳万嵩，撰有《本草便览》；孝感屠道和，撰有《本草汇纂》《药性主治》等。他们都从不同方面，不同深度为本草学的研究做出了贡献。

2. 专题本草研究

（1）汪颖与《食物本草》

汪颖，号云溪，江陵人。弘治戊午举人，官至九江知府。汪氏在公务之余，对本草甚感兴趣。曾得到东阳卢和编纂的有关食物本草的手稿，于是将其整理后刊刻梓行。李时珍《本草纲目》曾援引其书。时珍曰："《食物本草》正德时九江知府汪颖撰。东阳卢和，字廉夫，尝取本草之系于食品者，次编此书。颖得其稿，厘为二卷，分为水、谷、菜、果、禽、兽、鱼、味八类云。"李时珍与汪颖生活时代十分相近，其说应是可信的。

（2）朱俨镰与《野菜性味考》

朱俨镰，江陵人，生平不详。明代学者对可供食用的野生植物颇为重视，农学和本草学各自从不同角度进行考察与研究。医药学比较注意植物的产地、形态、性味良毒和食用方法。如朱肃编《救荒本草》，王磐《野菜谱》及姚可成根据《野菜谱》增补的《救荒野谱补遗》等。估计朱俨镰《野菜性味考》亦属此类。

3. 普及性本草

尚有一些致力于普及本草知识的医家，如襄阳的赵亮采，著有《医门小学本草快读贯注》四卷；武昌的虞席珍，著有《本草药性易释赋》；蕲州的陈芸，著有《神农本草歌括》；郑机，著有《对证药》等。其中以赵亮采之书较为实用。

赵亮采，字见田，湖北襄阳人，生于清·光绪年间。他以为，医之为道关系甚重，入斯道之门者，必先读本草，"始知某味入某经，某药治某病"。然而本草书籍虽多，却没有适合初学者的读本，他说："余因本草未得读本，《本草经》词古义深，难以窥测，《药性捷径》散漫无综，《本草纲目》过繁，《始源》《备要》等书囫囵吞枣，未分句读，初学难以熟记。"于是编成此书。"以《雷公》寒、热、温、平四赋辑为纲领，取李、喻、汪、朱各家历阅编为注解，俾初学便于熟读默记，千变万化，了然于胸中，从此可入斯道之门。"该书首列阴阳运气、藏府经络及药性总义，次以药性寒热温平四赋为纲，杂采前人之说作为注释，并附诊法歌诀。

以上这些普及性的本草读物对初学中医者很有帮助。

4. 单味药物研究

除从以上几方面研究本草以外，还有对单味药物进行深入研究的。如明·李言闻对人参、蕲艾的研究，著有《人参传》与《蕲艾传》；李时珍对白花蛇的研究，著有《白花蛇传》等。虽然所著篇幅短小，但论述全面透彻，为后世开展单味中药的研究提供了借鉴。

总之，湖北历代医家对本草学的研究做出了突出的贡献。

（五）医籍文献的整理刊刻

中医学丰富的宝藏，有赖浩渺的医籍文献保存。湖北历代医家不但勤于总结经验，著书立说，而且重视医籍文献的整理与刊刻，在明清之际尤为突出。这无疑大大促进了湖北医药事业的发展。

1. 穷搜博采，广为收集

古代医籍浩繁，素称汗牛充栋。然而随着时间的流逝，散佚颇多，许多古本濒临绝迹。面对此种情况，一些有识之士，高瞻远瞩，不畏艰难，做了大量搜寻、拯救医籍的工作，使很多珍善本得以保存流传。在这方面最值得称道的要算宜都杨守敬了。

杨守敬，字惺吾，号邻苏，清末湖北宜都人。他19岁补诸生，同治元年考中举人。杨氏是一位著名的历史、地理学家，著有《禹贡本义》《水经注疏》等著作。他又是一位造诣高深的版本目录学家、金石家和藏书家，据说其藏书多达数十万卷。1880年，他作为中国驻日公使的随员，东渡扶桑。在日本期间，努力搜求国内散佚的古籍，并竭尽全力，想法购回。其中包括大量古医籍，如《黄帝内经太素》《神农本草经》《经史证类大观本草》《本草衍义》《伤寒论》《千金方》等，共计30余种。这些书籍多为海内外的珍善本或孤本，具有极珍贵的价值。经整理出版后，对中医药学的研究产生了深远的影响。杨氏的功绩足以流芳百世。他的详细情况将有专章叙述。

2. 注释校勘，汇编整理

明清时代的医家学者，对医籍进行了大量的校勘注释、合纂汇编的整理工作。

明代湖北麻城人刘天和，字养和，号松石。系明·正德三年进士，曾任湖州知府、山西提学副使、工部右侍郎，后官至兵部尚书，总管三边军务。他虽为官僚，却十分重视医学。宦游所至，常采录验方，公务之余，即研读医籍。他选取陶节庵《伤寒六法》为其逐节作注。又因王銮著《幼科类萃经验良方》简便适用，就亲自编辑，命人翻刻。经过多年努力，他在《政和本草》《经效产宝》和《袖珍方》的基础上，结合个人见闻体验，编纂了《保寿堂经验方》一书。共录验方140余首，分为二十五门。很多验方被李时珍《本草纲目》引用。刘氏功绩世所不忘，他的友人吕颙曰："大司马松石刘公，以其世医之灵验者著为此编，然其意不欲私也，出而布于诸人，可以为厚矣。其老老幼幼之施，可以为博矣。"刘天和做官颇有政绩，曾奉命总理河道，著有《问水集》与《黄河图说》，被收入《四库全书》。他死后被封赠少保，谥庄襄，《明史》专门为其立传。

清代湖北孝感人屠道和，字燮臣，本攻儒学，道光二十七年科举不第后，即潜心研究医学。为了适应临证治病的需求，他将历代文献中，有关本草、脉学及有效良方分别整理成书。首先，他将20余家本草的精要，融会整理成《本草汇纂》三卷。共收药物500余种，按功效分为31类，简述性味、功能及其用法。后又编成《药性主治》一卷，列出100多种病证，按证罗列各病主治药物。其次，由于当时流传各种脉诀，读者往往莫衷一是。于是他选其精粹，编成《脉诀汇纂》一书。以脉诀为主，将望、闻、问、诊附于后。此外，他又搜集了大量有效验方，编成《普济良方》四卷，内含《杂证良方》二卷，《妇婴良方》二卷。同治二年（1863），以上几种共同汇刻成丛书，总名《屠道和医学六种》（育德堂本）。包括《本草汇纂》三卷，《脉诀汇纂》二卷，《药性主治》一卷，《分类主治》一卷，《杂证良方》二卷，《妇婴良方》二卷。另据有关记载，他还辑刻了《喉科秘旨》一书。

清末武昌人熊煜奎，字吉臣，号晓轩，诸生。初时攻读儒学，极富才华，著有《训典汇要》《经世新书》《寿世文约》《中兴闻见录》等书。然而其生逢多舛，怀才不遇，父亲去世后，家道中落，日渐贫寒，于是转而从医。其伯父熊惺斋精于医术，留下很多医学书籍。煜奎勤奋研读，终于学而有成。平日，除不分早晚寒暑，尽心为病人诊治病痛以外，还整理编纂医书多卷。如《医学源流》四卷，包括《玉函演义》《灵素引端》《灵素密旨》《金匮典要》等若干篇医论。又如《方药类编》四卷，乃采摘历代医家论药精华，阐述药性补泻，辨析气味宜忌，按证列举治方。同治十年，上二书合刊，名为《儒门医宗总略》。后又编成续集，包括《四诊汇要》《寒热条辨合纂》《程氏医学心悟摘录》《张氏育婴心法附翼》4种，可惜未能刊行。他还辑有《卫生便方》《成人宝鉴》《蒙养金针》诸书，据方志载俱刊行于世。

当今颇具影响的肖注《黄帝内经太素》，即黄陂肖延平经过20余年的潜心研究补注而成的。肖延平，字北承，生于清末。初治儒学，举孝廉。后对医学感兴趣，深入研究《黄帝内经》数十年孜孜不倦，大有心得。鉴于杨上善注《黄帝内经太素》散佚多年，杨守敬自日本引入唐写卷子影钞本后，桐庐袁忠节得其书未加详校即以付刊，致使伪谬丛生，肖氏决心重新补校。其叹曰："自来校书，苦无善本，医书尤甚。盖中国自科举制兴，凡聪明才智之士，多趋重辞章声律之文，即间有卓荦异材，又或肆力于经史汉宋诸学，于医学一门辄鄙为方技而不屑为。故自林亿等校正医书后，从事此道者实不多见，晦盲否塞，几近千年。"光绪末年，他仿照王冰、林亿注校之法，取《甲乙经》《素问》《灵枢》校订经文之异同，以《伤寒论》《巢氏病源论》《千金方》《外台秘要》《医心方》等书，参证注文之得失，对《太素》重新校正。他曾说："平生精力，尽在此书，故义必析其微，文必求其确，冀阐明轩岐奥旨，《黄帝内经》真诠，俾后之学者，有途辙之可寻。"肖氏的良苦用心，没有白费，他所补注的《黄帝内经太素》，被公认为研读《黄帝内经》的最佳参考书。此外，他还校注了《小儿药证直诀》《小儿卫生总微论方》等书，总名为《兰陵堂校刊医书三种》，于民国九年刊印发行。其中《太素》曾多次再版，在社会上广为流传。

3. 多方筹措，刊刻医籍

虽然从宋代发明活字印刷以来，医书的刻印发行比以往有了很大发展，但其雕刻、印刷、成书仍是十分费力费时的复杂过程，一般人根本无法问津，只有个别的官宦、书商或极富财力的人才能办到。晚清时代，湖北集中了一批志士仁人，他们抱着济世救民的思想，四处奔走，多方筹措，动员各方面的力量，刊刻了大量医籍。他们之中，既有政绩卓著的官僚，也有豁达开明的士绅。总之，凡忧国忧民、讲究学问的知识分子，多热心于此道。

清代光绪年间的湖广总督张之洞，在湖北任职期间，不但是一位创办了各种工厂、修建粤汉铁路的实业家，而且是一位悉心研究学问、注重文化教育的学者。他大力提倡"中学为体，西学为用"，改革书院，兴办学堂，设置图书馆，建立印书局。此外，他对医学书籍也深有研究，在《书目答问》子部医家类中，对唐代以前的重要医籍，都加以适当的比较和中肯的评论，并列举若干重要的和常见的版本及注本。对唐代以后的医书则取相当审慎的态度，反映了他严谨的治学方法。当时的湖北书局，又名崇文书局，与金陵、浙江、江苏、淮南并称五大官书局。湖北书局刻书 200 余种，有不少医学书籍，如《医宗备要》《傅青主男科》《徐氏医书八种》《兰台轨范》《沈氏尊生书》《洄溪医案》等。这些书虽该书局所刻，但与张之洞的倡导不无关系。

叶志诜为凭借个人财力辑刻医书的代表人物。叶氏名志诜，字东卿，清末湖北汉阳人。叶氏家族为汉阳名门，在汉口开设叶开泰药店，是明清以来著名的全国四大药店之一。叶志诜之祖叶廷芳为乾隆间名医，其子叶名琛为两广总督。他本人曾任内阁典籍，后升任兵部郎中。他学问渊博，长于金石文字的考释。由于家庭的影响，亦精通医学。尤对针灸、本草感兴趣，且注重养生。辞官归家后，专门从事著述与辑刻医书。他在孙星衍辑《神农本草经》的基础上，重加考订，撰成《神农本草经赞》，将《本经》每种药物各编成四言赞语，再加以注释。这是一部较有影响的研究《神农本草经》的著作。此后，他又收集有关生理方面的 4 种著作：陈会的《全体百穴歌》、沈绂的《十二经脉络》、沈金鳌的《脉象统类》、沈彤的《释骨》，辑成《观身集》。收集有关养生的五种著作，包括元·丘处机的《摄生消息论》、明·冷谦的《修龄要旨》、清·汪昂的《勿药元诠》、清·汪政的《寿人经》及清·方开的《延年九转法》，辑成《颐身集》。道光末年，他将以上三本书（《神农本草经赞》《观身集》《颐身集》）与其祖父所集《五种经验方》（包括倪涵初的《痢疾诸方》《症疾诸方》，吴伟度的《疗疮诸方》，汪晓山、汪松石等人的《喉科诸方》《金创花蕊石散方》）及当时流传的三种医书《绛囊撮要》《信验方录》《咽喉脉证通论》共同汇刻，统称《汉阳叶氏丛刻医类七种》。叶氏所刻医书门类齐全，切合实用，社会上流传很广。

最值得一提的刻书家是武昌的柯逢时。柯氏名逢时，字懋修，号巽庵，又号钦臣。清·光绪年间湖北武昌人。光绪九年进士，曾任翰林院编修，陕西学政，湖南、江西布政使，广西、贵州巡抚，户部侍郎，浙江巡抚等职，平生最喜藏书刻书。由于柯氏家中数人死于疾病，遂对医道亦用心加以研究。清朝内忧外患，他抱着"既无回天之力，不如救民生于疾患"的思想，在晚年创办了武昌医学馆，收学生40余人，一面研习医学，一面辑刻医书。他为医馆的建立及医书的刊刻付出了极大的心血。在他给杨守敬的书信中谈道："医馆欲购实验场，抉不在铁路近地，以免与人争夺……医馆拟多购各书，如肯慨让，以后请开价。"所刻医书从底本的选定，到刻印、校对，及各种书刻印先后次序，全经他一手安排策划。他跟杨氏说："此间书未校定，未能发出，只交陶匠《活幼心书》，鄙意须先校订，而后付写样为宜。当如愚公移山，总期有成，拟将各书排定次序刊定。安知后人遂不如我乎。"从光绪三十年起，历时8年，武昌医馆陆续刻出《经史证类大观本草》三十一卷（宋·唐慎微纂，影宋并重校刊本），《大观本草札记》三卷（柯逢时撰），《本草衍义》二十卷（宋·寇宗夷撰，据原本重刊），《伤寒论》十卷（汉·张机撰，晋·王叔和撰次），《伤寒总病论》六卷（宋·庞安时撰），《类证增注伤寒百问歌》四卷（宋·钱闻礼撰），《伤寒补亡论》二十卷（宋·郭雍撰），《活幼心书》三卷（元·曾世荣撰），总名为《武昌医学馆丛书八种》。他所刻的医书均为宋、元人所著较早的医方本草。刻印中常与学者缪荃孙（字筱珊，曾创办江南、京师图书馆，治学为一代宗师）、杨守敬互相切磋学问，相互交流善本。他一反清代文人烦琐考证的风气，所作校记简明严谨，因而所刻医书多为上乘，颇受后人重视。柯氏在《经史证类大观本草》序中说："此书之刻，盖非得已。《易》曰：'备物致用。'物则备矣……从今矢札了臻，疕疡无作，桐生悦豫，中外是福，则所谓神而明之，存乎人者也。"几句话道出了他的美好愿望与良苦用心，至今捧读，仍令人感慨不已。

综前所述，湖北医药在历史的长河中形成和发展着，虽然时起时伏，却从未停步。它为江汉流域人民的健康繁衍提供了有力的保证。

参考文献

[01] 杜雨茂．关于张仲景生平一些问题的探讨．陕西中医学院学报，1982（2）：38．

[02] 陈梦来．王叔和的生平与学术贡献．陕西中医，1985（1）：44．

[03] 李牧．云梦秦简麻风律考．浙江中医学报，1980（3）：61．

[04] 襄阳府志．清·光绪十一年刻本．

[05] 荆州府志．清·乾隆二十二年刻本．

[06] 宜昌府志．清·同治四年刻本．

[07] 黄州府志．清·光绪十年刻本．

[08] 天门县志．清·道光元年刻本．

[09] 江陵县志．清·光绪二年刻本．

[10] 湖北通志．清·嘉庆九年刻本．

[11] 宋史·方伎．北京：中华书局，1977．

[12] 胡山源．古今茶事．上海：上海书店，1985．

[13] 范行准．中国医学史略．北京：中医古籍出版社，1986．

[14] 皮明麻等．湖北历史人物辞典．武汉：湖北人民出版社，1984．

[15] 刘信芳．柯逢时寄杨守敬书信六则．中华医史杂志，1990（3）：90．

[16] 吴佐忻．传世珍本《保寿堂经验方》．中华医史杂志，1985（1）：57．

[17] 尚志钧．历代中药文献精华．北京：科技文献出版社，1989．

[18] 吴家驹．清季各省官书局考略．文献，1989（1）：186．

[19] 陈诗．湖北旧闻录．武汉：武汉出版社，1989．

[20] 翦伯赞．中国通史参考资料．北京：中华书局，1962．

[21] 俞慎初．中国医学简史．福建：科学技术出版社，1983．

[22] 李经纬等．中国医学百科全书·医学史．上海：科学技术出版社，1987．

第二章 人 物

古人云：以铜为鉴，可正衣冠；以古为鉴，可知兴替；以人为鉴，可明得失。湖北历代医家，具有高尚的医德，良好的医风与精湛的诊疗技术，堪称后世医者的楷模。

第一节 医坛英杰

自古以来，湖北人杰地灵，名贤辈出。楚之大文学家屈原，汉之光武帝刘秀，三国之军事家诸葛亮、庞统，南朝昭明太子萧统，唐之大诗人杜甫、孟浩然，宋之书画家米芾，明之贤相张居正等，均得益于这片沃土的培育和滋养。当然，也涌现出许多杰出的医药学家，如宋代的庞安时，明清时代的李时珍、万全、梁学孟、刘若金、汉阳叶氏家族等，他们在医学上都取得了辉煌的业绩，有如明星闪烁。

本章将对他们的生平与学术思想作一概括介绍，以期为人们提供某种启示。

一、伤寒大家—庞安时

庞安时，字安常，北宋庆历至元符年间（1042—1099），蕲州蕲水（今湖北省稀水县）人，是我国古代著名医学家之一。其医术高超，针药并用，为人治病十愈八九，名声震于江淮间。庞氏医学著作丰富，对后世医家颇具影响，在古代医学领域里占有相当重要的地位。

（一）生平和事迹

根据史料记载，庞安常 1042 年生于一个富有的家庭，"家富多后房，不出户而所欲得"。由于家境富有，家庭环境造就了他"为气任侠，斗鸡走狗，蹴鞠击球，少年豪纵，事无所不为，博弈音技，一工所难而兼能之"。他聪颖绝人，颇爱读书，且一经目辄记，终生不忘。他的父亲名庆，号高医，以医为业。在父亲的影响下，庞安常少时就喜爱医方，每问其父，其父也以《脉诀》授予之。但他看后认为《脉诀》"不足为也"，自己私下里又独取黄帝、扁鹊等脉书读之，不久，就能"通其说，时出新意，辩诘不可屈"。其父知道后甚为惊叹，是时，他的年龄尚未及二十，所谓"时年犹未冠"。不多时，庞安常即病耳聋，由于这个原因，他决定自己一生隐于医学中，"天使我隐于医欤"，遂"闭门读书，屏绝戏弄"。凡医学中，自神农黄帝经方、扁鹊《八十一难经》、皇甫谧《甲乙经》等书，以及经传百家之涉及医学道理的书籍，都通读之，以致他在医学领域里无不知晓，并且在广泛通读的时候，能够融会贯通，深得其中的要领。他曾经说："世所谓医书，予皆见之，惟扁鹊之言深矣。盖所谓《难经》者，扁鹊寓术于其书，而言之不详，意者使后人自求之欤！予之术盖出于此。以之视浅深，决死生，若合符节。"并认为："察脉之要，莫急于人迎、寸口，是二脉阴阳相应，如两引绳，阴阳均，则绳之大小等，故定阴阳于喉、手，配覆溢于尺、寸，寓九候于浮沉，分四温于伤寒，此皆扁鹊略开其端。"从这里可以看出，庞安常在医理上推崇扁鹊之言，在临床察脉上遵扁鹊之术而以阴阳为重。他"参以《黄帝内经》诸书，考究而得其说"，并"审而用之，顺而治之，病不得逃矣"。因此，在临床实践中，他的医术富有自己的特点。

由于"庞安常，医能启扁鹊之所秘，法元化之可法，使天假其年，其所就当不在古人下"，所以为人治病率十愈八九，即"善医方，为人治病，处其死生多验，名倾江淮诸医"。他的主要医疗活动是江淮一带，在宋神、哲年间颇有医名。其临床上治病的特点是针药并用，疗效显著，略举数例如下：

一民妇怀孕将产，七日婴儿不下，用了药饵符水等各种方法治疗，均无疗效，只待死而已。后请庞安常前往视之，一见面即连呼"不死"。他以汤药温暖其产妇的腰腹部，并以手上下按摩，不一会儿，孕妇感觉肠胃微痛，一阵呻吟，即产下一男婴，母子安然无恙。

一毛姓公弼，官守于泗州，患有泻痢一病，久久不能痊愈，于是罢官归还乡里。有一次拜谒名医庞安常，要求诊视治疗，庞安常治之，以葵菜令服，结果丹毒去而疾病除。另外，公弼有一小女，曾经患有呕吐一症，也求庞安常诊治，庞安常诊后说："呕吐疾易愈，但此女子能不嫁，则此病不作，若有娠而呕吐，不可为也。"后其女归嫁沙溪张氏，一年余而怀孕，果然如他所言，因为呕吐发作而死亡。

一蕲州富家子弟，私自外出游玩，正巧碰上邻人斗殴打架，推动屋壁，富家子弟惶惑而奔跑，突入市中，恰值市中陈示刑尸，因躲闪不及，仆于刑尸上，由此回家惊惧而发狂，神志错乱，医、巫百方都不能治疗，然庞安常却以自配药剂，用绞囚绳烧灰作为引药进行调服，仅一剂就使病狂痊愈。

一乞丐，自言为风寒所苦，问庞安常当用何药，安常见其手拿败薄扇，说用此扇煎汤调服，第二天，其疾患果愈。他的学生张子充深叹其用药之善。

从上述数例可以看出，庞安常医术的高超和治疗的奇特精妙。

庞安常治疗病人不但医术好，有奇功，而且性情和蔼近人，乐于施舍，对前来求治的病人，不仅为他们治疗疾病，而且还为远道来的病人"辟邸舍居之"，并亲视汤药、膳粥，病者愈后，方才遣送回家。如果不能治愈的，也实话告之。有的病家为了感谢他的治疗，持重金来谢，庞安常都辞而不受，故苏东坡有"庞安常为医，不志于利"之语。

庞安常的医术医道不仅为病人所称赞，而且还为当时的文人名士，诸如苏东坡、黄庭坚、张耒等人倍加推重："庞安常，自少时善医方，为人治病，处其死生多验，名倾江淮诸医。""时时为人治病，有奇功，率十愈八九。""愈人之病如神。"庞安常曾经用针刺治疗苏东坡左手臂肿，也曾为张耒治疗数年风痹不愈证。

庞安常凭医名著称于世，四方之人以医聘请，往往日满其门。由于自家富有，饶于田产，所以安常每应人延请治病后，多脱然不受谢而去。

庞安常体貌伟然，性善交际而喜书古画，得之则喜不自胜。有一种墨，形圆如丸，称之墨丸，据说五代时南唐人廷珪精于此，以他制作的墨推之为天下第一，制作的墨丸色形各异而众多。有一人蓄藏此墨，但他却不幸遇染重疾，庞安常时时为他治病，不久治愈，不取一钱，而只求此墨，又以此墨换取苏东坡书画数幅。"庞安常为医，不志于利，得善书古画、喜辄不自胜。"他的这种作风和书画爱好也影响到了别人。据文献载：有九江胡道士不但得庞安常医术，为人治病用药，而且病愈后，患者无钱酬谢时，只要求作行草数纸而已，并告诉人们这是庞安常的故事。

安常与东坡、张耒、黄庭坚等文人颇多交往，关系甚厚。在和苏东坡的关系上，除了上面论及以外，庞安常在苏东坡谪居黄州时，常常互相访晤，同兴而游。苏东坡曾于黄州东南三十里的螺师店买田，患上疾病，听说麻桥人庞安常善医而治，于是前往求疗。庞安常以针刺治疗，不久疾病得愈。疾愈以后，他们二人同游清泉寺，此寺位于蕲水郭门外大约二里的地方，寺中有东晋书法家王羲之的洗笔泉。泉水甘甜，下临蕲水县东之兰溪，苏庞于此吟诗剧饮，尽兴而归。苏轼还曾有"余以手为口，君以眼为耳，皆一时异人也"的戏语，这是因为庞安常病耳聋无听，而苏东坡只能写字以示的缘故。苏亦懂医，二人常论理医学，并多有书信往来。苏东坡曾寄予庞安常"圣散子"方，此方是他苦求而得之于眉山人巢君谷（蜀人巢谷），并以此方比作孙思邈的"三建散"，而传授给庞安常。这些都说明了他们二人之间关系的深厚。

张耒，又叫张文潜，也是宋代大文学家，著作有《张右史文集》。他曾几次见到庞安常。初次见面是宋·绍圣丁丑（1097），张耒因获罪而谪官黄州，在蕲水认识了庞安常。戊寅之春（1098），在蕲水山中再次拜访庞安常，这次见面的时间很长，庞安常向张耒谈论脉学道理。"听其议博而不繁，妙而易晓"，这是张耒在听庞安常讲述脉法以后，而发出的赞语。元符元年（是年6月改元）冬，张耒知庞安常痼疾发作，第二年即元符二年（1099）并晓安常因疾作而去世。张耒曾有诗赠庞安常："德公本自隐襄阳，治病翻成客满堂。懒把穷通求日者，试将多病问医王。一丸五色宁无药，两部《千金》合有方。他日倾河如石鼓，著书犹愿记柴桑。"

庞安常最重要的医学著作，是《补仲景〈伤寒论〉》，即现在的《伤寒总病论》，这部著作除了张耒所作的"跋"外，文人黄庭坚还专门作有序文。在他的序文中，称庞安常"家富多后房，不出户而所欲得""少年豪纵，事无所不为""自少时善医方，为人治病，处其死生多验，名倾江淮诸医""中年乃屏绝戏弄，闭门读书""人以病造，不择贵贱贫富，便斋衄房，调护以寒暑之宜""爱其老而慈其幼，如痛在己也，未尝轻用人之疾尝试其所不知之方""轻财如粪土而乐义，耐事如慈母而有常""起人之疾不可偻数""其所论著《伤寒论》，多得古人不言之意"……这些表明黄庞二人平时颇多交往，故黄庭坚深深了解庞安常。

庞安常"性喜读书，闻人异书，购之若饥渴，书工日夜传录，君寒暑疾病，未尝置卷，其藏书至万余卷，然皆以考医方之事"。尤以治伤寒为主，"淮南人谓庞安常能与伤寒说话"。庞安常对张仲景《伤寒论》有很深的研究，其中有很多新见解和发挥，是研究《伤寒论》的大家。他自述："用心三十余年，广寻诸书，反复参合。"因而著有一部《伤寒总病论》，该书是他多年研究的结果，"实能发仲景未尽之意，而补其未备之方"。其他的著作还有《主对集》《难经辨》《本草补遗》等。

他晚年喜好佛学，且常有自己的心得体会。

庞安常"年五十八而疾作"，时值门人弟子请他自己诊视其脉象，然而他却笑着说："吾察之审矣，且出入息亦脉也，今胃气已绝，死矣。"于是屏弃药饵而拒绝服用，后数日，与客谈笑间而逝于蕲水山中，时在 1099 年。同年，葬于蕲水龙门乡佛图村。

他的家族五代以内世系，曾祖名愷，祖名震，父名庆，五代都没有做官。其父庆，号高医，年老且病。庞安常娶妻陈氏，生有二男三女。其长子瑾、次子琪，皆笃孝修饰；两个孙子仲容、叔达。三个女儿均已嫁人，所嫁之婿魏渊、郭迪、陈翔，都中举进士。

庞安常生前弟子 60 余人，其中以李百全、张子充最有医名。李百全是舒州桐城名医，跟从庞安常学习，尽得其所传，尤以针术为名。张子充是《医说》作者张杲的伯祖，少时喜医方，受业于庞安常，是庞安常 60 余弟子中独受其喜欢的弟子。另外，根据有关资料记载，有名可查的还有王寔、魏炳、胡道士、栾仲实之父、屠光远等。至于其他弟子，惜缺乏文献史料。

以后，宋文人张耒受庞安常孙子之嘱托，为庞安常墓作墓志铭，其铭文是："生民之病，尧舜是医。惟周与孔，世之良师。憷疠于身，扁鹊善治。唯民与身，同一矩规。猗欤庞君，有见于兹。独显以方，用不大施。孰疾于衷，孰毒于肢？有来求予，径取无遗。饮酒著书，终书邀嬉。欲知其仁，吊者垂涕。即化而安，不爽厥知。有考其书，铭以昭之。"

后世，人们为了纪念他，将他的住处改建成"药王庙"，庙门额有"洞天福地"四字，庙内设有苏东坡与庞安常二人对语的塑像。根据当地老人的回忆，每逢节假日，浠水人民都要到庙中烧香拜礼，以纪念这位重要的医学家。新中国成立以后，庞安常这位古代医学家的生平、医疗和学术思想得到了广泛的重视。1956 年商务印书馆排印了《伤寒总病论》一书，使得庞安常医学著作能够得以广泛流传于世。1987 年湖北科学技术出版社又出版发行了由浠水县卫生局、湖北中医学院共同注释的《〈伤寒总病论〉释评》。全国高等中医院校教材《中医各家学说》，有介绍庞安常学术思想的专篇。另外，1989 年，正值庞安常逝世890 周年之际，中华全国中医学会湖北分会在庞安常的故乡浠水县，组织召开了"纪念庞安常逝世 890 周年学术研讨会"。这是一次很有意义的研讨会，它的召开对进一步宣扬庞安常的生平和他的学术思想起了积极的促进作用。

（二）庞氏著作和学术思想

庞安常的一生主要是从事临床医疗实践，然而在临床之余他还从事着医学著述。根据文献记载，他的著作有《难经辨》数万言（或称《难经解》，或称《难经解义》），《主对集》一卷，《本草补遗》一卷，《验方书》一卷，《庞氏家藏秘宝方》五卷，《脉法》，以及《伤寒总病论》（或称《庞安常伤寒论》、或称《补仲景〈伤寒论〉》）。《难经辨》是一部专门研究《难经》学的著作；《主对集》是一部讲述药物学的著作；《验方书》《庞氏家藏秘宝方》是两部论证医方学的著作；《脉法》

是一部阐发《黄帝内经》《难经》之脉理方法的脉学著作；《伤寒总病论》是一部专门研究、探讨和发挥张仲景《伤寒论》的著作。其中，除了《伤寒总病论》一书现尚存世以外，其余的著作惜均已亡佚了。

从庞安常的医学著作，特别是《伤寒总病论》一书中，我们可以看到，他的医学学术思想主要是源于《黄帝内经》《难经》《太素》《甲乙经》《脉经》等书。他尊崇仲景、扁鹊，汇通《千金》《伤寒例》，结合自己的临床实践体会，对医学进行了论证和发挥。他的最主要贡献就是进一步论述和发挥了外感热病的发病、分类、临床治疗。对于伤寒，他正确理解六经辨证含义，以六经分证法，说明六经病证的传变途径，并在六经分证中，首列藏府经络病证为其纲领。对于温病，他正确地区分了一般温热病和特殊瘟疫病，把温病的种类分成两种，并设专篇论述了天行瘟疫的因机证治。其基本精神在于：提出了伤寒与瘟病的致病因素，强调了正气的主导作用，注重摄生；认为疾病的传变是以阴阳经传变、五藏六府传变而传变；主张治疗疾病要根据不同情况，要因时因地因人制宜。另外，对于脉法、痰病以及其他，庞安常都有详细或一定的研究，对后世起了积极的影响作用。

1. 论述外感疾病的发病和分类

庞安常根据《黄帝内经》《难经》《伤寒例》精神，并结合自己的临床体会，认为外感疾病的发病，是由于人体的正气不足，冬令感受寒毒之气引起的。"冬三月，是谓闭藏，水冰地坼，无扰乎阳"，自然界气候所主，是冬藏夏泄，随着四季的不断更替、气候的不断变化，人体的阳气也必须随之相应变化。秋冬之季阳气潜藏于体内，夏春之季阳气宣泄于体外，以此规律，则秋冬当护阳而勿扰动之，如果反扰而动之，人体肌肤被郁，津液强渍，阳气外泄，寒邪所袭，与营卫相搏。此时，人体正气强而不衰，则血气流行，邪不得内侵，人体不病；若正气虚而不固，则外邪内侵，留而不去，人体发病而为外感，症见有头身疼痛，发热恶寒等。他说："当阳气闭藏，反扰动之，令郁发腠理，津液强渍，为寒所搏，肤腠反密，寒毒与营卫相浑。当是之时，勇者气行则已，怯者则著而成病矣。其即时成病者，头痛身疼，肌肤热而恶寒，名曰伤寒。"这里庞安常详细论述了外感疾病的发病，包括发病原因、形成机理和证候表现，同时也说明了外感发病是由于"邪""正"共同作用的结果。

外感疾病（即广义伤寒），庞安常以为"正虚""寒毒"是其本。通过临床实践，他对外感疾病进行了分类：即时成病者，头痛身疼，肌肤热而恶寒，是为新感；其不即时成病者，寒毒藏于肌肤之间，至春夏阳气升发，寒毒与阳气相搏于营卫之间而成病者，是为伏气。

伏气中，又由于四时气候的不同变化，随四时气候而有不同的病变形态：若因春季温热之气而发病者，是为温病；因八节虚风之气而发病者，是为中风；因暑湿之气而发病者，是为湿病；因气运风热相搏而发病者，是为风温。凡此种种，温病、中风、湿病、风温的分类，是以不同的时令感受不同的风气而进行的类别划分。虽然类别不同，但通为之外感疾病，这是庞安常对外感疾病的发挥。

2. 注重摄生，强调人体正气的重要作用

人生活在自然界之中，与自然息息相关，自然气候的变化时时影响着人体，"彼春之暖，为夏之暑，彼秋之忿，为冬之怒"，暑热、严寒气候之于人体，往往会引起人体异常而产生疾病。所以善知摄生的人，在严寒之时，身处密室而避寒毒邪气，勿使犯之，以减少异常气候的不良影响。平日，人体当顺其自然而养阴养阳，依从时序天气的变化而调理将息。"时当温，必将理以凉，时当暑，必将理以冷，凉冷合宜，不可太过，故能扶阴气以养阳气也。时当凉，必将理以温，时当寒，必将理以热，温热合宜，不可太过，故能扶阳气以养阴气也。阴阳相养，则人气和平。"人气即人之神气。四时之序，寒温适宜，阴阳调和，神气平顺，则疾病无所由生。庞安常这种顺应自然而调养的养生观，是源于《黄帝内经》思想的。

"勇者气行则已，怯者则著而成病矣"，"邪之所凑，其气必虚"，"正气存内，邪不可干"，此为内因决定外因的发病学观点，它强调了人体正气的重要作用。所谓勇怯，是指人体正气的盛衰，气盛则勇，气衰则怯。疾病的发生与否，关键在于人体的正气。摄生即是养正，正气强则能抗御外邪，"气行则已"，人体不病；正气衰则不能抗御外邪，邪气内侵，则"著而成病矣"。可见正气在发病中的地位是何等的重要。而在正气中，更重视的是阳气的卫外作用，具体来说是人体足太阳之阳气。"天寒之所折，则折阳气。足太阳为诸阳主气，其经夹脊膂，贯五藏六府之输，上入脑，故始则太阳受病也。"足太阳为人身之表，主持诸阳之气，为外在屏障，外邪入侵，即首当其冲。因此，庞安常充分揭示了摄生者要调养正气以固卫阳，而防止邪气著而为病损伤人体。

3. 以六经分证法，说明六经病证的传变途径

庞安常正确理解张仲景六经辨证含义，他以《伤寒论》中六经分证方法，即太阳、阳明、少阳、太阴、少阴、厥阴病证，以及两感证，三阴三阳传变规律，说明病证的传变是以阴阳经脉，藏府传变而传变的。"天寒之所折，则折阳气，足太阳为诸阳主气，其经夹脊膂，贯五藏六府之腧，故始则太阳受病也。以其经贯五藏六府之腧，故病有藏府传变之候。以其阳经先受病，故次第传入阴经。以阳主生，故足太阳水传足阳明土，土传足少阳木，为微邪。以阴主杀，故木传足太阴土，土传足少阴水，水传足厥阴木，至六七日，当传足厥阴，肝木必移气克于脾土，脾再受贼邪，则五藏六府皆危殆矣。"外界阴寒邪气侵犯人体，最易损伤人体的阳气，即足太阳经之阳气。由于足太阳经于人身，夹脊两旁，抵腰膂而与五藏六府之腧穴相通，并上行而入藏，又由于六经顺序是三阳在前，三阴在后。三阳依次为"太阳""阳明""少阳"；三阴依次为"太阴""少阴""厥阴"。所以邪气外侵，太阳首病，且病邪将由阳经渐次传入阴经：一太阳、二阳明、三少阳、四太阴、五少阴、六厥阴。三阳主生而为外，病在府，故病邪轻浅；三阴主杀而为内，病在藏，故病邪深重，厥阴病是为疾病后期，危重，若厥阴肝木横逆克伐于脾土，脾为后天之本，又为五藏六府之本。脾土受邪，则五藏六府危殆。这里，庞安常是把六经证候与藏府经络有机结合起来，使藏府经络成为辨证的基础，比之张仲景更进一步。

4. 临证治疾，根据不同情况，采取三因制宜方法

地有高下温凉之异，天有寒暑温热之殊，人有刚柔餐居之不同，庞安常本着《黄帝内经》思想，以《素问·异法方宜论》的理论为指导，根据王叔和之语，强调指出：时令不同，地域不同，人之禀赋不同，则治疗用药不同。举例桂枝汤：居于西北二地的人，如果一年四季用它，

没有不应验的；但居于江淮间气候偏暖的地方，只能冬、春季节可用它。自春末及夏至以前，桂枝、麻黄、青龙等汤内加黄芩；自夏至以后，桂枝汤内又须随证加知母、大青、石膏、升麻等药以取汗。这就说明地域四时不同，所用不同。另外，同一地区，因地理形势不同，寒温不同，所患不同，所治亦不同："一州之内，有山居者为居积阴之所，盛夏冰雪，其气寒，腠理闭，难伤于邪，其人寿，其有病者，多中风中寒之疾也。有平居者为居积阳之所，严冬生草，其气温，腠理疏，易伤于邪，其人夭，其有病者，多中湿中暑之疾也。"治疗用药，居积阴之所而患风寒之疾者，当助阳而祛风散寒，麻黄、桂枝、细辛之类；居积阳之所而患暑湿之疾者，当固卫阳而化湿解暑，黄芪、厚朴、扁豆、甘草之类。

人的禀赋不同，其体质有强有弱，自然气候的变化，饮食五味的偏嗜，精神因素的差异，都可以影响到人体。例如，人的藏府有大小、厚薄、松弛、坚紧；四时气候有风、寒、暑、湿、燥、火；饮食五味有酸、苦、甘、辛、咸；情志有喜、怒、忧、思、悲、恐、惊。这种种的不同致病因素，都会导致人体发生不同的病变："暴乐暴苦，始乐后苦，精竭体沮；脱势候王，精神内伤；情慕尊贵，妄为丧志；始富后贫，焦皮挛筋……喜乐者，惮散而不藏。"所以临证治疗疾病，还必须因人而制宜。根据不同情况，采取不同方法进行治疗。

5. 明辩伤寒与温病，着意发明温热疾病

伤寒（狭义）与温病，庞安常认为是形状各异、治法有别的两种不同性质的疾病：一为寒，一为热。从发病上，伤寒是冬令外感寒邪，即时而发病；温病是冬感寒邪而郁伏于内，至春夏之时而发，或是感非时之戾气而发。从病变途径上，伤寒是以六经而传变，从阳而阴，始则太阳，终则厥阴；温病以时行为例："一日在皮，二日在肤，三日在肌，四日在胸，五日入胃。"且具有传染性和流行性。从辨证上，伤寒以六经为纲，分证型于三阴三阳，以此作为辨证基础；温病是以五行与六经相配合、藏府与经络相结合作为温热辨证方法，随四时不同有不同类型病证。从治疗上，"唯证候异而用药有殊耳"，庞安常认为病性不同，证候不同，治法用药即不相同，并提出了寒温分治法。庞安常之于伤寒与瘟病的明辨，对后世有很大的影响作用。

庞安常在《黄帝内经》《难经》《伤寒论》《诸病源候论》《千金方》等基础上，着意发明了温热瘟疫之疾病："辛苦之人，春夏多温热者，皆由冬时触冒寒毒所致。自春及夏至前为温病者，《素问》及仲景所谓伤寒也。有冬时伤非节之暖，名曰冬温之毒，与伤寒大异。即时发病温者，乃天行之病耳。其冬月温暖之时，人感乖候之气，未即发病，至春或被积寒所折，毒气不得泄，至天气暄热，温毒乃发，则肌肉斑烂也。"首先，指出温热病多在春夏者，由于冬时触冒寒毒，寒毒伏藏于体内，随季节气候变化，至春夏阳气升发，引动伏邪而发病，是为一般之温热病，也就是《黄帝内经》"冬伤于寒，春必温病"之意，即伏气温病；其次，指出外界四时不正，感受乖戾之气而发病，并且有传染性和流行性，所谓"天行之病，大则流毒天下，次则一方，次则一乡，次则偏着一家"，是为重证之天行瘟疫。瘟疫中，如果冬月感非时之暖，即时发病者，名曰冬温；未及时发病，而至春夏发病者，名曰温毒。这里庞安常正确区分了一般温热病和特殊瘟疫病的不同，把温热疾病的种类进行了分类。瘟疫病的提出和论述，为后世明代医家吴又可创立瘟疫学派开了先河。

6. 设专篇论述天行瘟疫疾病的因机证治

瘟疫病，庞安常在他的重要著作《伤寒总病论》中进行了专篇的论述，他根据"四时自受乖气而成府藏阴阳温毒者"，即冬应寒反暖之气，夏应热反凉之气，秋应凉反热之气，春应暖反寒之气，人感而成病，随四时有不同的病证，所以他把温疫病分为五大病证：春有青筋牵证，夏有赤脉证，秋有白气狸证，冬有黑骨温证，四季有黄肉随证。春三月发病青筋牵证，其源自少阴少阳，从少阴而涉足少阳。春三月之季，少阳之气始发，少阴之气始衰，阴阳怫郁于腠理皮毛之间，而生表里之疾，症见有颈背双筋牵证，腰强急、脚缩不伸，先寒后热、府中欲折，眼中生花，此病毒在肝。夏三月发病赤脉证，其源自少阴太阳。心经藏府伤于阴阳温毒邪气，邪气耗损津液，败腐气血，症见有身热、皮肉痛起，口干舌破而咽塞，战掉不定而惊动，此病毒在心。秋三月发病白气狸证，其源自太阳太阴。太阴受淫邪之气，邪气内入，循经伤于藏府，症见有乍寒乍热，暴嗽呕逆，此病毒在肺。冬三月发病黑骨温证，其源自太阳少阴。邪气相搏，蕴积三焦，上下壅塞不通，阴阳之毒内伏，藏府为邪所客，症见有里热外寒，意欲守火而引饮，腰痛欲折，胸胁切痛类如刀刺，心腹鼓胀，此病毒在肾。四季月终各十八日发病黄肉随证，其源自太阴阳明。此节气相移，寒温交替，若失调而不顺，则人之受累，阳气外泄，阴气内伏，症见有头重项直，皮肉强，结核起于颈下，有热毒于分肉之中，此病毒在脾。对五大病证，庞安常提出了随经治疗的原则。在治疗方法上，每一大病证都参以主治方药：青筋牵证用柴胡地黄汤、石膏竹叶汤；赤脉证用石膏地黄汤；白气狸证用石膏杏仁汤、石膏葱白汤；黑骨温证用苦参石膏汤、知母解肌汤；黄肉随证用玄参寒水石汤。从每一首方剂药物组成来看，用了大量的清热解毒滋阴的药物：芒硝、知母、栀子、黄芩、葛根、生地、豆豉、玄参、犀角、丹皮、大青叶等，其中每首方药基本上都是以石膏为主，且用量大，几乎四两的比重，石膏具有清泄热毒的功用，正符合于温热瘟疫疾病的治疗用药。

7. 对温热疾病预后和预防的认识

　　庞安常在论述热病死生候、温病死生候和天行差后禁忌等时，提到温热疾病的预后和预防。温热病为邪热伤阴之候，其疾病的预后好坏，与邪热的盛衰、正气的强弱有关。他根据《黄帝内经》的基本精神，指出了一系列温热疾病的预后：热病阴阳交，热烦身躁，太阴寸口脉两冲尚躁盛，为邪热盛实，预后不良；若热出汗后脉静，为邪退正虚，预后良好。热病阴阳或进或退，或阳进阴退，或阴进阳退，症见有头独汗出，或腰以下至足有汗出，或汗出已，寒栗不止，口鼻气冷，此皆或邪盛津衰，或阴虚阳亡，预后均为不良。热病并阴或并阳，已得汗，热得泄，身和而衄，为邪热已解，预后皆良好。热病在肾，令人渴，口干，舌焦黄赤，昼夜引饮不止，腹胀大，目无精光，为真阴衰竭，藏府衰败，其预后危殆……温病汗出，辄复热而脉躁疾，不为汗衰，狂言不能食，为邪热入于阴分，迫津外出，预后不良。温病三二日，身热、脉疾、头痛，为邪实正虚，预后不良……如此等等，说明了庞安常对温热疾病预后的认识是全面而广泛的。

对于温热疾病（包括瘟疫疾病）的预防，庞安常在他的著作中也多有论述。在"天行差后禁忌"中，他注重病后的调养预防。由于热病差后，邪气虽去但正气已虚，此时若患者病后不慎：饮酒、阴阳交合，或食生鲙、煮面、酒、韭、蕈、鳝、豆粉、大羊肉、肠血、生果、油肥之类，或女劳，此皆可以助长邪热，伤耗津液，损衰脾肾，以使疾病复发，故提示病者病后有所禁忌，调理养正，以防病发。在"斑痘疮论"中，认为疾病未染未发之时，可服预防药物，以杜绝后患："凡觉冬间有非节之暖，疮毒未发，即如法下之，次第服预防之药，则毒气内消，不复作矣。""天地有斯害气，还以天地所生之物以防备之。"举例小儿染发时行疮豆时，恐相互间传染，须先服用漏芦汤下之，若疮豆得下，再逐日空心饮甘草汤汁，或饮羊血一盏，则疾病不再复发。在"暑病论"中，用葛粉散预防热性病，急性黄证和贼风等。庞安常这种对疾病的预防思想，既源于《黄帝内经》，又指导着今日临床，具有实际意义。

8. 关于脉法

庞安常在脉法上有自己的独到之处："察脉之要，莫急于人迎、寸口，是二脉阴阳相应，如两引绳，阴阳均，则绳之大小等，故定阴阳于喉、手，配覆溢于尺、寸，寓九候于浮沉。"所以在以脉象论"关格"时，正是体现了这种思想。

脉法上，庞安常以《灵枢·终始》和《难经·三难》的"人迎""寸口""尺""寸"诊法结合起来，在对"关格"之义进行论述时，他指出："所谓关格者，覆溢是也。"提出了"阴生于寸动于尺""阳生于尺动于寸"的尺寸阴阳的互根理论，论述了寸口四倍于尺中，脉象自关以上溢于鱼际，而关后之脉伏行，乃阴盛乘阳，曰外关内格者，为阴拒阳而外出，此即所谓寸口倍于人迎，为关阴之脉者也；尺中四倍于寸口，脉象自关以下覆入尺泽，而关前之脉伏行，乃阳亢乘阴，曰内关外格，为阳拒阴而内入者，此即所谓人迎四倍于寸口，为格阳之脉者也。这两种脉象均主死候。具体是，外关内格（溢）：是寸口四倍于尺中，则上鱼而为溢，故言溢者，寸倍尺极矣。溢之脉，一名（外）关，一名内格，一名阴乘之脉，曰外关者，自关以上外脉也，阴拒阳而（外）

出也，故曰外（误，当作"内"）格。尺寸阴阳互根：阴生于寸动于尺，脉象自关以上溢入鱼际而关以后之脉伏行，是为阴壮乘阳而阳竭，阳竭则死，脉有是者死矣，此所谓寸口四倍于人迎，为关阴之脉者也。内关外格（覆）：是尺中倍于寸口至三（误，当作"四"）倍，则入尺而为覆，故言覆者，尺倍寸极矣，覆之脉，一名内关，一名外格，一名乘阳之脉，内关者，关以下内脉也，外格者，阳拒阴而内入也。尺寸阴阳互根：阳生于尺动于寸，脉象自关以下覆入尺泽，而关以前之脉伏行，则为阳亢乘阴而阴竭，（阴竭）亦死，脉有是者死矣，此所谓人迎四倍于寸口，为格阳之脉（者）也。

9. 其他

庞安常在学术上的成就，不仅依据《黄帝内经》《难经》《甲乙经》《脉经》等书，对张仲景《伤寒论》之外感热病进行了发挥和发展，对脉法进行了较深刻的探讨和研究，而且在治疗所谓内科杂病和妇科疾病等方面也有相当丰富的经验。例如庞安常对痰病形成的机制及其治疗，他认为"人身无倒上之痰，天下无逆流之水"，指出"人之气道贵乎顺，顺则津液流通，决无痰饮之患……治疗当顺气为先"，这就为治疗痰病提出了明确的治疗原则。再如庞安常用"抵当汤及桃仁承气汤"，以治"伤寒产后恶露为热搏不行，烦闷、胀、喘、狂言"之证，"服之，十病十瘥"，这如果没有丰富的实际经验和一定的胆量，是不能达到这一点的。《济生方》《本事方》《卫生家宝产科备要》《难经本义》，以及《医学纲目》等医学书籍的引用，表明了庞安常的学术思想对后世有着深远的影响。

从以上我们可以看到，庞安常的一生，无论是他的医疗技术和医疗实践，还是他的医学思想和医学著作，对中医学都具有很重要的影响和指导作用，今天我们纪念他，探讨他的生平、他的著作、他的学术思想，无疑对我们当今的医学有很大的现实意义。

二、伟大的医药学家—李时珍

李时珍，字东璧，号濒湖，湖广蕲州（今湖北省蕲春县蕲州镇）人。约生于公元 1518 年，卒于 1593 年（一说为 1515—1590），享年

76 岁。

（一）李时珍的生平

李时珍出身于儒医之家。其祖事迹无考，从李家浓郁的书香气息来看，大概为蕲州乡绅，有一定的经济和社会地位。其父李言闻，字子郁，号月池。博学经史，乐行善事，常以德义服人，在族人和乡邻中威望较高。李言闻热衷仕途，但怀才不遇。一生以医为业，精通医理，晚年（明·嘉靖二十八年）才选为贡生，后录为太医院吏目，官职卑微。辞官归里后，在当地玄妙观设诊，普济乡人。著有《四诊发明》八卷，《月池人参传》二卷，《月池艾叶传》一卷，《痘诊证治》《医学八脉注》和《四言举要》等书，皆散佚无存。时珍为言闻次子，长子李果珍，号邻湖，生平不详。

李时珍幼多赢疾，但很聪明，喜好读书。囿于社会传统价值观的影响及其父亲的督促和要求，早期的李时珍追求科举仕进，冀望建立功名，光耀门庭，于是 14 岁即补诸生（秀才）。不料从 17 岁起连续参加三次乡试，皆遭落选。科场的失意给李时珍很大打击，激愤之下，他不甘心于就此沉沦而无所建树，转而发奋读书，潜心治学。他“读书十年不出户庭，博学无所弗瞬”，“上自坟典，下及子史百家，罔不该洽”，“凡经传子史，声韵农圃，医卜星相，乐府诸家，稍有得处，辄记数言”。时珍读书十分刻苦，涉猎范围极广，几乎阅遍所有能够找到的书籍。十年的辛勤耕耘为他后来的科学研究和著书立说打下了坚实的基础。

在父亲的影响下，李时珍最后选择了以医生为职业。他从父习医的契机，源于一次大病濒死而转危为安的切身体验。他在《本草纲目·黄芩》条下写道：“予年二十时，因感冒咳嗽既久，且犯戒，遂病骨蒸发热，肤如火燎，每日吐痰碗许，暑月烦渴，寝食几废，六脉浮洪。遍服柴胡、麦门冬、荆沥诸药，月余益剧，皆以为必死矣。先君（其父李言闻）偶思李东垣治肺热如火燎，烦躁引饮而昼盛者，气分热也，宜一味黄芩汤，以泻肺经气分之火。遂按方用片芩一两，水二钟，煎一钟，顿服。次日身热尽退，而痰嗽皆愈。药中肯綮，如鼓应桴，医中之妙，有如此哉。"这一经历给李时珍留下深刻的印象，后来终于弃绝仕途，改入医门，走上医药科学实践的道路。

李时珍既得家学之真传，又博纳众家之长，医术日益精湛，疗效十分卓著。他为人笃厚，医德高尚，颇有乃父之风，很快便闻名遐迩。他所汇集的《濒湖医案》今已不可得见全貌，仅据《本草纲目》所载，就有许多非常成功的病例。

某青年平素嗜酒贪色，突觉少腹下极胀痛，二便不通，坐卧不宁，弯腰曲背，哭叫呻吟七天七夜，有医生用通利药医治，毫无效果。时珍诊之，认为是湿热之邪阻滞下焦所致，于是用楝实、茴香、穿山甲等药，合牵牛子加倍，水煎服。一服病减，三服病愈。

有一宗室夫人，年近60岁。久患便秘，便难如同分娩一般。有的医生以为是血燥，服以养血润燥药，服后病人反觉胸膈胀满不舒。有的医生干脆用大黄、芒硝泻下，竟毫无反应。如此30余年，无人能医，只好自行缩减饮食。时珍诊其人，见体肥膏粱而多忧郁，日吐酸痰碗许乃宽，又多火病之候，认为"此乃三焦之气壅滞，有升无降，津液皆化为痰饮，不能下滋肠府，非血燥也。润剂留滞，硝黄徒入血分，不能通气，俱化为痰阻，故无效也"，乃用牵牛末、皂荚丸与服，即刻通利。以后病人只要稍觉便秘就用此法，屡试不爽，且再不妨碍饮食。

蕲州楚宗室富顺王朱厚焜宠妾生子，要废嫡子。嫡子患病，时珍为其诊治，特意在进药时取名"附子和气汤"，语意双关，使朱厚焜感悟。武昌楚王府恭王朱英㷿闻知李时珍的医技和为人，聘他为奉祠正，兼掌良医所事。在任奉祠期间，遇楚世子暴厥，他依凭高超医术，使其起死回生。王妃感激不尽，亲送金银衣帛，时珍辞之不受。后来楚王念其医德，将他举荐于朝。时珍在太医院任职只一年，因不受重用，遂辞归乡里。虽然李时珍为官时间不长，且职位低微，但他在楚王府和太医院的任职经历，无疑为他成功著述《本草纲目》提供了阅览前代官藏图书的优越条件。

时珍归家后，除继续以医济世外，集中精力，专心著述。每日"以日出入为期，夜即端坐"，老而靡倦。他才思敏捷，情趣高雅，曾著《薖所馆诗》和《诗话》，可惜失传。时珍还以"理学自命"，常与文人名士相邀聚会讨论。当时的理学名家顾日岩与他为神交同乡好友,二人"晤言相证,深契濂洛之旨"。顾氏称时珍"濒湖世儒,兼以医鸣"。翰林待诏瞿九思曾以师礼事之,可见李时珍在儒林之中亦有影响。时珍广交文士,与文坛名流王世贞、吴国伦,画坛高手刘雪湖,名儒吴哲等人均有来往,诗词唱和,谈笑风生。

李时珍与妻吴氏共有 4 个儿子。长子建中,字龙源,性至孝。10 岁能文,12 岁为诸生。于 1564 年(嘉靖四十三年)中举,先署河南光山县教谕。1575 年(万历三年)任四川蓬溪知县,为官清廉,1585 年(万历十三年)后擢升云南永昌府通判。因父母年老,辞官归隐,赠中宪大夫。次子建元,少为诸生(黄州府儒学生员),因乡试不第而从父业医,有医名。季子建方,"少补诸生,继父业,医名播遐迩。中年入选太医院医士"。末子建木,字泰阶,过继李果珍为嗣子,"少为名诸生(蕲州儒学生员),性淡泊,耽书史"。诰赠中宪大夫,山西按察副使。与其父时珍、长兄建中及嗣子树初(建中之子,万历己未科进士,有功名)同祀乡贤。李时珍另有 4 个孙子:树宗、树勋、树声、树木。幼从李时珍学医的弟子庞宪,字鹿门,传其医学,颇有医名。

公元 1593 年(万历二十一年),一代名医、科学巨匠李时珍,与世长辞了。死后葬于蕲州城东五里竹林湖畔李言闻墓侧。

(二)李时珍的著作

1.《本草纲目》成书经过

公元 1552 年(明·嘉靖三十一年),李时珍开始酝酿撰写一部具有划时代意义的鸿篇巨著《本草纲目》。在这之前的一段时间里,李时珍读书之暇,随父临证,直至独立应诊,积累了丰富的临床经验。读书十年的启迪和民间行医的感触,使他认识到"本草一书,关系颇重",以前的诸家本草,上自神农,下逮唐宋,"谬误实多",正如他在《遗表》中所说:"夷考其间,瑕疵不少:有当析而混者,葳蕤、女萎二物并入一条;有当并而析者,南星、虎掌一物分为二种。生姜、薯蓣菜也,而列草品;槟榔、龙眼果也,而列木部。八谷生民之天,不能辨其种类;三菘日用之蔬,罔克灼其质名。黑豆、赤菽,大小同条;硝石、芒硝,水火混注。兰花为兰草，卷丹为百合，寇氏《衍义》之舛谬；黄精即钩吻，旋花即山姜，陶氏《别录》之差伪。欧浆、苦胆，草菜重出，掌氏之不审，天花、栝蒌，两处图形，苏氏之欠明。五倍子，构虫窠也，认为木实；大苹草，田字草也，指为浮萍。似兹之类，不可枚举。"时珍于是"奋编摩之志，僭纂述之权"，决心重修本草。

李时珍著《本草纲目》，不仅"搜罗百氏"，依靠丰富而翔实的文献考证资料，而且不避辛劳地携弟子庞宪跋山涉水，"访采四方"进行实地考察。他所获取的实物观察记录同样是丰富而翔实的。至公元1578 年（明·万历六年）李时珍归家后，终于以极其顽强的意志和超人的毅力，撰成《本草纲目》。该书前后历经 27 年，全稿修改了 3 次，几乎费尽了他毕生心血。该书最后完稿并付梓，约在公元 1593 年（一说为 1590 年）。王世贞序中对李时珍及其著作给予了高度评价："予窥其人，晔然貌也，癯然身也，津津然谈议也，真北斗以南一人"，"予开卷细玩……如入金谷之园，种色夺目；如登龙君之宫，宝藏悉陈；如对冰壶玉鉴，毛发可指数也。博而不繁，详而有要，综核究竟，直窥渊海。兹岂仅以医书觌哉，实性理之精微，格物之通典，帝王之秘录，臣民之重宝也。"

《本草纲目》取得了巨大的成功，被誉为"古代中国的百科全书"。李时珍也不愧为中国科技史上最伟大的科学家之一。

2. 其他著作

在编撰《本草纲目》的过程中，李时珍相继完成了《濒湖脉学》《奇经八脉考》和《脉诀考证》，另著有《濒湖医案》《濒湖集简方》《命门考》《命门三焦客难》《五藏图论》以及《白花蛇传》等。除前三种外，其他著作因年移代革，几经兵火，均已散佚。

《濒湖脉学》成书于 1564 年（嘉靖四十三年）。该书集前哲脉学之大成，总结脉象为二十七种。以七言脉诗的形式，详细而准确地论述了各脉的形状特点、辨别方法和主病范围，并以阴阳总括诸脉的属性和特点，建立了新的脉学理论体系。如浮、数、实、长、洪、紧、动、促为阳；沉、迟、涩、虚、短、微、缓、革、濡、弱、散、细、伏、结、代为阴；滑、芤、弦为阳中之阴；牢为阴中之阳。又以浮、沉、迟、数为脉之纲领。从而奠定了二十七脉的理论基础，使我国脉学得以沿着正确方向发展。

《奇经八脉考》是李时珍另一部学术专著，它反映了李时珍对经络学说的突出贡献。首先，对奇经八脉循行路线进行了系统整理，将前人有关奇经八脉的论述总结为系统的学说。其次，对奇经生理进行了理论概括。再次，确立了奇经辨证论治的基本法则。另外，还对丹家养生之术予以阐发。像《濒湖脉学》一样，该书也是一部既有系统总结，又有独特创造的学术著作，在今天的经络理论研究和临床实践中具有重要参考价值。

《脉诀考证》实际是一篇学术论文，全文只有2000多字。原来自晋·王叔和撰《脉经》后，因文辞古奥，不利习读，后世出现了假托叔和之名的《脉诀》。后者由于浅显易懂，流传极广，以至令《脉经》之义几乎为其所设。宋代以来，医家对《脉诀》虽多有质疑辨误之论，但终未形成主流。鉴于《脉诀》的鄙陋纰缪，误人不浅，时珍集诸家之说，详辨是非，又补充进自己的见解，在讨论该书为伪托之作及否定其谬说方面作了总结性工作。对于消除其在医学界的不良影响，有着重要意义。

（三）李时珍的学术思想与科学成就

李时珍虽然生活在16世纪中国封建社会，但他的科学思想与学术成就却处于世界科学的前沿，他在药物学、医学、其他自然科学和人文科学上的杰出贡献使其成为中国与世界科技史上的巨人。

1. 药物学上的伟大成就

李时珍对科学的伟大贡献，突出表现在药物学上。

（1）总集药学之大成

《本草纲目》对明以前的药物学进行了全面总结，"上自坟典，下至传奇，凡有相关，靡不收采"。援引书籍800余家，共计993种。全书收载药物1892种，药图一千余幅，药方一万余首，超过历史上任何一部本草书籍。

（2）纠正历代之偏误

《本草纲目》所载药物，均经过文献考据与实际考察，有些还在人体或小动物身上进行过简单的药理实验，所以记载的药物知识比较准确，纠正了历代本草中药物名实异同，药性药效等存在的错误，如分清了实为两药，却被混为一物的葳蕤与女萎；更正了同为一物，而误为两药的南星与虎掌等。正由于该书有较高的科学价值，才备受后世的推崇。

（3）创立本草之新体系

李时珍不满足于前人既有的成果与经验，而是站在更高更新的角度上加以发挥和创新。他提出了最先进的药物分类法，建立了本草学的新体系。我国最古老的药学经典《神农本草经》将药物按气味良毒与作用优劣分为上、中、下三品，又有君臣佐使之别。这种方法虽经历代修正，但直到明代无根本改变。李时珍完全摒弃了三品分立的不科学方法，按照"从贱至贵"的原则，即从无机到有机，从低等到高等，将药物依种属分为水、火、土、金石、草、谷、菜、果、木、服器、虫、鳞、介、禽、兽、人等十六部，包括六十类。每药标正名为纲，纲下列目，纲举目张，条理清晰。这种方法符合生物界进化论的观点，因而是当时世界上最先进的分类法，也是我国药学史上具有划时代意义的一大进步。

（4）丰富、系统了药物学知识

李时珍善于吸收当代最新研究成果，新增药物 374 种。其中不少药物成了后世常用的有效之品，有的还具特殊疗效，如三七、藏红花、番木鳖、曼陀罗花等，从而丰富了中药宝库。

《本草纲目》对每种药都进行了系统全面的记述，包括校正、释名、集解、正误、修治、气味、主治、发明、附录、附方等项。从药物的历史、形态，到功能、方剂等，叙述甚详。尤其"发明"一项，集中阐发了李时珍对药物的观察、研究及诸多新发现、新经验。这些成就超越了以前任何一位本草学家。

此外，他还系统总结了药学理论。在《本草纲目·序例》中论述了药物气味阴阳、五味宜忌、五运六淫用药法则，藏府虚实标本用药式，以及采药分岁气等基本理论，还特别提出用药的四时法则和升降浮沉的规律。他不仅重视单味药的研究，而且注意药物的相互配伍关系，从整体协同作用上考察它们的效能。

李时珍所做的总结性与创造性的努力，使他成为我国药学史上最伟大的药学家。

2. 对医学的贡献

李时珍对药物学的贡献是举世公认的。然而中医与中药向来密不可分，他在医学方面所取得的成就同样引人注目。

（1）理论上的创新

李时珍学医虽源于家学，但上自《灵》《素》经典，下到金元诸家，无不潜心研究。在继承前贤经验的基础上，对阴阳水火、藏府经络、病因病机，以及诊断治疗等理论，均有创新和发挥。

阴阳学说是中医学认识和概括人体生理、病理、辨证、治疗的基本理论，时珍将其进一步扩展发挥，在《本草纲目·序例》中，用阴阳学说阐明阴阳与形体的关系，阴阳与气味的关系，阴阳与藏府的关系等等，体现了他辨证用药首重阴阳的思想观点。

他赞同刘完素"六气皆从火化"的理论，提出"火为百病""痰病火病十居七八"。在《本草纲目·火》部中，首先重申火为五行之一，有气而无质，造化天地之间，生杀万物，神妙无穷。其次叙述各种火的特点和作用。最后引申至人体，将人体中的火分为阳火与阴火两大总纲，详述其生理、病理特性，尤其是阴火的认识对后世医者深有启发。此外对火热病的证治与方药运用也有许多补充和发挥。

李时珍对藏府经络学说亦有深入研究，如对脾、肾、命门、三焦的精辟论述。他认为，脾者黄宫，为水火之枢纽，有交媾水火的作用。脾土得其养则水火既济，木金交合，诸邪自去，百病不生。他重视肾的功能，认为"补脾不如补肾"。指出肾气虚弱，阳气衰劣，不能熏蒸脾胃，则脾胃虚寒，从而产生一系列病变，"譬如鼎釜中之物，无火力，虽终日不熟，何能消化"。

关于命门与三焦，他研究得尤为透彻。在《本草纲目·胡桃》条中，详述了命门的生理功能、所居部位、形态特征，以及与其他藏府的关系。认为命门与三焦是体与用、原与委的关系。命门为三焦之本原，是精血之府，藏精系胞之物，"其体非脂非肉，白膜裹之，在七节之旁，两肾之间，二系着脊，下通二肾，上通心肺，贯属于脑，为生命之源，相火之主，精气之府。人物皆有之，生人生物，皆由此出"。这一命门三焦统一说，是他总结历代医家所论而提出的创新性理论。

在经络方面，他对奇经八脉进行了系统的总结整理。首先统一了循行路线，并分别补出部分奇经分布路线与交会穴。其次概括了奇经八脉的生理功能，确立了辨证法则。所有这些对经络理论和针灸临床都有极为重要的意义。

他在脉学方面的贡献已如前述，《濒湖脉学》所归纳的二十七种脉象，及其形态特点、辨别方法、主病范围的论述，至今在临床上仍有指导作用。

（2）临床上的探索

李时珍不但在理论上有诸多创见，而且对临床诊断治疗也进行了不懈的探索。

《本草纲目》序例之后，首先列"百病主治药"二卷。对内、外、妇、儿、五官各科113种疾病的病因、病机、诊治、药物进行了详细地探讨，其中有许多独到之处，例如"伤寒热病"，他认为"寒乃标，热乃本。春为温，夏为热，秋为瘅，冬为寒，四时天行为疫疠"，一语道破不同季节而出现不同证候的病因病机。接着提出发表、攻里、和解、温经四大治则，列出各种情况所适宜的药物。仅和解药一项，就有135种之多，主治百余种证候。再如血证，他以阴阳为纲分析吐血衄血，曰："有阳乘阴者，血热妄行；阴乘阳者，血不归经。"时珍治疗血证，不是见血止血，而是从根本上解决，以疏导补滋，协调阴阳为主。如逐瘀散滞、理气导血、滋阴抑阳、调中补虚等法。此外还设有从治、外迎等治标之法。这些治疗原则都成为后世治疗血证的准绳。

李时珍在当时就是一名出色的医生，有非常好的临床效果，经常出奇制胜。他把自己的经验曾撰写为《濒湖医案》与《濒湖集简方》。虽然书已失传，但他在医学方面的成就仍是辉煌的。

3. 对自然科学的贡献

诚然，李时珍研究的领域主要是本草学和医学，但古代本草学研究的对象十分广泛，除植物以外，还有动物、矿物及自然界其他物质，因此他的研究几乎涉及古代科学的各个领域，如植物学、动物学、矿物学、地质学、化学、物理学，乃至文学、气象学和物候学等，他的贡献也是多方面的。

（1）植物学

李时珍总结了古代关于植物的几乎全部知识，提出了明确的鉴别与分类方法。他根据植物的形态与生态分为不同的种属，如草部分为山草、芳草、湿草、毒草、蔓草、水草、石草、苔草、杂草等类；木部分为香木、乔木、灌木、寓木、苞木、杂木等类。这种纲目种属的分类体系大致接近于现代植物分类学的系统。尽管现代植物学已有了更科学的分类方法，但《本草纲目》的分类法，至今仍为经济植物学采用。

植物学上另一个重要问题，是植物的命名。《本草纲目》的植物命名是相当科学的。每种植物确定一个正名，下附释名和其他别名，每一植物名下均注明出处。这种方法与近代植物学所使用的双名或三名命名法非常近似。他所使用的植物正名，大都被我国生物界采用，作为正式的中文学名。

除此以外，李时珍在深入研究各种植物的形态、特征、生态习性、生长过程、地理分布、栽培技术、实用价值等方面，都有卓越的成就。如菖蒲条中介绍说："菖蒲凡五种，生于池泽，蒲叶肥根，高二三尺者，泥菖蒲，白菖蒲也。生于溪涧，蒲叶瘦根，高二三尺者，水菖蒲也，溪荪也。生于水石之间，叶有剑脊，瘦根密节，高尺余者，石菖蒲也。人家以砂栽之一年，至春剪洗，愈剪愈细，高四五寸，叶如韭，根如匙柄粗者，亦石菖蒲也。甚则二三分，叶长寸许，谓之钱蒲是矣。服食入药须用二种石菖蒲，余皆不堪。此草新旧相代，四时常青。"从以上记述可以看出，时珍对植物的产地、生长环境、季节、形态、各部分的特征及作用，均有细致的考察和详细的记录，文字准确鲜明，使人一看就了如指掌。

李时珍还核查了多种植物的名称、原产地及传播情况。如银杏，又名白果、鸭脚子，原产江南，宋初始入贡，改称银杏。又如茉莉，原产波斯，晋代以前就传入我国南方，后由南向北逐渐延伸，遍布全国。在历代文献中被称为末丽、抹厉、没利，李时珍解释说："盖本胡语，无正字，随人会意而已。"

《本草纲目》中有不少药物是我国植物史上首次见于文字记载的，如四川蜘蛛香、广西锦地罗、南方水乡的醉鱼草等。总之，李时珍对植物学的贡献是举世公认的。

（2）动物学

《本草纲目》中的动物学资料也相当丰富，全书收载各种动物462种，其数量仅次于植物。在分类方面，改变旧本草对鱼、虫、鳞、介不加区别与禽兽笼统分类的缺点，将动物分为虫、鳞、介、禽、兽五部，每部下又分若干类。如禽部分水、原、林、山禽等类，与现代鸟类学分类相当接近。

李时珍对各种动物的名称、形态、生活习性、药用价值或经济价值，均有深入研究与详细记载，如《本草纲目·蚁》条中说："蚁，处处有之，有大、小、黑、白、黄、赤数种。穴居卵生。其居有等，其行有队，能知雨候。春出冬蛰，壅土成封，以及蚁蛭、蚁蝼、蚁蚳，状其如封、垤、塿，塚也。其卵名蚳，山人掘之，有至斗石者。"还说"蚁有君臣之义"等。这些都是他亲眼观察所得。

他还对动物进行过某些解剖实验和病理探讨。在《本草纲目·鲮鲤（穿山甲）》条中说："似鼍而小，背如鲤而阔，首如鼠而无牙，腹无鳞而有毛，长舌尖喙，尾与身等。腹内藏府俱全，而胃独大。常吐舌诱蚁食之，曾剖其胃，约蚁升许也"。再如"狗宝"条，时珍曰："狗宝生癫狗腹中，状如白石，带黄色，其理层叠，亦难得之物……时珍尝思之，牛之黄，狗之宝，犀之通天，兽之鲊答，皆物之病，而人以为宝。人之病淋有沙石者，非兽之鲊答乎？"这在400年前缺乏化验手段的条件下，能有这种接近于现代动物病理学的见解，是十分可贵的。

在《本草纲目》中，还记载了许多值得注意的有关动物的资料。如"鼠条"云：在契丹及交河北境（山西、河北一带）有一种跳兔，"头、目、毛色皆似兔，而爪足似鼠。前足仅寸许，后足近尺，尾亦长，其端有毛，一跳数尺"。有人疑其所述即是袋鼠之类。在"木狗"条中说："木狗生广东左右江山中，形如黑狗，能登木。其皮为衣褥，能运动血气，珍尝闻蜀人言，川西有玄豹，大如狗，黑色，尾亦如狗，其皮作裘褥，甚暖。"这里的木狗、玄豹究属何种动物，现在是否还存在，有待动物学家进一步考察研究。

总之，《本草纲目》中丰富的动物学资料，已受到国内外学者的重视，他们一致肯定李时珍对动物学研究的贡献。

（3）矿物学

《本草纲目》还收录了265种矿物药，分为水部、土部、金石部。对各矿物药的名称、分布、品种、形状、性质、作用、鉴别方法、甚至找矿、采矿、冶炼的方法都记载十分详细。对地质学，尤其是矿物学，有重要参考价值。如关于"金"的论述，对产地、品种、性质和鉴别方法记述甚详，曰："金有山金、沙金二种。其色七青八黄九紫十赤，以赤为足色。和银者性柔，试石则色青；和铜者性硬，试石则有声。"另如关于石油的记载说："石油所出不一，出陕之肃州、鄜州、延州、广之雄南，次及缅甸。自石岩流出，与泉水相杂，汪汪而出，肥如肉汁。土人多以燃灯，甚明，得水愈炽，不可入食。"更为可贵的是他还记载了凿井取油的历史："正德末年，嘉州开盐井，偶得油水，可以照夜，其光加倍，近复开出数井，官司主之。此亦石油，但出于井尔。"

此外，还有关于矿产分布特点及找矿方法的记录，其中涉及生物地质化学的问题。如在"铅"条，引《地镜图》云："草青茎赤，其下多铅。"科学家们发现，在铅锌矿藏丰富的地方，植物会有所变化。如罂粟花会变成重瓣等，根据这些现象，可以探明某些矿藏。李时珍录的有关资料为后世人们提供了重要线索。

（4）其他

《本草纲目》中关于物理学与化学的资料也很多。如关于雨露冰霜的形成，"以醋制铜生绿"的人工制作醋酸铜的方法，及"以灰淋汁，取碱浣衣"的从草木灰中提碱的方法等。这些都受到研究科学史和化学史专家的重视。

该书中还记载了许多有关气象学和物候学的资料。在"节气水"

条中，以"正月初一至十二日止，每旦以瓦瓶秤水，视其轻重"的方法，预测一年的雨量。另如在"雨水"条中，关于梅雨季节形成原因的探讨等，均为气象学研究的内容。

至于物候学资料更加丰富，几乎每一种植物或动物都涉及这方面的内容。如"芍药"条："十月生芽，至春乃长，三月开花"，"槐之生也，季春五日而兔目，十日而鼠耳，更旬而始规，二旬而叶成"。"杜鹃"条："春暮即鸣，夜啼达旦，鸣必向北，至夏尤甚，昼夜不止，其声哀切，田家候之，以兴农事"。这些为后世的科学家提供了大量的科研资料与线索。

总之，李时珍不只是一位医药学家，而且是伟大的自然科学家，受到世界人民的景仰。

4. 人文科学上的高深造诣

李时珍是一位博学多才的学者，不仅在自然科学上取得了辉煌的成就，在人文科学上亦有高深造诣。从他的著作中看出，他在哲学、历史学、地理学、文学、语言学、文字学、音韵学、训诂学，乃至文献学等，都广泛涉猎，并达到一定水平。

他汲取古代哲学的营养，对宋明理学进行合理的吸收与扬弃，树立了"格物穷理"的唯物思想。由于他有正确的思想方法作为指导，才取得了如此巨大的成就。

在史学方面，李时珍搜集了大量方志、野史、稗记资料，对风土民情、奇闻轶事，以及食货之类均有记载。这些内容在正史中很难见到，因此十分珍贵。

在地理方面，他在记述药物产地的同时，还介绍了自然条件、地理位置、行政区划、古今地名等地理知识。如"蜀椒"条曰："蜀，古国名。今川西成都、广汉、潼川诸处是矣。巴亦国名，又水名。今川东重庆、夔州、顺庆、阆中诸处是矣。川则巴蜀总称，因岷、沱、黑、白四大水，分东西南北为川四也。"这些对于地理学，尤其是历史地理学和地名学，有特别珍贵的参考价值。

在文学方面，李时珍更是才华出众，他曾著《薖所馆诗》一书，可惜已失传，只留下他与名画家刘雪湖，及与文坛名士后七子之一的吴国伦酬答唱和的两首诗。至于他的文笔，从医学著作中语言的精炼准确、畅晓自然中可见一斑。

他在文字、音韵、训诂、文献学上也下了一番功夫。《本草纲目》中对文字的形音义，古汉语、方言及外来语皆有详尽考释。

因此，李时珍在人文科学上的成果也不容忽视。

总结李时珍的一生，我们清楚地看到，他不仅是一位中外闻名的药学家、医学家和自然科学家，而且是一位哲人、诗人和社会科学家。他的成就是多方面的，正如英国李约瑟博士所说："毫无疑问，明代的伟大的科学成就是李时珍那部攀登到本草著作之顶峰的《本草纲目》……李时珍达到了与伽利略、维萨里的科学活动所隔绝的任何科学家所不能达到的最高水平。"李时珍为我们留下的巨大的精神财富，我们应该从更广泛更深刻的意义上去研究利用，使之能更多地有利于我们今天的科学和文化事业。

三、儿科医家—万全

万全，字密斋，今湖北罗田县大河岸人。生于 1488 年，殁于 1578 年，是我国明代著名儿科学家。

（一）生平和事迹简介

万氏祖籍豫章（今江西南昌），家三代名医。祖父万杏坡，"以幼科鸣第一世"，早卒。父万筐，字恭叔，号菊轩，继承父业。明代成化庚子年（1480）间，因兵荒而定居于罗田大河岸。当时，菊轩幼科医术已名声大振，远近闻而诵之万氏小儿科，云为二世。万全自幼聪颖好学，父"命从游于夫子之门而学焉"，希望他能金榜题名，以光宗耀祖。万全虽经努力，但终未达仕途，只求得个"廪膳生"的地位。失志于儒门的万全，转从岐黄之业，师承家学，开始了他后来为之奋斗一生的医门生涯。最终成为万家第三代名医。

万氏业医，勤求古训，博览群书，善于取诸家之长，又勇于实践，大胆创新。他精通内、外、妇、儿等科，素以儿科驰名，尤因精通治痘疹而著称于世。他总结家传医学理论，结合自己临床经验，著有《幼科发挥》等多种医学著作，对后世颇有影响，丰富了中医学的理论宝库。其行医足迹近及黄冈、英山、浠水、蕲春等县，远至郧阳、襄阳、荆州、孝感及江西九江等地，是一个深受人民爱戴的名医。

医术精湛：万氏医学理论造诣高深，临床精于辨证论治，强调"医要识证，药要对证""凡为医者要识脉证，审其病证知其病之所在，诊其脉知其病之虚实"，只有这样，才能"吐下之差、补泻之适，则十全之功自可得也"。万氏遵循这些原则，在数十年的行医生涯中，治愈者不计其数。他的医疗技术，从一些典型病例可见一斑。

有一两岁小儿，发搐而死（昏迷），举家痛哭。万氏见患儿面色未脱，手足未冷，断为气结痰壅而闷绝，非真死也。先以艾灸，醒后用雄黄解毒丸利其痰，凉惊丸去其热，须臾利黄涎而搐止。又一女子素有喘病，发则多痰，万氏根据"肺生气，肾则纳而藏之"的理论，分析本例久喘不愈，发则喘气吐痰涎，乃由肾气虚怠，摄纳无权，以致气不归元，肾津上泛所致。遂以补肾而取效。湖广按察司宪长某人，有子九伏发热，怕是痘疹，邀万全诊治。万全诊后说："非痘，是变蒸（指婴儿在生长过程中，或有身热、脉乱、汗出等症，而身无大病者）。"宪长问怎样鉴别，万全说："痘是五藏之液毒，故五藏各见症状；呵欠、惊悸，是心的症状；项急、顿闷，是肝的症状；咳嗽、喷嚏，是肺的症状；吐泻、昏睡，是脾的症状；丹、骽皆凉，是肾的症状。今公子都没有，故知非痘，乃变蒸，将退。"次日果然转安。一日乡先生家，有两新妇进门，欲避全，乡先生曰："万先生年老无妨也。"两妇年俱二十余。全见后曰："此皆未痘，痘将作矣，一可救，一不可救。"越一日，两妇布痘，果其言。游郡城有布痘者，死已半日矣，全过其门，视之曰"可活。"随将其置污泥中，三日痘复发，进数匕而苏。有豪家少年闻其名，不为心服，一日佯为大病，重帏密室，呼全诊脉。全诊之曰："越十五日当死，不可救，何须药。"少年叱之曰："我何病！聊试汝耳。"全曰："诊视如此，不知病也。"果至十四日病死。

医德高尚：万全不仅医疗技术精湛，而且医德十分高尚。有许多不辞劳苦，不计名利，为民治病的事例，在人民群众中传为佳话。

万氏指出："医者，仁术也，博爱之心也，当以天地之心为心，视人之子犹己之子，勿以势利之心易之也。"他身体力行，治病不论贵贱贫富，长幼美丑，亲疏愚智，皆同一等，悉心治疗。即使是宿怨旧恨的人家，也能认真诊治。他曾"以活人之心，不记宿怨"，千方百计地救治好一冤家小儿的危重病证，从此两家重归于好。

这位颇负盛名的医家，死后被安葬在其家乡—罗田县大河岸镇西的广家岗。现在，在他的墓前还竖着两块汉白玉的石碑。一块是清·康熙四十年时，罗田县知事沈廷桢赠的；一块是墓主的后裔于民国六年复修的。其碑文曰："明考授廪膳生国朝加封医圣万公讳密斋之墓。"碑的四周砌有牌坊型的条石，可见当时的葬式不俗。事过境迁，几百年后的今天，在黄州八县，万密斋的故事仍在民间流传着。

（二）著作及学术思想

著述颇丰：万氏数十年业医生涯中，非常注意医学理论研究和临床经验的总结。他宗前贤医理，总结家传医技及个人临床经验，勤于耕耘，撰写了很多有价值的医学著作，丰富了中医学理论宝库。《万氏宗谱》记载："密斋先生以廪生业岐黄术，活人甚众，著书数十卷，收入《四库》，颁行天下。"

其著作有《养生四要》五卷，《伤寒摘锦》二卷，《广嗣纪要》三卷，《育婴家秘》四卷，《幼科发挥》二卷，《保命歌括》三十五卷，《万氏女科》三卷，《片玉心书》五卷，《痘疹心法》二十三卷，《片玉痘疹》十三卷。后人将以上十种医书汇编为《万密斋医书十种》，亦名《万密斋医学全书》。凡108卷，32册，70余万字。另外还有《痘疹碎金赋》二卷，《伤寒蠡测》《伤寒撮要》六卷，《痘疹格致要论》十卷，《本草拾珠》《密斋药书》十八卷，《万氏素问浅解》一卷，《万氏备急续方》一卷，《痘诊全书》十五卷，《妇科汇要》《内科要诀》《幼科指南秘传方》《万氏妇科达生篇》四卷，《痘疹玉髓摘要》二卷，《痘疹启微》《万氏秘传外科心法》十三卷和《万氏家传点点经》四卷等书。

万氏治学态度严谨，立论"本之《素》《难》，求之《脉经》，攻之《本草》，参之长沙、河间、东垣、丹溪诸家之书，抽关启钥，探玄钩隐，颇得其越"，并将"散失者集之，缺略者补之，繁芜者删之，错误者订之"。万氏医学著作出版后，影响甚大，销售很快，致使一些书商竞相刊刻出售。如《万密斋医学全书》，明、清以来反复刊行。据《明史》记载，明代曾刊万全《保命活诀》三十五卷。《四部总录医药编》等资料记载，明代隆庆、万历年间多次刻版印行过《痘疹世医心法》。明、清以来三十余家书社、私刻家刊行了《养生四要》《保命歌括》《伤寒摘锦》《万氏女科》《幼科发挥》《片玉心书》《育婴秘诀》《痘疹心法》《片玉痘疹》《广嗣纪要》等书。

国外的日本、朝国均有较多的刊本流行。如日本元禄五年（1692年）洛阳书肆中村孙兵卫等刊印过《痘疹心书》十二卷，享保十三年（1728年）田边会英堂等合刻过《痘疹世医心法》十二卷、《痘疹格致要论》十卷等。

新中国成立后，党和人民政府对万氏医籍的整理出版工作十分重视。1959年人民卫生出版社出版了《幼科发挥》。罗田县从1979年起组织专人搜集、整理出版《万密斋医学全书》。经几年的工作，不仅搜集到已刊行于世的大量版本，还搜集到从未刊行于世的墨本《万氏家传外科心法》和《万氏家传点点经》。湖北科学技术出版社已出版发行有《万氏密传片玉心法》《万氏妇人科》《万氏秘传外科心法》《万氏家传伤寒摘锦》《万氏家传广嗣纪要》《万氏家传幼科发挥》《万氏家传片玉痘疹》《万氏家传养生四要》《万氏家传保命歌括》《万氏家传点点经》《万氏家传育婴秘诀》《万氏家传幼科指南心法》《万氏家传痘疹心法》等十三种单行本。

万氏的医学思想对后世医家有很大影响。如明代著名医家王肯堂、张景岳、武之望以及清代的沈金鳌分别在《证治准绳》《景岳全书》《济阴纲目》和《沈氏尊生书》中，都以不同篇幅摘引万氏的观点及有关章节。清代医家陈复正辑著的《幼幼集成》一书中，万密斋的痘麻专论就占了全书三分之一的篇幅。朝鲜医家许俊著的《东医宝鉴》、日本著名汉方医学家汤本求真的《皇汉医学》和丹波元坚的《杂病广要》等名著，都在不同程度上引用了万氏密斋医书的内容。说明万氏医书在中医学界、在东南亚一些国家中有一定影响。

万氏认为业医既要有精深的理论，又必须精通各家之专长。他的学术思想主要源于《黄帝内经》《难经》《神农本草经》《伤寒杂病论》等古典医籍，并吸取了钱乙、李东垣、朱丹溪等学术见解。他崇古而不泥古，注重结合实际，学以致用。

1. 宗《黄帝内经》医学理论

万氏在其医理中十分推崇《黄帝内经》之旨。如在养生学方面，万氏根据《黄帝内经》"春夏养阳，秋冬养阴"之法则，提出了饮食、起居、精神等方面都必须顺应自然界四时生长收藏规律的观点；根据《黄帝内经》"恬淡虚无"的养生原则，提出"不思声色，不思胜负，不思得失，不思荣辱，心无烦恼，形无劳倦，而兼之以导引，助之以服饵"的养生方法，并认为只要做到这些，"没有不长生者"。在发病学方面，万氏根据《黄帝内经》人体生长变化规律的论述，认为"人年四十，则肾始衰，鬓斑面槁，加以纵欲，不待四十而肾衰也，肾水即衰，火寡于畏，故风病生焉"。这一论断开导了后世，为精血衰耗，水不涵木，阴虚阳亢，内风时起的病机论奠定了基础。在治疗学方面，万氏根据《黄帝内经》"以因天时，而调气血"的原则，在解释金元医学家李东垣提出的"春宜吐""夏宜汗""秋宜下""冬宜密"的治疗法则时指出："春吐者，象草木之发生，气之升也；夏汗者，象草木之蕃秀，气立浮也；秋下者，象草木之零落，气之降也；冬周密者，象草木之闭藏，气之沉也。"万氏还对《黄帝内经》提出的"用寒远寒，用凉远凉，用温远温，用热远热"的治疗原则有所发挥。他指出："冬不得用白虎，夏不得服青龙，春夏不得服桂枝，易犯天时，恐翼其胜也。如有病又宜用者，从权用之，不可拘泥，中病即止，勿过其制也。"

2. 对儿科有重大贡献

万氏非常推崇钱乙的藏府虚实论、东垣的脾胃论及丹溪的"阳常有余，阴常不足"论，并将东垣、丹溪的学术思想巧妙运用于儿科。万氏擅长儿科，著有《育婴秘诀》《幼科发挥》《片玉心书》《片玉痘疹》《痘疹心法》等儿科著作。对优生优育及小儿喂养调理、生理特点、病理机制、疾病治疗等都做了精辟的论述，对儿科的发展做出了重大贡献。

（1）重视先天，提倡优生优育

万氏认为父母体质强弱，对小儿禀赋至关重要。他在《幼科发挥》中说："夫男女之生，受气于父，成形于母……阴阳变合，而成其身……父母强者，生子亦强，父母弱者，生子亦弱。"进一步指出："受胎之后最宜调饮食，淡滋味，避寒暑，常得清纯和平之气，以养其胎。"若不注意生活的调适，嗜食辛辣之物，"或情欲无节，或喜怒失常，皆能令子受患"。同时还阐明了小儿先天疾病与父母五藏盛衰的关系。若父母肺气不足，则子"皮脆薄怯寒，毛发不生"；父母心气不足，则子"血不华色，面无光彩"；父母脾气不足，则子"肌肉不生，手足如削"；父母肝气不足，则子"筋不束骨，机关不利"；父母肾气不足，则子"骨软"，故儿有"头破、解颅、神慢、气少、项软、头倾、手足痿弱、齿生不齐、发生不黑、行走坐卧，要人扶掖"之"胎禀不足"的病症。万氏指出"此皆父母精血之弱也"。万氏还认为："男女交媾，精气凝结，毒亦附焉，此胎毒之源也。"万氏阐释的父母体质强弱、五藏的盛衰及妇女孕后的调理，与小儿生理、病理的密切关系，与后世倡导的"优生学"思想是一致的。

（2）推崇前贤，阐五脏有余不足

万氏受钱乙小儿"五藏六府，成而未全，全而未壮"，丹溪"阳常有余，阴常不足""肝常有余，肾常不足"，东垣的脾胃学说的启迪，结合自己的临床体会，创"小儿五藏有余不足"说，进一步揭示了小儿五藏的生理特点，并成为儿科藏府辨证论治的理论依据。五藏有余不足为：肝常有余，心常有余，脾常不足，肺常不足，肾常不足。他在《育婴秘诀》中指出："肝属木，旺于春，春乃少阳之气，万物之所资以发生者也。儿之初生曰芽儿者，谓如草木之芽，受气初生，其气方盛，亦少阳之气方长而未已，故曰肝有余。有余者，乃阳自然有余也。""脾司土气，儿之初生，所饮食者乳耳。水谷未入，脾未用事，其气尚弱，故曰不足。不足者，乃谷气自然不足也。""肺为娇藏，难调而易伤也。""肾主虚，此父母有生之后，禀气不足谓也。"万氏的五藏有余不足说，高度概括了小儿的生理特点，对小儿保健及疾病防治均有重要的指导意义。如根据"肠胃脆弱""脾常不足"的生理特点，主张小儿保育应"调母乳，节饮食，慎医药，使脾胃无伤，则根本常固"，指出"节戒饮食，却病之良方也。"即病之后，治疗应注意"慎勿犯胃气"。

（3）掌握特点，创发病"三因"说

万氏经长期临床观察，认为小儿发病有"气血未定，易寒易热""肠胃脆弱，饮食易伤""体性乃纯阳"，发病"易虚易实""筋骨柔弱，风寒易侵"等特点。首次提出儿科发病的"三因"说。一是"衣太厚则热，太薄则冷，冷热之伤，此外因也"；二是"乳多则饱，乳少则饥，饥饱之伤，此内因也"；三是"客忤中恶，坠仆折伤，此不内外因也"（《幼科发挥》）。万氏还据此提出了护养小儿的原则："若要小儿安，常受三分饥与寒。饥，节其饮食也；寒，适寒温也。勿令太饱太暖之意。"（《育婴秘诀》）万氏所创小儿发病"三因"说，对小儿保健及疾病防治有重要指导意义。

（4）号称哑科，诊法别具一格

小儿因口不能言，或不能正确表述自己的病痛，号称哑科，对医生了解病情，正确辨证施治有一定困难。万氏根据"小儿口不能言，脉无可施"的特点，提出了"唯形色以为凭"的诊法。其《入门候歌》《观形色西江月》《观面部五藏形歌》《观面部五色歌》等总结了小儿各种疾病形色临床表现，为临床诊断提供了可靠的依据。如《观面部五色歌》云："面赤为风热，面青惊可详，心肝形见此，脉证辨温凉；脾怯黄疳积，虚寒㿠；若逢生黑色，肾败命虚亡。"《指南赋》中云："气乏兮囟成坑，血衰兮头毛作穗。眉毛频蹙，则肚痛以多啼。手如数物，肝风将发。面若涂朱，心火以炽。坐卧欲冷兮，烦热之攻；伸缩就暖兮，风寒之畏。肚大脚细，脾欲困而成疳。眼瞪目张，热已危而必毙。弄舌脾热，解颅肾惫。"万氏根据小儿特点，总结出"望形色"诊法，实属经验之谈，对儿科诊断学做出了贡献。

（5）五藏辨治，重在调理脾胃

万氏在钱乙五藏分证论治的基础上，临床根据小儿五藏病理特点和证候进行辨证论治，在临床实践中尤重调理脾胃。他认为"小儿脾胃本自娇嫩，易饥易饱""肠胃脆薄，饮食易伤"，稍有不慎，即可发病，故无论是对于外感还是内伤杂病均十分重视顾护脾胃。反复强调："胃气壮实，四肢安宁，脾胃虚弱，百病锋起。"这与东垣"内伤脾胃，百病由生"的观点一脉相承。他指出"胃气即败，五藏俱损"，"故脾胃者，医中之王道也"。并特撰《调理脾胃》一门以告诫之："人以胃气为本，所当调理。小儿脾常不足，尤不可不调理也。"他提出了调理脾胃三法：一是"调母乳，节饮食"。反之，若泛与"酸咸之味，生冷肥甘之物，百病由是生也"；二是"慎医药，使脾胃无伤"。因"脾喜温而恶寒，胃喜清而恶热，故用药者，偏寒则伤脾（阳），偏热则伤胃（阴）"，故大寒大热之剂皆慎之。攻补不可偏废，攻之太过易伤脾胃，补之不当亦是如此。即使是"温平凉平之药""亦不可群聚久服也"。无病之时，则更"不可服药"；三是"小儿久病，只以补脾胃为主，补其正气，则病自愈"。临床喜用理中、建中、异功散、肥儿丸、参茯白术散诸方。脾胃为后天之本，气血生化之源。只要脾胃功能正常，诸藏得气血以滋养，正气来复，自可无恙；又如"适寒温"以防外邪直犯脾胃，亦属调理范畴。

（6）匠心独运，擅治疹痘疳惊

万氏诊治疹痘疳惊四证有其独到之处，并总结了丰富经验。他主张"治疹先从肺为主……宜用升麻葛根汤发之"，或用荆防败毒散辛温发表透疹；出疹期间，以清热透疹为要，银花、连翘、升麻、葛根、牛蒡子、荆芥、防风、黄芩、黄连等为常用药物；疹后伤阴，余毒未尽，咳嗽少痰，用麦门冬清肺汤清热止咳，以善其后；对于险恶之逆证，如"火毒内侵肺叶"，宜甘桔汤合白虎汤加牛蒡子、黄芩、黄连、升麻等清热解毒，宣肺达郁；热毒炽盛，充斥内外，又当用白虎、黄连解毒汤合玄参生地汤或化斑汤清热凉血败毒。

痘疮亦名天花。万氏用了大量的篇幅，对预防、诊断、治疗、预后的判断均作了详细论述，将痘疮分为三期六个阶段进行治疗。一般发热期间应发表、透疹外达；见形、发起时，当清热解毒透邪；成实期须温补气血，兼以托毒，使浆易灌；收靥时则以收敛为主，兼清余毒，使靥易收。并对痘后余毒、痘疮逆证一一提出了治法与方药。

关于疳证的论治，万氏认为"脾胃受损，此生疳也"，且常于虚中夹有湿热积滞。若是脾虚气血俱不足为主时，以肥儿丸常服之，夹有积滞则用养脾消积丸补气消积，攻补兼施。

万氏对急慢性惊风的治疗也积累了丰富经验，他认为"急惊风有三因"：一是外感邪热；二是湿热宿食停滞；三是惊恐之类。如此均可生热化火。热极引动肝风，发为急惊。故急惊宜从肝治。慢惊主要是"脾胃虚损"所致，治疗当补脾健中。善用小建中汤、调元汤等方。

3. 旁通内、外、妇科

万全技术全面，不仅擅长儿科，还旁通内、外、妇科。

内科方面，强调以藏府辨证为主的整体观念，善于吸取金元四大家的医学成就，熔各家之长于一炉，著有《内科要诀》《保命歌括》等书。外科方面，对痈疽、疮疖、疔毒、痰核、瘰疬的发病机理、辨证论治都有独到的见解。如他认为"痈疽之生，皆由内蕴郁热，外感风湿"，"痈毒发背，有五善七恶"，治痈"先辨虚实阴阳，初宜解毒拔毒，既溃，宜排脓定痛"。如未溃时，不可服热药；既溃时，必要排脓。"痰核瘿瘤，宜清痰降火之剂，宣热解毒之方"。著有《外科心法》一书。妇科方面，著有《妇人科》和《广嗣纪要》。他运用藏府学说，阐明了妇女的生理、病理特点，对妇女的调经、种子、胎前、产后保养和治疗，提出了新的见解。

4. 处方简要实用

万氏临床处方用药的主要特点是方简实用。如治疗肺证，咳喘闷乱、发热、烦渴者，选用东垣凉膈散加石膏、知母之类；若痰热壅盛，则用清宁丸，药如蜜炙桑皮、赤苓、车前子、炒葶苈、山栀子、炙甘草，或选用仲景的小陷胸汤加枳实、桔梗、大黄等。他倡用大剂量钱氏七味白术散，水煎常服，以代汤水，治疗小儿泄泻烦渴等症；万氏琥珀抱龙丸治疗小儿痰热惊风；牛黄清心丸治疗温邪内陷心包，神昏谵语、中风窍闭及小儿惊厥等；养脾消积丸健脾消积；肥儿丸健脾消疳，都有很好的疗效。"万氏牛黄清心丸"至今仍为治疗小儿急惊风之良药。

四、善治痰火病的梁学孟

梁学孟，明代医家，以善治痰火病证名噪乡里。其熔东垣、丹溪之学于一炉，独辟蹊径而自成一家。他的"痰火"学说丰富了中医学术之理论与实践经验，颇为后世医家所重视。

（一）生平简介

梁学孟，字仁甫，别号玄诣山人。系湖北竟陵（今天门）人氏，约生于明代嘉靖至万历年间。

梁氏初治儒学，攻读经书，专心致志，达到"耳不知有嚣诈，目不知有形"的程度，在乡里小有名气。由于素体羸弱，再加读书废寝忘食，疲劳过度，以致患痰火病卧床不起。后得同邑儒医鲁先生精心调治，时过年余方有起色。经过这一体验，促使他对医学深感兴趣，即兼读轩岐医书。然而其体质仍差，稍涉寒暑旧病即发。于是又找鲁先生请教。适逢邻居家有座即将坍塌的茅草屋，鲁先生喻曰："汝不观邻之圮屋乎？苟补辑之未周，绸缪之未固，偶罹风雨，即欲免于雽漏，曷可得焉。必覆以茅茨，涂以泥饰，既慎且固，而后疾风骤雨不足虑耳，唯子之病亦然。"意为要想不让旧病复发，必须平日就注意调养固摄身体。并授予一药方，嘱其按证加减服药。梁氏归家后，即遵医嘱，依方对治。并单居一静室，澄心端坐，不劳形，不摇神，"逍遥乎广漠之野，彷徨乎尘垢之外"。第二年果然痊愈，精神亦佳。此时他已懂得许多医学知识，但还未达到融会贯通的地步，用他本人的话来说，即"六经之虚实未审，药性之温凉未辨，仅仅株守《局方》，欲变而通之无由也"。在继续谋求举子业的过程中，曾结识了既精儒学又通医学的两个人：余姚李学使及上海王庸。三人共同切磋学问，遂在医学上大有长进，尤其对痰火病有独特体会。然而梁学孟仕途不顺，始终未有大的建树，志向逐渐转为医学。不久，一位方士拜访他，说"子明于医而暗于脉，是令盲者辨色，聋者审音，所称隔靴爬痒者也"，于是面授方脉机宜。从此梁学孟放弃了求取功名的念头，专心学医。

经过若干年的实践，梁氏对内科杂证，特别是痰火病的治疗，颇有心得。病家用他的方药，每试辄效，很快闻名遐迩，"四方之士，风闻辏集，赖其而活者甚多"。

一个妇人，素有痰病，突发呕吐，三日不止，饮食不进，脉伏垂危。家人十分惊慌，一面准备棺木，一面请梁氏看病。梁氏见状，命人立即煎取人参汤，以竹叶为引，少少灌下。少顷妇人苏醒，吐止，进食而愈。

一位少年十二岁，患咳嗽盗汗，请医诊治。医曰年少出汗，不必服药。不料一月后，两目红赤，咳嗽少痰，痰中带血，饮食减少。梁氏诊其脉，左手微而无力，右手大而洪数，认为属阴虚火证，可能有不便告人的原因。其父母表示怀疑，以为年方少小，何来阴虚。经私下询问，果有手淫。乃以当归、地黄、茯神、远志、丹皮、枣仁、白术、桔梗、甘草等药，嘱服数十剂。遂告痊愈。

一书生患盗汗，每夜湿被数重。打开床帐其热气如雾上腾。梁氏先以当归六黄汤加减治之，病只略减二三分。又诊见六脉沉伏，乃悟病人久汗虚之已极，需大补阳气。于是加人参七分，黄芪加至三倍，以童便煮附子三分，令服。结果一服热退汗止，再服而汗症痊愈。

李氏媳妇患腹痛，问曰其月事已数月不至，诸医均以为欲临产，给服催产药，结果仍疼痛不止。梁氏诊脉后，见两尺微而缓，不像怀有身孕，认为乃气滞郁结。予服消积顺气之剂。后果腹痛制止，月事如常。

万历三十年，瘟疫大行。一人患疾病，医生以泻药大下之，结果泄泻不已，饮食不下，垂危之甚。其舅忙为准备后事，来询于梁氏。因随手携带所服中药，梁氏顺便检看，乃五苓散。即在药内加防风一钱，羌活五分，嘱仍继服。服药一剂泻即止，次日清晨即进稀粥，渐渐痊愈。过些时日，梁氏的一位朋友来看他，经询问乃知即前医者。其曰："前某依方用五苓散，服药不效。旋得公药，一服而瘳，愿购其方。"梁氏直言相告曰："即前药内加防风、羌活耳。"那个医生不相信，踌躇再三。梁氏解释说："子不观奥室之湿地乎，天日未见何由得干，必开户启牖，令风入而始干。羌活、防风乃风药也，《黄帝内经》所谓风胜湿者此也。五苓散只能渗湿耳"。那位医生顿开茅塞，因此我们不得不佩服梁学孟的高超医术。

经过20余年的临床实践，细心揣摩，他获得了丰富的经验。鉴于历代"诸方书悉备，独痰火一门缺然"，遂将所得编撰成书，题名《痰火颛门》，于明·万历三十五年完成。

梁氏生平事迹历史方志记载极少，从他所著病案中得知，他还有两个姊妹，一个嫁与李姓，一个嫁与鲁姓，后者有外甥名鲁贞甫。梁氏夫人曾患胃气痛病，由其亲手治愈。

（二）著作简介

《痰火颗门》一书，乃梁学孟积 20 余年经验编写而成。该书共分四卷：卷一总论痰火宜忌、不治死证、调摄要点、病因病机、脉理运气及证治大法等。作者宗《黄帝内经》大旨，撷取东垣、丹溪诸家精要，深入剖析痰火成因，着意发挥十二经痰火病状，反复申明"淡味养阴"之理，详列调理脾胃诸法。卷二、卷三各论则分述诸气、失血、咳嗽、发热、骨蒸、子午热、传尸、自汗盗汗、惊悸怔忡、梦遗、赤白浊、五淋、胁痛、咽喉痛、泄泻等病证治。作者于诸病中博采众方，参合己验，融会贯通，推陈致新，以期阐明痰火病的脉因证治，为本书的主要篇章。卷四辑录了作者 30 余篇医论，致力于阐发脉诀、岁时气运、亢害承制、病机十九条、六经传变、五藏虚实补泻、病治逆从反佐、杂诊用药节略等有关医理，并附缀历代名医治验及其本人临证有效病案，以备后学者研究揣摩。

该书面世后，得到诸医家的重视。明代陆世科得到此书，细阅之后大加赞赏。认为其论不专痰火，就火一证而贯穿十二经之病，若通此法，则足以疗天下厥疾，故再次刻印时更其名曰《国医宗旨》。可见该书切合临床实际，对后世医家多有裨益。

该书初刻本名《痰火颗门》，于明·万历三十八年（1610）刊出，现苏州市图书馆有藏。陆氏刻本名《国医宗旨》，亦为明·万历间刻本，现南京市图书馆及上海中医学院图书馆等处有藏。后被收入《中国医学珍本丛书》，于 1984 年由上海科学技术出版社影印出版。

中医学的痰病学说内容极为丰富，但遗憾的是，大都散于各种医药书籍之中，专门著作很少。梁氏的撰著则弥补了这方面的不足。尽管其说可能还不甚全面，但毕竟是一次有益的尝试。

（三）学术思想

古代医家、医籍的论述，多详于饮而略于痰，自宋金以后，论痰之说与治痰之法方日益增多。特别是明、清以来，诸医家仁者见仁，智者见智，众说纷纭，丰富多彩。梁学孟吸收各家精华，综合己见，对痰邪为病，尤其是痰火病证进行了深入的研究。他的学说对从医者大有启发。

1. 对痰邪的深刻认识

对于痰的含义，梁氏是从广义上来认识的。他说："夫痰属湿，乃津液所化。痰之本，水也，原于肾；痰之动，湿也，主于脾。"又说："津液败浊而为痰。"意为痰的本质为水，它的性质属湿，直接成因为津液败浊。

关于痰的产生，梁氏认为首先与藏府功能失调有关。因为肾主水，脾主运化水湿，若是"脾虚不能运化津液，由是肾水虚弱，心火上炎，湿因气化以致津液败浊而为痰"。其次与气血运行失常有关。他说："盖脾统血，行气之经气血俱盛，何痰之有……盖缘饮食所伤，色欲过度，损伤经络。脾血一虚，不能运化津液，津液败浊而为痰。"

痰邪是疾病的重要成因，梁氏曰："大抵人身之病，虽曰千态万状，约之不过气、血、痰三者而已。"他根据自己的体验，提出痰邪为病的特点，即"痰之为物，无处不到，游溢各经病状不一"。他说："或夺于脾之大络之气，则倏然仆地，而为痰厥；升于肺，则喘急咳嗽；溢于心，则怔忡恍惚；走于肝，则眩晕、麻木不仁、胁肋胀疼；渗于肾，不哈（咯）而多痰唾；留于胃脘，则恶心呕泻而作寒热；注于胸，则咽隔不利，眉棱骨痛；入于肠，辘辘有声；散于胸背，则时作一点疼痛，或寒如冰，或背痹一边。散则有声，聚则不利，或梦奇怪鬼魅，足腕酸软，手臂酸疼，浑身如虫行。口烂舌糜喉闭生疮。中风瘫痪，痿瘇脚气。食后吐逆，状如翻胃。为肿块结核，为嘈杂关格，吞酸嗳气。或如热汤沃于背上，或如冷物噎于胸中。小遗如同米泔，粪后犹若鱼冻。眼赤肿，或头风。心陡然而颠倒，目中时出火星，耳内蝉鸣水响。或走注而疼痛，或肤臂而赤肿。千状万态，不可枚举。"

至于痰病的诊断与治疗，梁氏更有独到的体会。他指出："凡今杂证，类乎外感内伤不能辨状，胸膈不利、饮食减常、肌色如故，其脉沉弦细滑、大小不匀者，皆可考虑痰病，当用行痰气之药。有痰者，眼皮及目下必有烟灰黑色，举目便知，不待切脉。其中眼黑而颧赤或面大黄色，为热痰，外症必烦满、膈热、口干腮冷、大便秘结、小便赤热，久必生风，或眩晕、耳鸣眼花。眼黑而行步呻吟，举动艰难者，入骨痰也，其症遍体骨节疼痛。眼黑而面带土色，四肢痿痹，屈伸不便者，风湿痰也。眼黑而气短促者，惊风痰也。另有风痰、郁痰、结痰、酒痰、老痰、食积痰等，症状各不相同。"

理脾、顺气是梁氏治疗痰病的主要思想。他认为："脾胃为痰之总司"，治痰病"以二陈为主，以理脾为要"。又说："善导痰者，必先顺气。"临床中他常以二陈汤为主，针对病因加减治疗，并强调慎用耗气、伤脾、助火之品，以防事与愿违。

2. 对火证的系统发挥

梁氏认为"十二经之病，火居大半。人之横夭暴亡者，悉是火证"。因此，十分重视对火与火证的研究。

他继承了丹溪"相火论"及东垣"阴火论"的思想，指出"人通乎天"，都有君、相二火。不过丹溪称君火为人火，相火为天火。而梁学孟改称君火为天火，相火为人火。天非此火不能生物，人非此火不能有生。他进一步阐发朱李二人关于君火、相火的观点，认为："火有君火、相火，诸经皆有火。君火者心火也，相火者龙火也。君火可以温伏，可以水灭，可以直折。相火寄于肝肾之内，附于脾肺之间，虚无定位，触经而发……相火不可以水温折之，当从其性而和之……《经》曰：'君火正治，相火反攻。'此之谓也。"然而相火又为元气之贼，二者势不两立，一胜则一负。"人生五性，为物所感，不能不动。谓之动者，即《黄帝内经》五火也。相火易起，五火相煽则妄动矣，遂致变化莫测，煎熬真阴，阴虚则病，阴绝则死。君火之气，《黄帝内经》只以暑热言之，相火之气《黄帝内经》直以火言之，可见其暴悍酷烈有甚于君火也，故曰相火元气之贼。人能主之以静，道心为主，人心听命，彼五火将寂然不动，而相火惟有裨补造化以为生生不息之运用耳"。

梁氏从藏府、阴阳、气血等方面，详细地阐述了"诸病多火证"的道理。他说："上焦天君失职，心火蔓延，相火猖獗……二火相煽则五、藏之火凑泊，孤阴内绝，而死期迫矣。""病机十九条，而属火者五此非相火为病出于藏府者乎？故曰诸病多属于火。"他继承朱丹溪的思想，以为"盖人受天地之气，阳常有余，阴常不足"，两者均易变为火证。此外，他明确指出："气有余便是火，血不足亦为火"，"诸气皆属火"，"血病俱作热论，言虚则有之，言寒则谬之谬矣"。他还列举了各种火证表现及火病各经药性主治。如"肝火动则左颊先赤，两胁痛，双臂胀，目赤肿，双肋痛，吞酸吐酸，醋心嗳气，爪枯疝气。膀胱火动则耳鸣重听，津液少，腰背难以屈伸，小便不利，茎中痛，肾大如斗，胞转如塞囊肿"等。指出黄柏、细辛可泻膀胱火，知母泻肾火，栀子泻曲屈之火，玄参泻无根之游火等。

梁氏对热证亦有深刻独到的认识。他认为热须分表里："伤寒发热是寒邪入卫，与阳气交争而为外热，其脉紧而有力，是外之寒邪伤卫也。又有伤暑发热者，是火邪伤心，元气耗散。而热邪客于中，故发为热。其脉虚迟而无力，是外之热邪伤荣也。内伤发热是阳气自伤，不能升达，降下阴分而为内热，乃阳虚也，故其脉大而无力。属肺脾二经病阴虚发热，是阴血自伤，不能制火，以致阳气升腾，乃阳旺也，故其脉数而无力。"另外，热还须分新久，"暴热只心肺二经受病，久热五藏俱损"。此外，他对内伤饮食发热、劳疫发热、郁热、烦热、劳热等均有详细论述与辨治方药。

3. 对痰火与痰火病的阐发

梁学孟在对痰与火的认识的基础上，提出了"痰火"及痰火病这一前人很少论及的问题。对痰火的独到见解，及对痰火病的辨治是梁氏学术思想的核心。

梁氏认为，痰火是人体本身形成的一种产物，它随气血的流动而散布于全身各处。他说："夫人身之有痰，犹地之有江河，人身之有火，犹天之有风云。则痰火之在人，昼则卫行脉外五十周，夜则荣行脉中五十周……卫气有昼夜阴阳之分，荣气无昼夜阴阳之异，如江河之流行不息，风云之变态无常，要之皆可顺而不可逆者也。"痰火为病与否，与藏府气血的功能有关："人能饮食有节，起居有常，不为七情所伤，不为色欲所迷，斯痰循其轨，火调于适，何病之与有？《经》云智者能调五脏和，此之谓也。苟将息失宜，调摄无术，则痰逆于上而为咳为嗽，火逆于上而为吐为衄。若洪水之汛滥，风雷之震怒，其害可胜言哉！"梁氏以自然界的江河风雷比喻人身之痰火，阐明了其顺常而无害，逆反则生病的道理。

痰火的产生虽与五藏有关，但主要责之于脾胃。梁氏曰："若淫欲无度，销烁真阴，以致相火四起，熏蒸于肺，金乘火邪，克制其木，肝受刑伤而木表乘土，遂尔饮食减少，完谷不化，湿留胃脘，滋息痰饮，不长肌肉。"又曰："相火寄于肝肾之内，附于肺脾之间，虚无定位，触经而发，起于肝谓之风火，主予脾谓之痰火。"所以治疗痰火病的大法，除要分标本缓急，四时新久，形志苦乐以外，主要以安养心神和调理脾胃为主。梁氏说："心者君主之官，若心生凝滞，七情离形，而脉中惟有火矣。""五藏禀气于胃，诸病始于胃虚，病痰火者尤然。善治病者，惟在调和脾胃。"

痰火为病有种种表现，梁氏详细地做了说明："湿在心，其痰多带赤色，咳之难出。心火动则颜先赤，为怔忡健忘，颠狂懊侬，吐血咯血，盗汗自法，胸中痞痛，口干发枯，舌干。湿在小肠，其痰嗽之易出。火动则小肠连腰脊控睾而痛，口舌生疮，小便频数，示白浊五淋，遗精尿血……湿在肺，其痰主白色，咳之易出。火动则右颊先赤，上气粗，咳嗽痞满喘急，鼻塞鼻渊衄血，失音，两腮热壅，发哮，皮毛干枯，隐疹。湿在大肠，其痰嗽之难出。火动则下血，大便秘结，肠鸣，痢中滞下，痔疮，肠痈，右脐下疼……湿在脾经，其痰黄色稠浊，咳之黏滞难出。火动则鼻先赤，唇焦去皮，口中无涎，能食，不生肌肉，嗌干呕吐，心腹疼痛胀膨，霍乱转筋，水肿泄泻，九窍不通。湿在胃脘，其痰黄白色，结聚，嗽之较脾稍易出。火动则口臭，唇焦口干，腋下肿疼，腹痛鸣，面目虚浮，骨节皆痛，翻胃，心刺痛，症癖，消渴……"总之痰火在各藏府经络症状不一。

梁氏还具体探讨了失血、咳嗽、胁痛、发热、出汗、惊悸、泄泻、咽喉痛等十余种痰火病的病机、脉理、运气、方药。其中以失血、咳嗽讨论最详，因为他认为此二证"乃痰火之吃紧处"。例如咳嗽的辨治，除详列病证，广选良方以外，还道出了治疗心得。如痰火初作不可用参芪，肺热以沙参代之；痰甚禁用南星、半夏，宜用天冬、贝母；久咳方可用五味，但不如天冬、百部稳妥等。

除以上痰火病脉因证治以外，梁氏还论述了痰火宜忌、不治之症和调摄要点，并特别说明以淡味养阴的道理。他认为天之所赋若谷菽果菜，乃自然冲和之味，有养人补阴之功。而人们往往嗜食酸咸辛辣等偏厚之味，其最损阴血，有致病伐生之毒。"病痰火者惟茹淡，却厚味，斯为善养生。"

4. 对疾病诊治规律的研究

梁学孟不但长于痰火病的辨治，而且对一般疾病的诊治规律亦深有研究，尤其注重脉理、运气、治则治法、用药方法的探究。

在《痰火颛门·卷四·脉诀补遗》中，他将十六种常见脉作了归类整理：浮与芤相类，弦与紧相类，滑与数相类，洪与实相类，沉与伏相类，微与涩相关，软与弱相类，缓与迟相类。又重点阐释了涩脉与弦脉的性状主病。他说："初学者以浮数为热，为有余；沉迟为寒，为不足。其间最难体认者涩脉也，最难调治者弦脉也。涩脉细而迟，往来难且散，又曰短而止。得此脉固为寒、为湿、为血虚、为污血、为气多，然亦有病热与实者。或者得脉之带涩。徒见其有细、有迟，又散，皆是不足之象，便以为虚而寒。孟浪用药，宁不误人。若夫或因多怒，或因忧郁，或因厚味，或因补剂燥剂，脉道涩滞，亦见涩脉。参之形证，病情斯得。"另对弦脉也做了类似解说。这些见解对初学者大有启发。

梁氏还十分重视中医学的运气学说，不但在所论痰火病中均设有运气一节，而且专门撰有《运气十二候年支之图》《五运太过占》《五运不及占》《地理高下左右占》《因本标中气而察变病之所由生》《〈黄帝内经〉运气补注》《运气占候补遗》等医论，其内容丰富，体现了他"天人相应"的思想。

关于治则治法，除去"治病必求其本""同病异治""逆从反佐"等一般原则以外，他特别提出了"治病五法"，即和、取、从、折、属。他说："一治曰和，假令小热之病以凉药和之，和之不已次用取。二治曰取，取为热势稍大，当以寒药取之，取之不已又用从。三治曰从，或以寒因热用，或以热因寒用，或以汗发之，发之不已又用折。四治曰折，为病势极盛当以逆制之，制之不已当以下夺之，夺之不已又用属。五治曰属，为求其属以衰之。缘热深在骨髓间，无法可出，针药取之不能及，故求其属以衰之。"此五法不但继承了传统理论，而且具有创新之意。

至于用药方法，他强调用药必须有所根据，否则"用药无据反为气贼"，并撰《五藏虚实补泻》《杂诊用药节略》等以做示范。他的这些论述有着现实意义，对临证时用药杂滥的做法，提出了"不能医病，反而残害自身"的警告。

总之，梁学孟系统总结了历代医家有关痰与火的理论与实践经验，提出了"痰火"的概念，并对痰火为病的脉因证治进行了深入的探讨。他的学说受到后世医家的重视，他作为论治痰火病的专家，也受到人们的推崇。

五、本草学家—刘若金

刘若金（1585—1665），字用汝，号云密，晚号蠡园逸叟，湖北潜江人，明天启乙丑（1625）年进士，起家县令而累官至刑部尚书。明末，在"庸医误国"的背景中，他弃官归隐，竭30年精力潜心于医籍，著《本草述》三十二卷，计八十余万言。该书经之以药，纬之以方，辨百药禀气之源，推藏府病气之变，对于世所奉为金科玉律的《本草纲目》亦时有去取。前清学者称此书所述直与《素问》《难经》相表里，其功效尤为过之。对若金的为人与行事更有"非特岐雷之僚佐，亦神农氏之功臣"之类的赞誉。近百年来，凡有识之士论及此书时，多视其为正在"蒙尘"的明珠，有的学者还敏锐地感觉到它的价值应当与本草学理论的进一步发展紧紧连接在一起。例如，郭霭春就曾一针见血地指出："所可惜的，读此书者较少，不能使此书的精蕴充分发挥，因而影响了本草研究的质量。"

在现实生活中除了读过《本草述》的人数较少，对此书精蕴阐发不力，还有一件令人扼腕的事情，那就是读过《本草述》的序言，而略知刘若金其为何人者，数量也不多，张冠李戴，将刘氏父子颠倒混淆的现象至今还时有发生。因此，系统研究刘氏生平，通过生平追溯其医药学思想的形成、发展与价值，并回过头来根据其学术贡献确定他在历史上的地位，以唤起更多中医药工作者对他的重视，是摆在医史文献工作者面前的一项刻不容缓的任务。

（一）生平梗概

在历史上，刘若金是一个生活在特别的时代，有着特殊经历和特殊贡献的人。论体质寿命，他年登八十而精神不衰，被人称耄造耋遗之老。论政治地位，他曾步入仕途，累官至大司寇（刑部尚书），而且政绩斐然。在他脱离政界半个多世纪后，还有人说"今犹称之"。论禀性阅历，他"性刚介严整，喜分别伦类，面折人过"，"以正气名闻天下"。他不仅经历了明清两代政权的交替，看到了李自成大顺帝位的得而复失，体会到了万历、泰昌、天启、崇祯这四个皇帝的日趋衰败没落及南明小王朝的昙花一现。同时，也感受到了崇德、顺治、康熙政权的日益强盛。论著作文采，他是一位擅长于草书，"为文以清真深健为矩彀，好苦思"的学者，不但有大量的诗文杂著忧国忧民，也有洋洋80余万言的药学专著传世而不朽。不难分析，是风云多变的政局和刚肠直节的禀性铸成了刘若金坎坷不平的人生；是学博识精的才华和锲而不舍的追求实现了刘若金"不为良相则为名医"的夙愿，谱写了刘若金毕生最辉煌的篇章。

下面，就让我们通过其中的几个闪光点来描绘他人生的轨迹。

1. 序世系五行相传，论家风操履高洁

刘若金出身于家学渊源、门风谨严的小康人家。考《潜江县志》，刘氏族人以他这一辈为中心，均按五行字派命名，俱以风节著。祖父刘熏，少负异才，嘉靖戊子年（1528）举于乡，先后授裕州学正（掌教育所属生员，辖境相当今河南方城、舞阳、叶县等地），擢国子监学录（掌执行学规、协助博士教学，所在地今为首都图书馆），后迁刑部主事，补工部员外郎，任河东监运司。晚归安成（即潜江东岗）讲学，年七十而卒。他一生三历财赂之地而纤毫不沾，虽说字派属火，而性行犹如冰之清，玉之洁。《县志》中录有他"司节慎库，督修琉璃河桥，出纳钜万，无所染"和"任河东运司却商人赂"的事迹，称赞他"以清端闻""不负所学"。其耄而不倦的精神，为刘氏宗族树立了为政清

廉、不饮盗泉的典范。

刘若金的父辈，字派属土，父亲名埏，伯父名垓。古人曰："土德最厚。"高度概括了土生万物的道理和人们对土德的崇敬，尽管以土德泛议普天下土字辈的人皆有大德是唯心的，是荒谬的，然而应之于刘埏与刘垓的一生却是"弯刀遇见瓢切菜—正合适"。伯父刘垓终生以兴办教育事业为己任，他隆庆辛未年（1571）中进士，仕至提学佥事，督学云南，"精鉴拔滇士"，使当地的风教、文运为之一变。致仕归里则睦乡党、善风俗，建同仁书院讲学以掖后学；置学田，设义仓，施义冢，乐善不倦。生父刘埏在其父兄的栽培与熏陶下是一个学富五车，才高八斗的太学生。

从刘若金以下，无论是水字派的子侄还是其他字派的孙辈，全都是读书、做学问、办教育的人才。例如：长子刘洸曾任沅陵（在湖南省西部）教谕；侄孙刘效曾任咸宁教谕，补谷城教谕，升怀宁知县等。上述史料似可说明：由刘熏树立起来的良好家风与学风，在子孙中渊远而流长，终古而常新。

刘若金幼承家学，在土字辈父老们肥沃的"土壤"里吸取了丰富的营养，陶冶了高尚的情操。

2. 入仕途政绩卓异，遭嫉妒拂袖而去

刘若金生于万历年，仕启于天启，系天启辛酉年举人，乙丑年（1625）三甲第九十五名进士。初入仕，被授为古田知县（注：治所在今福建省东北，但与红四军召开古田会议之处，毫不相涉）。刘若金赴任时，见到和听到的是一派"群盗聚丛篁灌莽中，梗酬驿劫旅""老百姓怨声载道，惶惶不可终日"的景象。"民惟邦本"，本固邦宁。针对治安问题，刘若金果断地采用了"苏邮弭盗"的策略，瓦解了盗匪，安定了民心，在他的辖区内恢复了生产，恢复了社会的安宁。刘若金起民之病，崭露头角，他的才干渐渐得到了民众的公认与上司的赏识，很快就有"台使交荐，调补浦城令"之举。据康熙三十三年《潜江县志》卷十六《人物志·列传》记载，当时古田县舍不得放他走，而浦城县又迫不及待地等着他来解难，刘若金的第一次工作调动充满了喜剧性色彩。《传》曰："古田攀留不得，与浦城争诉于建宁太守，守曰：'朝命

也，应与浦城。'闽人传为美谈。"刘若金深受百姓爱戴与朝廷重视之情景，于此可见一斑。

在浦城，刘若金遇到的难题是：一伙以斛某为首的盗贼，神出鬼没，阴险狡诈，鱼肉乡民，心狠手辣，弄得老百姓在干旱之年无法与天灾做斗争，眼看着一年的收成就要落空。刘若金明察暗访，迅速摸清楚了斛某活动的规律，以迅雷不及掩耳之势一举擒获之，经张榜公布其罪行后处决了他。在浦城供职不久，刘氏以平斛贼之功，擢南吏部主事，转郎中，出为淮海兵备佥事。

在淮右的政绩是治军有方，知人善任，如"核军伍，剔积弊，汰老弱，清冒领，简精壮，勤训练，振风纪，筹饷械"，使"厓者尽起，士饱马腾"，"阴物色将才，得勇而知兵者罗举于伍，立擢用之，授以方略屡创贼"。此外，还表现于发展生产，施政得力。刘若金的施政方针是"为政勤求民稳。民所欲，聚之如饥鸟之求食；民所患，除之如沉疴之被体"。例如"淮苦水，而河工因循成习，民以为病"，刘若金便不辞辛劳"源委水道，得其应疏，应筑之由，浚淤河，筑长堤，俾水畅流而无溢"。后来老百姓为了纪念他的功德，特地将他所开的河称为刘公河，将他所筑的堤称为刘兵宪堤。

经过一年多的整顿与治理，淮右面貌焕然一新。上司论功行赏，不仅赐给他白金、文绮，还把他晋升了一级。讵料，此事赢得了百姓的称颂，却招来了官场小人的忌妒，诋毁中伤者时时将一些诬陷不实之词强加到他的名下。刘若金生性耿介，既不爱听闲言闲语，也不"眷恋"官场的尔虞我诈。在他的能力无法扑灭从他身后燃起的妒火时，毅然留下一份劾状就还归故里了。这时他的年龄正好是50岁。

3. 兵戈间道膺荐起，喟然轩里苦著书

刘若金由淮右告归后，过的是"杜门谢客，不与世相闻，惟日以方书自娱"的生活。但在其内心深处，救国救民的念头一时一刻也不曾泯灭。这一点，从他"额其读书室曰'喟然轩'"即可看出。喟，叹息也，忧国忧民也。

喟然长叹的岁月从他于"学易之年"告归，到81岁去世，共延续了三十年，其间，除了1644—1645年发生的一系列重大政治事件改变

过刘若金不再出山的初衷，其余的时间都是在"终岁楼居，足不下楼"中度过的。

1644 年是中国历史上的多事之秋。在这一年，首先是李自成率领起义军攻克北京，崇祯皇帝煤山自缢。接着是清兵入关，击败李自成农民军，迁都北京，导致南明福王、唐王、韩王、桂王等相继在南方建立起小政权。在唐王朱聿键称帝于福建的两年间，福建人黄文焕得到隆武帝朱聿键的重用，黄则竭力举荐刘若金出来抗清复明。刘到了福建，先任通政司右参议，不数月，擢刑部侍郎，旋晋尚书。尚书是他在官场上最高的职务，故后人常尊称他为刘尚书。

刘若金在南明王朝的具体任务为督抚闽广，保护住海上交通的安全通畅。但是，由于社会历史发展的客观规律不可逆转，南明王朝的命运注定要失败，所以他满腔的爱国热情并没有换来辉煌的政绩。他"见政柄下移，知事不可为"，乃"坚乞骸骨归"。此后，他再也没有离开过生育了自己的潜江。

刘若金第二次"致仕归"后，过的是"日夕坐卧一小楼，治方书如故"的生活。所不同的是，从这时起，他将潜江西门外二里处那座私人别墅的名称—蠡园，加在"逸叟"二字之前，用作自己新的别号。史料表明，刘若金自号"蠡园逸叟"之后，遁世隐居的决心再也不曾动摇："虽平生亲故，罕见其面。"

对于刘若金的晚年生活，可以用这样几句话来概括："丁海桑之变，屏居荒江寂寞之滨，闭户著书自遣。"所著之书，可以分为两类：第一类是药学专著，即《本草述》，我们准备在后面用专章进行介绍。第二类是诗文杂著。据史料记载，当他的两个儿子刘洸、刘湜，带着崇敬的心情录存其作品时，刘若金郑重其事地对他们讲："诗文杂著，虽我微尚所寄，不可刊布人间，恐触世所忌也。"据此可以推断其内容以自抒胸臆为主，对时局、政务等多有评议。这些杂著的大部分都不传世了。而另一小部分传世的杂著，又可以分为墓志铭、祭文、书信等数种。例如：他为桂林知府朱之玉写过墓志铭；为太仆寺少卿欧阳东风写过祭文；与湘阴郭些庵、衡阳王船山、嘉鱼熊蘖庵、宁乡陶密庵、竟陵吴既闲等，"三五逸老，时通尺素"。这里涉及的人物，诸如欧阳东风、王船山（即王夫之），均为明清之际忧国爱民、不畏强暴、尊重知识、刻苦治学的政治家和学者。

（二）专著说略

刘若金弃官归隐之时，关心民众疾苦的思想感情并无丝毫改变。在漫长的隐居生活中，他坚信"不为良相可为良医"，对本草尤加留意。在花费三十年心血潜心辨析历代药学专著是非、优劣的基础上，他十易其稿，撰著成《本草述》三十二卷，八十万字，对明代和明代以前的药学成果，成功地进行了一次综合整理。此书以药物生成之时度药性之五气与五味；用阴阳升降理论辨药性与藏府经络之关系。甄录前贤名家之说，或偏重于四性五味、药性指归；或偏重于五藏补泻、气味宜忌；或以阴阳为纲纪论述药性因制用而全殊。在研究本草的方法上，提出舍方论药是"有体而无用"，故于每味药后附列数方，俾医者神明于随藏府气血病证之变化而遣药组方。全书内容详实，切合临床。其义明，其理博，所述药论吸引了一些后世学者，并为多部药学专著转录或节选，即使以今人的水平来衡量，此书亦不失为中药研究与中医临床之重要参考资料。兹简介如下。

1. 书名、写作基础与成书年代

照字面分析，《本草述》可理解为"记述药学成说的书"。这是因为"述"取义于《论语》，有"信而好古""述而不作""传旧（成说）"之义；其次"本草"二字连用，在很早以前就是中国药学的一个专有名词，具有"药物"的含义，后来随着用药知识日趋完备，在特定的语言环境和上下文中，"本草"二字有时也表示"药学"，泛指研究药物的理论。

在《本草述》里，有一篇竟陵吴骥撰写的《本草述·原序》。写序的年代为康熙丙午年，即 1666 年，写序的原因是刘若金生前郑重其事地向吴作了嘱托。这篇序言（以下简称吴序），可以帮助我们进一步分析书名的含义，也有助于我们了解刘若金著书的动机、写作的条件和成书的过程。

吴序曰："本草，古三坟之书，秦火所未焚也。汉平帝征天下通知逸书、古记、天文、历算、钟律、小学、史篇、方术、本草及以《孝经》《尔雅》教授者，在所为驾，一封轺传，遣诣京师。"据这段文字记载：在汉平帝当政的年代，即公元1—5年，朝廷曾广泛收罗过天下有学问的人，让他们乘坐马车去京城供职。通晓本草的人，可以与通晓天文、历算、钟律、文字、训诂等的人一并应征，可以与教授《孝经》《尔雅》的人同赴京师。这至少能说明3个情况：①"本草"二字连用，构成一个新词的年代，不会晚于西汉。②远在西汉时期，研究本草就与研究天文、小学一样，已经发展成了一门独立的学科。③早在西汉年间，我国就有一批研究本草的专业人员受到器重。

至于本草书籍，由"秦火所未焚"来分析，当始见于先秦。到刘若金所处的时代，这种书籍的写作与积累完全有条件呈现兴旺的景象。所以吴序曰："梁《七录》载《神农本草》三卷，汉之张机、华佗著其论；梁之陶弘景增其注；唐之苏（敬）、陈（藏器）补其阙；宋之刘翰集其成；明之王氏、李氏、缪氏广其目，而本草之书乃备。"

刘若金生平于书无所不读，而尤笃好轩岐之学，加之中年时期多病，常以医药自辅，对本草倍加留意。因此在博览群书，细细体会前人的议论，慢慢回顾本草的历史时，不免存探赜反约之思，构本经合论之想，存曲畅旁通之念。凭他的功底，他有条件"从千秋典籍中探索药效之奥妙，于百家比较处剔发药理之真谛"。论他的心境，他于不惑之年出仕，在"五十而知天命"的年龄弃官归隐，"不为良相则为良医"的思想，最切合他的现状。在感到自己再也没有办法通过仕途为社会、为民众做其他贡献时，他必然会效法唐宋以来"名臣而留心医道者"，用医药寄托自己的理想。对此，吴骥也作了详细解释。吴序曰："唐宋以来名臣留心医道者，余得三人焉。狄梁公功在社稷，勋业盖代，而有脑后下针，鼻端疣落之术。陆忠宣经济宏深，有唐龟鉴，而有谪居荒陬，集录古方之事。范文正出入将相，先忧后乐，而有不为宰相则为名医之愿。""公（指刘若金）心三公之心，学三公之学，归欤投老，区区以方技自见。"

综上所述，刘若金写作的动机是："存心济世利人，不获见诸行事，故寓意于书"。写作的条件：一是千余年来本草学作为一门独立的学科，已经拥有一定数量的典籍，也有一批尚需评议的拟古之作。刘若金手捧着历代的本草著作，难免自问"孰若此书之精当哉？"二是刘若金自幼习儒，钩稽、编订、校勘、汇纂是其特长。三是刘若金平素笃好轩岐，曾"看题处方，良用娱慰"，有一定的用方经验。

成书年代，按吴序推算，应该是康熙甲辰年，即1664年。兹摘引吴序以资佐证。吴序曰："故司寇潜江云密刘公……竭三十年之力，而《本草述》成……骥夙获撰杖，辱公呼为小友，甲辰阳月访公于家，公……自云'不佞壮而多病，以医药自辅，看题处方，良用娱慰……笔其所见，幸底于成，子其为我序之'涟逮郑重而别……逾年乙巳，公正星辰之位。又逾年，乃克为序。"

竟陵吴骥为明末逸老之一。刘若金生前与之"时通尺素"，临终前一年又和他在一起"剧谈弥夕"。因此，可以通过吴序来准确地判断刘若金之书与刘若金之事，确定《本草述》成书年代为1664年。

2. 卷次、编辑体例与主要内容

全书三十二卷，计收载药物490余种：其中大部分都是今人常用药品。分类与编排次序与《本草纲目》比较接近，惟每类药物的数量已作适当调整。卷一，水部十六种。卷二，火部五种。卷三，土部十一种。卷四，金部十一种。卷五，石部二十六种。卷六，卤石部十一种。卷七，山草部四十三种。卷八，芳草部三十种。卷九，湿草部五十二种。卷十，毒草部二十一种。卷十一，蔓草部三十种。卷十二，水草部六种。卷十三，石草部七种。卷十四，谷部二十六种。卷十五，菜部十六种。卷十六，五果部四种。卷十七，山果部九种。卷十八，夷果部五种。卷十九，果之味部六种。卷二十，果之蓏部三种。卷二十一，水果部二种。卷二十二，香木部十九种。卷二十三，乔木部十八种。卷二十四，灌木部二十五种。卷二十五，寓木部六种。卷二十六，苞木部一种。卷二十七，虫部二十种。卷二十八，鳞部十五种。卷二十九，介部十种。卷三十，禽部十一种。卷三十一，兽部二十种。卷三十二，人部十种。

全书对每一种药品的论述，依次为产地，形态，采收，药性，主治，附方，"愚按"和修治。刘氏论药，在指导思想上推崇阴阳五行、藏府经络及气机升降学说；在具体方法上注重药性理论与临床运用相结合；在列举资料时讲究旁征博引，既集录金元各学派的观点，又精选明末诸大家的议论，并善于以"愚按"的形式从千秋典籍中探索药效之奥妙，于百家比较处剔发药理之真谛。所以本书有较高的理论性、较强的实用性和较好的资料性。如果按内容与功能分类，本书堪称综合性本草，是集药物、药效、药理之论述于一体，而详略比较适中的药学专著。

　　了解此书主要内容与编辑体例后，再回头看书名的含义，似不难判断：本书虽名曰"述"，其内容却远远超越了"记述前人已定之成说"。刘若金记前人之成说旨在述一己定之心得。取名为述，并不等于他述而不作。宋代的朱熹为《论语》作注时称孔子"其德愈盛而心愈下""其事虽述，而功则倍于作"。可见书名也涉及"道德观"。尊孔自谦的刘若金虚怀若谷不言"作"，今人评定《本草述》的价值时，亦不应为"述"字所限。

3. 特色、学术价值与历史地位

　　（1）选药少而精，由博返约

　　回顾历代本草学名著议药的规律，有一个显著的特点，即品种由少到多，数量由小到大。例如《本经》采药凡三百六十五品，梁·陶弘景增而倍之，谓之《名医别录》（尚志钧先生辑得该书实际议药达 745 种），其后或朝命增修，或名医附益，至明·李东璧著《本草纲目》，已采药 1892 种。而刘若金像李东璧一样竭 30 年心力来编著《本草述》，为卷三十有二，药不过 490 多种。成书年代在李东璧之后，议药数量却有明显压缩，其原因就在于《本草述》注重实用，注重临床。刘氏花费大量心血，对李东璧的 1800 多种药做认真的筛选。他选定的总数与当今全国高等中医院校统编教材《中药学》介绍的中药数量几乎相等，他收编的药物与统编教材也非常接近。刘若金择之精，视之远，不能不令今人赞叹。

　　（2）排序存新意，有进有退

　　《本草述》像以前的多种综合性本草书籍一样，采取按药物自然属性分类的方式编排，所以在部类上有土部、金部、石部、山草部、水草部、山果部、虫部等今人已不太常用的分类学名称。

这种从基原出发的分类法于南北朝后半期草创雏形，历代本草学家曾对它做了大量的补充与修订，然而就分类的合理性与排序的科学性而言，即使是李东璧的《本草纲目》，也未能做到尽如人意。对于李东璧及前人突出的疏漏误排之处，刘若金均详加考证，反复斟酌，在一定程度上做了变更。

比如果之味部，《本草纲目》列胡椒于吴茱萸、食茱萸之前。刘若金考虑吴茱萸、食茱萸皆属椒类而产中土，胡椒则来自舶上，属番产。将番产者列于土产者之前，既不能显示我华夏本草的本色，也不易唤起用药者对我土产药源广泛、理应首选的警觉。所以在《本草述》中，果之味部的顺序被调整为蜀椒居先，吴茱萸次之，胡椒位居第三。食茱萸附于吴茱萸之后，秦椒即花椒，附于蜀椒之后。经此变更后，同一部类药品的主从关系、等次关系、土产与舶来关系均有章法可循，检索功能与实用价值也能在不增加篇幅的情况下得以增强。

类似的例子还有很多。虽说只是同一药品前后位置的进退，却能反映刘若金早在300多年前，就对药物分类的问题做了深入的思考。他及时发现了《本草纲目》的缺点，按自己的设想纠正了这缺点中的一部分，同时也促使他晚出的学者们从他无法纠正的另一部分缺点中，看到了药物分类法必须改进。所以，前面说刘若金"排序存新意"，这"新"字既是推陈出新之"新"，也是催人创新之"新"。对后世学者创立更新的药物分类法，不无启迪。

（3）议药分经纬，体用并重

刘若金务实精神强，《本草述》的特色，除开选药精，排序新，还有议药程式新。古人议药喜欢旁征博引，在指导思想上推崇阴阳五行。这是共性的一面，并非刘氏所专有。所以尽管是本草书籍的特点，却不是《本草述》的特色，本文也只在"卷次、编辑体例与主要内容"这一节里简简单单地提了一提，目的是让读者知道《本草述》的内容丰富，资料性强，以《本经》《灵》《素》为议药之"本"。现在介绍的议药程式，说的是个性的一面，前人将它概括为"经之以药，纬之以方"。即本书既按部类系列沿纵的方向阐明药物单用时的个性特长；又按配伍关系从横的方面分述药物合用后药效出现的差异。

换言之，刘氏议药并不拘泥于胪列一药一物的性味、归经、形态、产地、主治、功能，也不局限于使人"知其然"，而是结合临床运用使人"知其所以然"，既知其"体"，亦知其"用"。

对于大多数阅读综合性本草书籍的人而言，认识单用某一药物时会出现什么反应，那还只是认识的起点、认识的基础，并不是认识该药物的最终目的。认识的最终目的，主要是组方，是见到病人就能将分散的、片面的、孤立的药物知识有机地组织在一起"用"。《本草述》经之以药，纬之以方，熔方药于一炉，做到了体与用并重，这对后人是很有示范作用的。

在体用并重方面，还有一点值得注意：那就是刘氏注重以药理指导用药，也注重用临床疗效验证和充实药理。例如《本草述》在论及"从昔本草皆不载"的药物时，在性味归经这根"经线"里仅有形态、产地、主治等内容可记，却无法从前人的著作中征引任何有关其性味、归经的资料，即无法使"经线"从头到尾豁然贯通。遇到此类情况，刘氏就纤悉无遗地记疗效，提供线索，让后人去贯通这根"经线"，充实其药理。

例如《本草述》卷十一蔓草部收录了《本草纲目》和从前的本草书籍均未记载的五龙草，论性味、归经，前人无资料可稽，论主治、功能，本品对背疽"却不可少"，"故附殿于蔓草后，因而录其治疗之详于左"。

刘若金曰："五龙草生于卑下湿地，遍地牵藤，叶似丝瓜叶而小。一叶有五丫，各丫内俱有须，故名五爪龙。三月间采，阴干。吾潜处处有之。"三言两语介绍了五龙草的形态、产地。接着刘氏以较大篇幅论述背疽的病因、病机、预后与治则。他说："背疽所患，惟内攻与外溃耳，证属火毒酝酿斯成。不能外散，势必内攻；不能中出，势必旁溃。医者往往以凉药围解，多罹兹二患。"对于这种棘手的毛病，前人是如何治疗的？据他回顾："阴疮不起发者，只有隔蒜灸一法，然亦未见凿凿取效。"

有了五龙草之后，刘若金主张用熏药加敷药治疗。他指出："此方初用药捻熏照，以火引火，毒气外散后，用药敷围，追脓止痛。毒从孔窍及疮顶中出，可免旁溃矣。"在熏与敷联用的综合疗法中，熏药的作用是主要的，所以刘氏曰："阴疮一照，即起红晕，状如蒸饼，变为阳证，可保无虞。此其奇中大略也。"但是光有熏照一法，对于这种顽固的慢性病，想马上见效又是不可能的。故而刘氏强调："此疮由厚味、怒恼、郁结所致，受病以年计。调摄之法，非惩忿窒欲，清散托里……即卢扁复生，有望而走耳。"由此而论，敷药清散与抑止嗜欲一样是必不可少的。

敷药方组成如下：五龙草（即五爪龙）、车前草（连根叶）、豨莶草、金银花各等分。前四味鲜草药一处捣烂，加多年陈米粉，即常用浆衣者（俗称蒸粉）即得。临用加飞盐末少许，共为调糊敷疮上，中留一顶，拔脓出。若冬时无鲜者，用根及蓄下干药陈醋调敷亦可。

关于五龙草的叙述，刘氏没有像介绍威灵仙、茜草等其他蔓草部的药物那样，一开头就说"根气味苦温无毒"，"根气味苦寒无毒"。或者接着说"主治诸风，宣通五藏，去腹内冷滞……疗折伤"，"主治……女子虚热崩漏，经滞不行"。而是先谈形态、产地，使人对他新补充的药物有感性认识。再往下，他谈的是与五爪龙有关的疾病，从病因、病机一直谈到治则、预后。最后介绍用五爪龙组成的敷药适用于背疽患者，尤其是经药捻熏照后用做辅助治疗。这样，读者对五爪龙可以"追脓止痛"，"使毒从孔窍及疮顶中出"，"以免旁溃"等前人从未记述过的作用，也有了感性认识。

刘若金如实记录药物功效，为后人进行验证打下基础，为后人阐发药理提供课题，这些都是以注重临床疗效、注重临床运用为前提条件的。因此"体用并重"是本书一大特色。

（4）论理刊己见，穷原竟委

刘若金学博识精，善于折衷古今异同。他认为不明《本经》，只言某药治某病、某病须某药，则用之无本；不旁及历代名家之说，徒执有限之药物，则无以应无穷之病变。学者必须穷原竟委，临证方可左右逢源。《本草述》宗经而旁及名论，对于《丹溪本草》《珍珠囊药性赋》《汤液本草》《本草纲目》《神农本草经疏》《炮炙论》《本草衍义》《药类法象》《用药心法》等著作中的药论及陈嘉谟、苏东坡、刘河间、苏颂、陈藏器、李当之、卢之颐、卢复、王绍隆、李中梓、张三锡、罗周彦、陆养愚等数十位先哲的用药心得，本书常择其精辟者一一参契于《灵》《素》而详说之。因取材丰富，源流分明，刘氏所论药用功治多能辨析入微，切中肯綮。

例如在论述茺蔚子的功效时，本书先征引《本经》之说，称本品"主明目"，并辑录后世方书的意见，证实本品之治以目疾为多。其难能可贵之处则在于本书通权达变，该书明确指出：茺蔚子行血甚捷，血滞目疾可以本品治之，但瞳子散大者，属血之不足，本品理当禁用。另外，对东垣所言茺蔚子助火之说，也给予了反驳。这些观点，今日读来仍发人深思。

又如论白术，刘氏对洁古"首以除湿益气归之"，作了较好的发挥。他认为人身之气每困于湿，湿除则气益。脾患于湿则阴不化而津液不生，白术理胃益脾，能生津以通经，乃得由经以达气。这样解释，显然比"白术淡渗，风剂燥湿"的说法前进了一大步，对于答复"凡湿是否皆能用白术？"也有极大的帮助。刘氏曰："湿分内外，尤别寒热。属寒者，是阳入阴中而不升，阴蓄则气虚；属热者，是阴困阳中而不降，阳并则气实。一虚一实，投治乃殊。虚者宜补正以益气，如白术、茯苓；实者宜除邪以益气，如连、柏、栀、黄，不可执二术为用。换言之，惟有虚寒型湿证才是白术所对之证。《本草述》中，刘氏直说曲述，正说反证的例子举不胜举，学者从中自不难窥药物合同而化之原。

以上所述系本书超群出众之概况。众所周知，书的特点与书的价值是紧密相连的，《本草述》中有许多像五龙草一样的，尚未被人全面论述的新药；有许多沟通药物横向联系的配伍经验；有许多取材于临证第一线的疗效记录；有许多涉及药物分类排序的大胆尝试；还有提倡以人为贵，不以人血、人骨、人势（男性生殖器）、人胆入药的"仁人"思想；以及破除迷信，"于虚荒难信者弗录"的革新精神。这些具有积极作用的特色，均是本书最宝贵之处。

在本草学专著中，《本草述》起了承前启后的作用。刘若金采用"从博返约"的方式研究本草的经验，对后世曾有较大影响。例如道光六年丙戌（1826），杨时泰（字穆如）偶获此书，"翻阅数过，爱不能释"，曾花了五年时间，"就其中论义删而约之"，撰辑成《本草述钩元》，经门人伍恂刊行于世。再如阳湖（今江苏武进）人张琦（1763—1832），曾节录刘氏原著而编成《本草述录》。武进人蒋溶（字文舟）又在张琦节本基础上增辑一卷"补集"，以《萃金裘本草述录》作为书名，编纂出一个九卷本的节本。还有浙江海昌人苏廷琬（字韫辉）见《本草述》"曲畅旁通，义无弗彻"，甚喜，遂"摘录大要，诠次成文"，编成《药义明辨》，重在药性药理，不载种类修治。除此之外，被认为对《本经》研究有素，而又谦逊朴实的清代本草学者邹澍，也曾对刘氏原著给予了极大的关注。邹澍撰《本经疏证》和《本经续疏》时，采用"例则笺疏之例，体则辨论之体"的写法，每药先录《本经》《别录》之条文为正文，低一格引述药物基原性状，再附列后世药论及邹氏自家论说，以辨析药性及其运用。就在这两本专家称为"最为精博"的专著中，附列后世药论时，以卢子颐、刘若金二氏之说为最多。

虽说《本草述》对某些药物的解说可能有"文辞蔓衍"的缺点；将金元四大家的论述与刘氏自家论述结合起来时，联系有不太紧凑的地方；推崇无病室女月经首行者为"天真接命丹"实属大谬。但总体来说，《本草述》仍属本草学专著中的上乘之作，即使有微瑕生于白璧，也还是祖国医药学宝库里的一件珍品。

刘若金在一个特殊的社会时期，竭三十年心力，十易其稿，完成了洋洋八十万言的《本草述》，对世所奉为金科玉律的《本草纲目》及其他本草学专著加以发挥、给予述评，为后人留下宝贵的文化遗产。他对医药事业做出了不朽的贡献，必将永远为世人所景仰。

六、汉阳叶氏家族对医药学的贡献

本文所说的汉阳叶氏，是以叶文机为一世祖，从江苏溧水塔山渡迁居湖北而形成的一个亦官亦商、亦医亦药的家族。它有过兴旺显赫的历史，对医药学做出了一定的贡献。

一世祖叶文机生活于明清改朝换代之际，懂医术明脉理，是一个才华出众的医生，又是制药行业中勇于开拓进取的实干家。年轻时，他在江苏故里行医，至明末清初，因干戈扰攘才挟技游江湖，逆水行舟，落籍湖北。在湖北，他筑室夏口悬壶应诊，并开设"叶开泰药室"以医荐药。

在光绪二十四年（1898）以前，夏口泛指夏水注入长江之处，其地域包含汉水下游南北两岸，且统属汉阳县（现蔡甸区）管辖。筑室夏口者，无论是在今天的汉口还是汉阳，都算是落籍汉阳。故世人习以"汉阳叶氏"称呼文机及其家族。在氏族内部则按叶文机为汉阳一世祖的礼制排列次第、议论尊卑。

300多年来，在这个家庭里，有不少成员，如叶继文、叶名琛等因文化教育、政治军事方面的原因而为世人瞩目；更有一大批成员如叶文机、叶宏良、叶廷芳、叶志诜、叶凤池、叶蓉斋等，因为医学、药学、药品营销或中成药生产方面的成就而名噪海内外。鉴于叶文机及其后人对医药事业的贡献有鲜明的连续性与氏族性，以及不少成就的获得、巩固和发展实非一人一时之所为，所以本文特以"汉阳叶氏"作为总称来统领他们所做的贡献。如果读者从下列资料中感受到各成员的个人成就离不开家族的支持，离不开政治、经济、文化方面其他成员的相互配合、相互影响，那就是对历史事实做出了最全面的理解。

另外，值得提一下，有些文献给人留下叶文机原籍安徽，先迁居江苏，后落籍湖北的印象，那是不确切的，应该加以纠正。据史料分析，必须从叶文机再往上回溯300年，叶氏家族才定居于安徽。换言之，迁居江苏是前600年的事，迁居湖北是前300年的事。将时代提前600年，适值元末明初，正好也是一个兵荒马乱的岁月。叶文机的先辈在狼烟四起的背景下完成了率全家迁徙的壮举，这说明叶氏家族自古就有"向往社会安宁、追求事业有成"的杰出人物。将叶文机的易地而居与其先人从祖籍徽州（在今安徽省）迁居溧水的行为相比，论动机，如出一辙；论精神，同属奋发图强。可以说他们的进取心是一脉相承，源远而流长的。

事实证明，叶文机选择来湖北开创他的事业是极其明智的。湖北这块沃土，可以为所有的有识之士提供其施展才华的机会。

（一）为湖北制药行业奠基，堪称泰斗

"叶开泰药室"创建于明崇祯十年（1637），旧址在汉口大码头鲍家巷口，至今有 350 余年历史。它经历了"药室""药店""参药店"等艰苦创业阶段。1952 年，政府规定：凡私营药店，不得制造成药。叶开泰就联合陈太乙、陈天保等大户，办理转业手续，申办药厂，拟厂名为"健民制药厂"。1953 年 6 月 1 日，"私营武汉市健民制药厂"正式成立。制药厂几经演变，现已发展成为一家拥有 1000 多名职工，180 多种产品，依靠科技进步起飞的中成药骨干企业。

叶文机在事业上有两大特点值得重视。一是"以医荐药"，即自己诊病、自己制药、自己宣传、自己销售。当时自制自销的中成药中较出名的有"参桂鹿茸丸""八宝光明散""虎骨追风酒"等药，驰名湘、鄂、赣、豫、陕各省，并远销港、澳及海外一带。叶文机采用医药两便、薄利多销的方式经营其药室，既医治于民，又取信于民，所以生意日趋兴隆，数年之内就在强手如林、竞争激烈的"九省通衢"站稳了脚跟。叶文机的第二个特点体现在药室发展的战术与战略思想上，即"以医兴药""药兴医不废"。在战术上他充分发挥自己在医术上的优势，经常研制能防治常见病、多发病的新产品，适时投放市场，既满足市民患者的需要，又有助于战胜商业竞争的对手；在战略上，他牢牢记住自己不仅是商人，同时也是济人于危厄的医生，所以从不放弃在诊疗技术上的提高与发展，遇有疑难杂症，危急重症皆能知难而进，勇于探索。以下事例足以展示其医术之精良和开办药室之后并没有兴药而废医，也没有改变他经常远走他乡为军民百姓治病的习惯。例如据光绪《溧水县志》、嘉庆《新修江宁府志》等史志记载：清兵入关后，清政府一度派简亲王率士卒驻守岳州，适值当地瘟疫流行，军民相互感染，患者与日俱增，出于救死扶伤的责任心，叶文机毅然前往诊视，投剂即见功效，深得简亲王赏识和百姓的爱戴。另外，1675 至 1683 年任崇明提督的刘兆麒，在其任内因海隅瘟疫也曾将叶文机聘至军门，军民人等得叶文机救助，皆以"神医"称呼之。

叶文机坚持以医兴药，做到"药兴医不废"，其主导思想与今日所

提倡的"依靠科技进步起飞"不无相似之处,对"叶开泰药室"后来的经营者也影响颇多。由叶文机创办的"叶开泰药室"早于北京同仁堂老店32年,早于杭州胡庆余堂237年。从奠基和创业的意义上说,叶文机不愧为湖北制药行业之泰斗。

(二)众子孙振兴家业,弘扬岐黄之术功垂汗青

叶文机奠定的基业在其子孙手里一代代的扩展,由振兴一直走向鼎盛。他们的实践经验是:改善经营管理;提高产品质量;搞好劳资关系;亦官亦商,内外呼应,结交权贵,争取外援。下面列举对事业有重大影响者数人,以分述该家庭在医药学上做出的直接与间接贡献。

1. 叶宏良

叶宏良是叶文机的孙子,他长于理财,善于治家。在他持家时做了两件意义重大的事。一是将全体眷属从江苏迁来湖北,让所有的家人都放下"身在曹营心在汉"的包袱,一门心思地经营好"叶开泰药室";二是扩充业务,改"药室"为"药店",为尔后的发展打下基础。

2. 叶廷芳

叶廷芳是叶文机的曾孙,字客尧,号松亭,乾隆年间有医名。他继承祖业后,对子孙的文化教育抓得很紧。据《续辑汉阳县志》同治七年刻本所述,他"庭训甚严",故在他之后经科举踏入仕途者甚多,这些做官的后人通过"政治与经济相结合,官场与药店相辉映"的方式,为医药事业做出了间接的贡献。叶廷芳尝集《痢疾诸方》《疟疾诸方》《金创花蕊石散》《疔疮诸方》《喉科诸方》等方书中防治常见病的处方及危重症之备急方汇编而成《五种经验方》,全书一卷,于1778年刊刻于汉阳。

3. 叶继雯

叶继雯是叶廷芳的儿子,字云素,一字桐封,于乾隆五十五年中进士。他曾在乾隆、嘉庆、道光年间做京官数十年,虽说在医药上无重大建树,却借助自己的权势巩固了叶开泰药店的地位。

4. 叶志诜

叶志诜是叶廷芳的孙子,字仲寅,号东卿,晚自号遂翁。他学问渊

博，擅长于金石文字，注重养生术，又通针灸、经络之学。医学著作有《神农本草经赞》三卷。该书以孙星衍所辑《神农本草经》为依据，在对 356 味中药进行辨析的基础上，为每药写赞诗一首，每首四言四韵，32 字，凡文义古博费解处均附录百家诗文辞赋之佳句及自家诠注助读。使"药之本性治用，了然于目"，"读本草者流览讽诵，不能释手"。书末附《月令七十二候赞》，乃据二十四节气，分七十二候，以每候为一赞，以备记天时、序人事、调气候时参用。他编辑的医书有《汉阳叶氏丛刻医类七种》，于 1850 年刊行，内容除《神农本草经赞》之外，其余六种为《观身集》《颐身集》《绛囊撮要》《信验方录》《五种经验方》《咽喉脉证通论》。叶志诜经嘉庆七年（1820）壬戌科步入仕途，曾任兵部武选司郎中，在粤东当过官。

5. 叶名琛

叶名琛（1807—1859），系叶志诜之长子，道光十五年（1835）进士，1848 年任广东巡抚，1852 年升两广总督，在第二次鸦片战争中为英军所俘；殖民主义者逼其穿朝服朝靴、戴三眼雕翎红缨帽、坐在玻璃房中供人观赏。叶名琛不堪凌辱，怀着"宁为玉碎，不为瓦全"的决心吞石自杀，死于印度加尔各答。其后人曾广泛宣传他的民族气节，以此来提高"叶开泰药店"这块金字招牌的声誉。

6. 叶名沣

叶名沣系叶志诜之次子，在长兄叶名琛屈死异国他乡的悲剧激励下，继承祖业，刻苦钻研中医药理论和成药配方，扩大作坊，发展生产，不遗余力地加强经营管理，力求步步出成果。采取的措施是：扩大生产营销规模，确立前店后厂制；吸取传统的制药经验，认真修订配方；精选药材，大量生产参桂鹿茸丸、八宝光明散、虎骨追风酒和十全大补丸等社会需求量日益增长的名牌拳头产品。讲求货真价实，务必让顾客满意。另外，在对外宣传方面也加强了攻势。例如：①1870 年汉口重建药帮会馆"三皇殿"时，"叶开泰药店"为了取得在八大行中的地位，曾捐赠巨资予以赞助，并加入这个组织。在"三皇殿"会馆落成时，又借机在殿内外为叶名琛的遗孀叶汪氏大办祝寿庆典，设筵会演三天，在汉口制造了轰动全市的热闹场面，有效地提高了"叶开泰"

在药材行业中的地位。②为了迎合市民心理，按照叶名琛反洋遗训，提出"不买洋货、抵制西药"口号，掀起服食中药的宣传高潮。③当时的士大夫曾一度提出禁吸鸦片烟，叶开泰趁机大力宣传参桂鹿茸丸的功效：不仅能医病，而且能戒烟。通过以上种种宣传，使"叶开泰"的声誉大大提高。

从乾隆到咸丰这 100 年间，叶宏良、叶名沣这五代人，使"叶开泰药店"兴旺发达的窍门：一是抓产品质量、发展生产；二是培养人才、科举入仕。由此亦官亦商，政治与经济相结合，官场与药店相呼应，有力地促进了"叶开泰药店"的振兴。

7. 叶恩颐、叶凤池

叶恩颐和叶凤池系叶名沣之子与孙，他们都继承了先辈们亦官亦商，以医兴药的衣钵，使业务持续不断的发展。这其中也包含有他们重整旗鼓的艰辛。比如说：辛亥（1911）年间，药店曾毁于兵燹，店中元气大伤，加之经理吴冠文年老退辞，"叶开泰药店"曾一度出现困境。这时恰逢叶凤池主持该店业务，他足智多谋，社交广泛，业务能力强。他首先聘请戴廷耀任经理，在本店原基地上搭盖店屋恢复营业。一方面依靠全体职工积极努力做到边购料、边制造、边销售，以加速资本周转；另一方面借助药材行的老友陈顺廷、毛光柏、陈寿臣等大力支持，在原材料供给上给予优惠，又乘聚兴益槽房酒滞销，征得同意给以赊购，同时还向亲家高瑞记借得白银三千两，在大夹街陶家巷住宅基地，兴建店屋。经过半年的努力，使"叶开泰药店"化险为夷，迅速复原。当年的营业额除供应全家开支外，获得纯利白银三千两。到1912 年春，重立新账，定资为白银六千两。据账目记载，1927 年年终结算，积累资金为白银 1049831 两，与 1912 年相比，基金增加 174 倍。

叶凤池主持店务时期，在经营管理方面除继承先人的经验外，还参照国内外资本主义经营方式和方法，对内建立一些必要的规章制度。如人事制度、会统制度等，令各有关人员各执其事，分工合作，互相监督。还利用每年春节、端午节、中秋节全店联欢聚餐的机会，向职工宣传"济困扶危是我们的天职"，"修德虽无人见，存心自有天知"，"要把叶开泰的事业当为福利，牺牲个人的私利"，从而使全店职工一心一意为"叶开泰"服务。对外则开展修渠道、发赈米、施医药等广结良缘的活动，又代客煎药，尽量满足患者要求，取得了群众好评。在产品质量方面要求认真选料，严格配方。如制虎骨酒的虎骨，要选购前有风眼后有邦骨的腿骨来烹制虎胶并配用高度汾酒；制参桂鹿茸丸，要选购一等石柱参、正安桂和马铌茸，并配用高丽参；制八宝光明散所用的麝香要选购杜圣兴的，冰片要选购炒草堂的正大梅；制丸药，要求炒老烘干；制药酒必须浸泡两年以上；注重成药质量检验工作，在作坊进门的屏风上贴有"宁缺毋滥，不好再来"的警语。由于"叶开泰"所制的成药质量过硬，在病人思想上，到"叶开泰"就诊购药，常有"药到病除"之感。

1859 至 1930 年间，是"叶开泰"的鼎盛时期，被列为全国四大中药店之一，名不虚传。

8. 叶蓉斋

他在 1953 年以"叶开泰"为主，联合"陈太乙""陈天保"两家中药店合建"私营武汉市健民制药厂"时，出任经理，协同叶璧垣、叶隆候等叶氏后人在党的领导下走社会主义康庄大道，为开创中药工厂的新局面做出了贡献。

综上所述，经过汉阳叶氏近 20 代人的不懈努力，促使湖北的制药事业有了较大的发展。叶氏家庭做出的贡献，不仅具有连续性、先进性，还具有独特的全方位性。他们除了造就一批医家，撰著一批医籍，医治一批患者，还缔造了一个医药与官商相结合的医药实体。他们很早就注意到以医兴药，"依靠科技进步起飞"，走人才培养与医疗、生产相结合的道路。这些经验，在当今"人类活动空间日益扩大"，"死因谱与人口结构明显改变"，"中医药面临着世界范围的严峻挑战"等新形势下，对于我们研究与制定相应的对策，优化我们的科技发展规划，促进我们的四化建设，仍然是值得借鉴的。

七、杨守敬及其对医籍刊刻整理的贡献

杨守敬，字惺吾，号邻苏，清末湖北宜都人。他是一位著名的历史地理学家，又是一位造诣高深的版本目录学家、金石学家和藏书家。其

学可与王、段之小学，李壬叔之算学相媲美，同为千古绝业。他虽未从事医学，但热心于古医书的搜集、整理、刊刻，为医籍文献的流传做出了巨大贡献。

（一）生平事迹

杨守敬出生于商贾之家，但喜好读书。白天持筹握算，夜间则潜心诵读，因此十九岁即补诸生。同治元年中举人，后又考取景山官学教习。平日对古籍、金石感兴趣，闲暇之时常搜求古书及碑刻，久而造诣至深。

公元1880年（清·光绪六年）夏，赴日本为清朝驻日公使何如璋的随员，开始搜集国内散佚的古籍。不久黎庶昌接任公使，知道杨氏精于版本目录之学，委托他校刻《古逸丛书》，由此更促使其致力于搜辑整理古籍的工作。杨氏初到日本，正值明治维新，建立资产阶级新文化，而欲废弃旧学。很多人将古书论斤售卖，书肆对旧版书也不甚珍重，杨守敬趁机大力购买。然而当他购求不已时，随即引起他人的注意，又重新争相抢购。同时许多日本人也意识到，全盘抛弃传统文化是很不理智的行为。杨氏本来资财有限，根本无法与日本藏书家争衡。幸亏他去日本时，携带许多古碑、古钱、古印之类，以此交换图书。此外，他又和一些日本藏书家如森立之、向山黄村、岛田重礼等结为友好，使他能够看到并收买很多古书。他还通过他们的帮助，从别的藏书家手里借到一些秘籍，加以影抄，或详记版本模式。凡是经眼和买到的书都"考其原委别纸记之"，还将只能借阅无法买到的古书印成《留真谱》，为后人留下搜求原书的线索。他校刻的《古逸丛书》收书凡26种，大多是国内久佚的宋刊本和日本旧钞卷子本，影刻精良，不亚于宋刊本。杨氏购回的书籍整理出版后，对学术研究产生了深远的影响。

1884年杨守敬归国后，被选为黄冈市教谕，调黄州府教授，充任两湖书院地理教习及勤成学堂、存古学堂总教长。在此期间，他将在日本搜购和影抄的古籍书目提要手稿，整理成为《日本访书志》十六卷。同时，继续搜集整理古籍的工作。光绪二十九年，开经济特科，张之洞奉举杨氏名列第一，后以内阁中书用，任京师礼部顾问官。辛亥革命后避居上海。1914 年袁世凯聘其为顾问，任参政院参政，次年病逝。

杨氏著述宏富，除上面提到的以外，还有《禹贡本义》《历代舆地沿革险要图》《水经注图》《水经注要删》及补遗、《隋书地理志考证》及补遗、《晦明轩稿》《邻苏老人题跋》《望堂金石集》《汉书地理志补校》《三国郡县志考证补正》《辑古地志》。所撰《水经注疏》四十卷，在他逝世后由弟子相助成书出版。他从日本辑回之古籍珍本，后均藏于北京大学图书馆。

（二）杨守敬对医学文献的整理研究

在杨守敬收集整理的古籍中，有大量古医书，多为珍善本，有些还是国内早已失传的孤本。这些国宝多亏杨氏独具慧眼，并倾其全力进行拯救，才得以存留至今。他的功绩，与历史上的王叔和、王冰、林亿等在整理医籍方面有突出贡献的人相比，毫不逊色。

1. 多方搜集，用心良苦

杨氏的藏书多达数十万卷，部分来自于国内，部分是在日本购买或影钞的。其中医书占有很大比例，他说："余初游日本，访求古书，于医方尤多"。1977 年台北故宫博物院图书馆编的《宋本图录》，收载杨氏从日本购回的十种珍本书中，就有宋刻影钞配本《严氏济生方》十卷，即为海内孤本，极其珍贵。

杨守敬深明目录版本之学，精于版本鉴定之法，选购书籍时又经过严格取舍，所以他购回的古医籍，多为有价值的罕见珍本，如：

杨上善《黄帝内经太素》二十三卷，残书一卷（影古钞卷子改折本）

《黄帝明堂》一卷（卷子本）

《千金翼方》三十卷（校元本，日本文政己酉从元刊摹刻本）

《千金方》一卷（日本刊本，天保三年摹刻旧抄本）

《神农本草经》五卷（日本森立之辑本）

《经史证类大观本草》三十一卷（元刊本）

《本草衍义》二十卷，目录一卷（宋刊本）

《伤寒论》十卷（影北宋本）

《脉经》十卷（宋·嘉定何氏本）

《脉经》十卷（影抄元刊本）

萧世基《脉粹》一卷（永正五年抄本）

《针灸甲乙经》十二卷（正统丁已重刊本）

葛仙翁《肘后备急方》八卷（明·万历李拭刊本）

《诸病源候论》五十卷，目录一卷（影南宋本）

《诸病源候论》五十卷，目录一卷（日本小岛学古据宋、元、日抄本合校）

《千金宝要》八卷（明刊本）

《外台秘要方》四十卷，目录一卷（影北宋本）

《医心方》三十卷（模刊古卷子本）

《太平圣惠方》一百卷，目录一卷（旧抄本）

《普济本事方》二十卷（旧抄本）

《新刊续添是斋百一选方》二十卷（元刊本）

《杨氏家藏方》二十卷（影宋抄本）

《妇人大全良方》二十四卷（旧抄本，影抄朝鲜活字刊本）

《御药院方》十一卷（朝鲜刊本）

《医方考》六卷（明刊本）

《钱氏小儿药证直诀》三卷（宋本）

《婴童百问》十卷（明·嘉靖十八年本）

其中《黄帝内经太素》《黄帝明堂》均为珍贵的卷子本。杨上善《黄帝内经太素》在《新、旧唐书》中皆有著录，北宋以后散佚，《宋史·艺文志》仅存三卷，宋·林亿校正医书时曾提及，但元以后则很少有提到的，杨氏从日本获得唐写卷子本，影钞而归。本书返回国土后，几经影印、排印，广为流传，成为当今国内研究、校勘《黄帝内经》的重要参考书。另如《伤寒论》系明·赵开美复刻宋本《伤寒论》，是现存最早版本，有相当高的学术价值。

杨氏每听说有部好书，便孜孜以求，千方百计购取。如南宋绍熙刊本《尚书注疏》二十卷，是最早的合疏于注的版本，中土早已亡佚，而听说日本有藏。他到日本后，到处访求，最后打听到该书保存在大阪某收藏家处，就托人去买，往返四次，议价不成。临回国前，他亲自乘船去大阪商谈，那人仍居奇不售。杨氏想，此书是海内孤本，失之交臂，未免可惜。于是倾其所有，"破悭得之"。再如《外台秘要方》四十卷，原本藏日本纪藩竹田氏，嘉永年间（当清道光时）影钞了两部，一部藏枫山官库，一部藏医学。明治初年，医学一部散出，杨氏托付一书商搜求。不久，果真把书拿到，然而要价极昂。他想到此书的宋刊本在中国早就灭绝，后来的传本讹谬太多，思之再三，终于迫不得已，以极高价钱买回。杨守敬搜求古籍之良苦用心，实在令人感叹。

2. 研究整理，精益求精

杨守敬对他得到的每种有价值的古医籍，都进行过一番考察与研究。他在《日本访书志》中为每本书所做的提要，内容丰富，又各有重点。涉及作者、版本、卷第分合、内容品评等多方面，因此该书被称为目录版本学中具有代表性的著作。

《访书志》详细记述了获得每本海外遗书的经过，这样便于后人了解原书的流传情况，以判断其可靠性。例如在《黄帝内经太素》后记曰："余又得影钞本十部，仍装为卷子，有锦小路印。按：锦小路为日本旧诸侯，藏书最富。在小岛学古之前。是此书影钞，不自学古始。"再如《杨氏家藏方》后记："宋·杨倓撰，首有自序，又有殿木氏旧书印记。"

杨氏凭借丰富的目录版本知识，对每种书籍都要考辨版本源流，并通过比较，对版本优劣做出评价，如王叔和《脉经》《隋志》与《新唐书》均有著录。后来随着时间的推移，在宋明清时出现多种版本，使人优劣难辨。杨氏考证了版本源流，辨明了《脉经》版本的来龙去脉。他指出，该书在宋代一刊于熙宁，再刊于绍圣，三刊于广西漕司，四刻于濠梁何氏。元·泰定间又刊于龙兴儒学。明朝的毕玉、袁表、沈际飞等刻本都源于泰定本，只有吴勉学《医统正脉》收载的是宋代何本。清·阮元影钞何本，著于《四库未收书目》中，而无雕版传世。金山钱氏雕刻袁本，在质量上不如何本。这些情况，杨氏——说明，使后人了解《脉经》版本流传的全貌。再如《诸病源候论》（小岛学古校本）。杨氏曰："日本医官小岛学古据宋本、元本、日本国刊本、聿修堂钞本，又以《外台秘要》《医心方》所引，合校于胡益谦刊本上。凡订正不下数千事，最为精审，似无遗恨。"如此将小岛学古所校版本的优劣介绍得一清二楚。

杨氏收集古本旧刻不是猎奇，而是为了更好地从事科学研究，发现和解决一系列疑难问题。如在日本古钞本书注末常多"之也"等字，阮元认为是日本人所加，日本森立之认为是隋唐旧迹。杨氏通观各种钞本，发现唐钞本中有许多虚字，至宋时删除了十之八九。原来古注多为双行，难于对齐字数，往往在悬空处增添虚字填充。在句中的虚字，因原本相同，故钞本亦同。而在句末的虚字常被删除，所以各钞本不同。正文则毫无增损，可见阮、森两家之说，各执一端，都不尽正确。

除此之外，杨氏还根据丹波元胤编纂的《医籍考》编写了一部《医籍考目录》，系兰格钞本，现藏重庆图书馆，由此可见他对医学典籍研究的重视。

3. 致力传播，不遗余力

杨守敬不是仅仅满足于个人的收藏和研究，而是尽快将所得到的珍善本公之于世，以弘扬民族文化，振奋民族精神。

杨氏游于日本时，正逢《聿修堂医学丛书》的版刻拍卖，他便倾囊而购，带回国内，并于光绪十年加序，以"飞青阁藏版"之名印行。此书印行后，风行海内，其中大部分被收入《皇汉医学丛书》中。如《素问识》《伤寒论辑义》《金匮要略辑义》等书，多次印成单行本，受到社会的欢迎。

杨守敬不但个人不辞劳苦，筹划刊刻付印，而且将自己费尽周折得来的秘本，毫无保留地贡献给热心校刻医书的同仁，以使散佚多年的古籍及早面世。像杨上善《黄帝内经太素》这样难得的卷子本，也奉献出来公布于众。肖延平《校正内经太素杨注后序》曰："光绪中叶，吾乡杨惺吾先生，始从日本获唐写卷子本影抄以归，存二十三卷。桐庐袁忠节公得其书，未加详校，即以付刊。"

清·光绪年间，武昌医学馆曾刊刻一批医书，如《大观本草》《本草衍义》等。这些书就是在杨守敬的大力帮助下才刻印成功的。当时主持武昌医学馆的是柯逢时，湖北武昌人，肄业于武昌江汉书院，曾参与修纂《湖北通志》，光绪十二年入都任编修，后历官陕西学政，广西、贵州、浙江巡抚等职。晚年创办武昌医学馆。他热心校刻医书，与杨守敬过从甚密。他们常相互交流医书善本，共商影刻校补诸事。现湖北省博物馆藏有柯逢时寄给杨守敬的书信六则，内容俱为二人商议如何刊刻出版医书。如书信一，柯氏曰："昨外出晚归，奉手示并校正各条，感佩万分。大序尤详明有法度，于《本草》源流，言之尤悉。"信中所言《本草》即为柯氏刻《经史证类大观本草》，此书乃杨氏从日本购回。从信中可知，杨守敬曾为其校正文字，书写序言，对《本草》源流的研究十分详悉。再如书信四，附有一张柯氏开列的收到杨守敬之书的书单，曰："手示并医籍六种照单收到。收到各书单，四月初七日：

景抄朝鲜活字本《仁斋直指方》六册。

景抄朝鲜活字本《妇人良方》九册，一篋，又十册。

明刊《仁斋直指》四种共七册，连前八册。

明刊《妇人良方补遗》残本叁册。

熊宗立《妇人良方补遗》五册。

初八日：补叶《医学真经》壹册。"

此外，书信六还谈到请杨氏为《活幼心书》书写封题等事，柯氏曰："惺吾老长兄鉴，昨奉赐函，感佩之至，《活幼心书》已刻成，敬求搦笔为书封题，以志光宠，随时交下，不必汲汲。《圣济》请再发十册分校，缘前十册尚须复校一次，故未能及时奉还也。"从信中看出，杨柯二人志同道合，为医书的刊刻印行费尽心力。

总之，杨守敬的一生，为医籍文献的保留、整理与传播，做出了巨大贡献。他为弘扬民族文化而倾注的拳拳之心，至今仍令人钦佩不已。

参考文献

[01] 庞安时. 伤寒总病论. 上海：商务印书馆排印本，1956.

[02] 佚名. 宋史·庞安时传. 北京：中华书局，1977.

[03] 戴良. 九灵山房集·沧州翁传（《四部丛刊》初编集部）上海：商务印书馆缩印常熟瞿氏本.

［04］洪迈．夷坚志·夷坚甲志，卷十．北京：中华书局，1981．

［05］曾敏行．独醒杂志·卷四．上海：古籍出版社，1986．

［06］张杲．医说·卷二．上海：科学技术出版社，1984．

［07］苏轼．东坡志林·卷三．北京：中华书局，1981．

［08］张耒．柯山集·卷四十九．上海：商务印书馆．

［09］苏轼．东坡题跋·卷五．上海：博古斋影印汲古阁《津逮秘书》第十二集．1922．

［10］苏轼．东坡续集·卷四·卷六，上海：中华书局《四部备要》集部，1936．

［11］苏轼．东坡集·卷二十四，上海：中华书局《四部备要》集部，1936．

［12］王冰．次注黄帝内经素问．北京：人民卫生出版社，1956．

［13］张志聪．黄帝内经灵枢集注，清·光绪癸卯年善成堂刊本．

［14］严用和．济生方·卷四．北京：人民卫生出版社，1956．

［15］朱端章．卫生家宝产科备要．北京：人民卫生出版社，1956．

［16］浠水县简志．内部刊物，1981．

［17］毛德华．关于庞安时弟子的若干考证．内部铅印本，1989．

［18］顾景星．白茅堂集，清刻本．

［19］钱銮．蕲州志．清·乾隆二十年刻本．

［20］卢纮．蕲州志．清·康熙三年刻本．

［21］封蔚祁．蕲州志．清·光绪八年刻本．

［22］方仗．李时珍传．北京：中华书局，1977．

［23］英启．黄州府志．清·光绪十年刻本．

［24］李裕．李时珍和他的科学贡献，武汉：湖北科学技术出版社，1985．

［25］刘远南．关于万密斋其人．轶著及其他．中华医史杂志，1982（1）：17．

［26］赵宏恩．万全学术思想初探．湖北中医杂志，1981（5）：44．

［27］曾自豪．明代儿科世医万密斋．浙江中医杂志，1981（8）：346．

［28］秦建国．万密斋及其著作简介．湖北中医杂志，1986（4）：44．

［29］秦建国．万密斋与《万密斋医学全书》．中华医史杂志，1987（1）：31．

［30］黄明贵．浅谈万密斋对《黄帝内经》法时理论的运用．湖北中医杂志，1987（2）：2．

［31］傅沛藩．周玉萍．万密斋小儿五藏有余不足说发微，湖北中医杂志，1987（3）：4．

[32] 向宗益. 浅谈《幼科发挥》中的优生优育思想. 湖北中医杂志，1985 (5)：53.

[33] 梁学孟. 痰火颛门. 上海：上海科技出版社，1984.

[34] 裘沛然. 中医历代各家学说. 上海：上海科技出版社，1984.

[35] 陈仁庆. 略论梁学孟对痰火学说的发挥. 湖北中医杂志，1990 (5)：28.

[36] 潜江县志，清·康熙三十三年刻本.

[37] 甘鹏云. 潜江旧闻，1924.

[38] 刘若金. 本草述·序. 清·嘉庆十五年刻本.

[39] 汉阳县志. 清·同治七年刻本.

[40] 叶元同. 武汉文史资料第一辑（内部发行）. 武汉中国人民政治协商会议湖北省武汉市委员会文史资料研究委员会编，1980：240－250.

[41] 王承略. 杨守敬与《日本访书志》. 文献，1989 (1)：211.

[42] 李铁君. 宜都杨守敬所访医书记略. 湖北中医杂志，1981 (1)：43.

[43] 刘信芳. 柯逢时寄杨守敬书信六则. 中华医史杂志，1990 (3)：190.

第二节　医林人物

素称"楚才"之乡的湖北省，古往今来曾培育了无数的政治家、军事家、文学家、科学家，其中医学家也代不乏人。他们之中除有庞安石、万密斋、李时珍等人名闻海内外之外，还有更多的医林人物不为人知。为了整理前人的医疗经验，光大中医药学事业，本章对古代湖北籍和在湖北从事医事活动的 700 余位医家的医疗事迹，给予简要介绍。虽然是遥远的往事，又多为文献史料，但只要我们认真去体味，定有裨益。

一、武汉市

武昌

滑世昌，宋代江夏县人（今武汉市武昌）。鄂州都统，司医官。居南市，家资钜万，岁荒疫，自捐钱药救疗。

罗錬，明代江夏县人。故儒，家深医学，诊脉断人生死不爽。御史李某吐墨痰，錬诊之曰："是殆有所思，不遂也。"李起拜曰："神医也。吾少贫，纳婚某氏，为妇翁所嫌，离去。妇为我死，吾不忍婚耳。"服药立愈。又楚王妃周氏微恙，诊之曰："是殆不起，即在今午。"时妃犹饮食言笑。王不信，未几，中风逝。另一佣人自言："某无病，第觉首在下，足在上。"罗俯首良久曰："地下铁杵六十斤，汝试棒而上捧而下，如是者三日，病顿愈。"问其故，錬曰："汝以用力伤经络，心逆转。特为反正之耳。"如此类者甚多。著医书授其子。一日子乘醉为人视疾。錬怒曰："奈何以人性命为儿戏。"焚其书，无传者。

李梦龙，明代江夏县人。幼孤贫，习医。

赵梦弼，字肖野。明代医生。先世浠川人，涉居江夏。年至八十，因呼肖翁。家世受医，精脉法。凡诊诸病者形神俱往，徐以一、二语，发其隐结，投药立效。胡方伯病危，购木以待，邀肖翁医之，服药两匕而痊。赴人之急百里外，中夜叩门无不应者，即老犹杖以往。岁大祲，煮药如池，全活甚众。年八十八，一日忽遍辞所识，无疾而逝。

吴旻，字近山。明代江夏县人。自结发事师读书外，漫无所嗜。惟好诸方事，亦以切人实用。将积之见闻汇成《扶寿精方》一卷，刊于世。该书按病证分类，共二十九门。选方较精，以实效、简便为原则，间多他书所未见者。所载丸、散、膏、酒及炮制各法亦各具特色。

朱盛淶，字蓼庵。明代江夏县人。明太祖十一世孙也。明亡，变姓名为谢世仁（字忍生），寓武昌樊湖以终。耽诗爱琴，尤善医。或病剧，经其手辄愈。虽法在不治，以己意损益古方，亦多活者。

朱容栋，字二安。明代江夏县人。盛淶子，亦以医著。著有《医宗尺玉》。

程云鹏，字凤雏，号香梦书生。明末清初安徽歙县人，寄籍江夏。少攻举子业，受知蒋慎斋先生，称吾楚文章巨子。中年时其母殁于疟疾，妻亡于血证，三子二女夭折于惊风与痘证，乃深悔不知医学，遂尽发家藏自轩岐以下医书，共一千七百九十余卷，昼读夜思，每当读到前人医技高超之时，思念亲人枉死于庸医之手，常常痛哭失声，不能自止。日久医道精通，后行医二十余年，活人无算。昔宁都魏大冰叔谓："凤雏之医，神明变化，大似武侯用兵。"为纠庸医之谬，并立志著书。

所著有《慈幼筏》（又名《慈幼新书》）十二卷。另有《灵素微言》《脉复》《伤寒答问》《医贯别裁》《医人传》《种嗣玄机》等书。

刘名显，号克顺。清代江夏人。精外证，触手即效。品端正，有古君子风。年逾八十，无疾而卒。

路青云，字自达，号澹庵。清代江夏人。邑生，性孝友。以岐黄术活人甚众。举乡饮介宾，年八十卒。

徐之荣，清代江夏县依仁里人。宗族称孝子，有至性，母疾病刲股和药而立愈。因弃儒习医。著有《痘麻定论》《眼科大成》行世，其未梓者尚数十卷云。

何镗，字镇远。清代江夏县人。太学生，精通于医术，全活甚众。康熙十九年，安清王自滇旋，遇疾须药，有司以镗应，投药辄效。王喜赐宴，以"国手"称之，共饮食者一月。任医学。

傅之铉，字木希。清代医生。其先世四川长寿人。业举子，以攻苦过，得咯血疾，乃旁通于医。会天下兵起，沧桑变革，铉乃医隐于楚。精太素脉理，决生死休咎如桴鼓相应。李学使可汧试其术，使二女子年相若者，各一手隔帏诊。铉曰："此两人也。"李讶曰："君晰微似郭玉矣。"其诊理卿李文荪曰："秋得春脉，弦且长，青草当痛左胁而终。"既而果然。所著有《四诊纂要》诸书，藏于家。

陈德润，字广誉。清代江夏人。岳常兵备陈鳌五世孙。幼遇异人授医术，尤工幼科，全活无数。前总督郭琇六十始举子，三龄患便瘤，诸药不效。润曰："此虫也，发于阳明。"下小虫数百，立愈。藩伯王燕少子患痘证，气已绝，润察其色曰："尚可活。"火攻之后，继以药饵，按期奏效。其奇验类如此。举乡饮耆宾。年八十五卒。

杨旭东，清代江夏人。数世名医。子秀山，邑庠生，亦以医著。至后辈仍绍祖业。

杨咏，字永言。清代江夏人。以医名一时。著《痘科协中》二卷。

黄道淳，字又朴。清代江夏人。本姓杨，以医著。《黄帝内经》《本草》默诵无遗。马抚军尝面试之，诊视张某病。淳至其堂，闻咳声，曰："不可治也。"即谢去，果卒。迈制军夫人病剧，诊之，决以明日戌时，留署验之，信然。两江赵制府欲荐之太医院，固辞不去。

熊廷燕，字翼堂。清代江夏人。少习举业，数奇不遇，遂从事岐黄术。为人疗治，不辞劳，不受谢，里人赠其额曰："桑梓长春。"著有《全生篇》行世。

安庆材，字笃斋。清代江夏人。岁贡。通医术，能决人生死。或有人伪病卧床，安诊之曰："公无病，戏耳。"有匠人微疾，安诊之曰："命在旦夕。"众不信，其人果心痛卒。某病危，购木以待，安诊之曰："此病将愈。"为药下之，立愈。

吴世昌，字半千。清代江夏人。抄辑有《奇方类编》二卷，刊于康熙己亥（1719）。

邵同珍，字葆诚，号四九居士。清代江夏人。家本儒，素世习岐黄。珍与胞弟同珩读书之暇兼肆《灵》《素》《金匮》《千金》诸书，于医学源流稍窥门经。惟古人所论藏府形象蓄疑已久，后见《医林改错》又疑人亡气散，血脉不行，其藏府形象未必仍如生前，于是遍览诸书，惜无有发明此义者。晚年弃官（刺史）归隐，以医济世，每半日送诊而不以为疲。尝取周、邵诸子《参同契》诸道书及各医家著述，旁参互证，始于藏府疑团涣然冰释，而后知医之理即《易》之理，《易》之用即医之用，贯通比附不爽纤毫。因著《医易一理》一卷。将人之全体配合八卦绘图、贴说，简而明，精而当，实为前人所未及。

铁舟，佚其姓名，清代江夏名门之子。至上海引翔港太平寺出家为僧，法号"铁舟"。能鼓琴，工书画，兼精医术。有慈悲心，凡得润笔之资，每赠贫寒之人。尝著《伤科阐微》一书，未刊而卒。稿为同伴僧窃去，遂不传。

汉口

张尚朴，字素恬。清代夏口人。少聪颖，喜读书，积学未遇，研究岐黄术，颇有心得，活人无算。遇贫无力者，辄解囊济之。年八十无病而卒。著有《医学觉梦集》《淡定轩尺牍》。

方昌瀛，字锦州。清代夏口人。少习儒业，中年弃而学医，名著江汉间。昌瀛之学，由其母郭太孺人所授，孺人通文艺，精医术，苦节抚孤，年八十余卒。以年逾三十，不在旌例，乃以其术授子，卒成名。昌瀛之为医也，与病家约，有病重赤贫不能医者，往诊之不取资，并戒舆人，也不取分文。年六十三卒。著有《寄寰生笔记》藏于家。

笪鉴，字庚垣。清代嘉庆时人。世居汉口小新码头。品学俱优，工医术，诊不计资，遇奇贫并赠药，活人无算。著有《庚垣遗草》行世。咸丰时，毁于兵火。

黄大文，字蔚堂。清代夏口人。素精医学，于疗疮走黄尤有心得，活人无算。著有《名方便览》三卷。

杨理璜，字静庵。清代夏口人。幼业儒，不愿习举子业。精岐黄，遂悬壶济世。

刘光，字国宾。清代乾隆时夏口人。终身课读不倦，尝慕范文正公愿为良医语，以医药活人数十年，未尝受谢。曰："吾济人苦衷，子孙必有食其报者。"以孙传曾贵，赠中议大夫。

李兆兰，字琴夫。清代夏口人。邑岁贡生，博学能文，于书靡所不读，自医药、卜筮、星历、堪舆之术，皆博贯精讨，诣其奥极，往往奇验。不肯以术鸣试，京兆时有以医荐诣倭。文端公器其才思，有以奖进之，终不愿去。年八十六卒于家。

迎祥和尚，清代夏口人，居本镇之三元殿。口不禅而颇谙禅理，精岐黄业，凡有造门求医者，不问贫富一一诊之，诊即立愈，且步行而前，不乘舆，不受谢。虽未尝悬壶自售，而凡属后湖篷户罔不躬诊、予药，终身如此，不以为烦，活人无算。门弟子从而受业者颇不乏人。光绪丁亥冬圆寂时年已六十余。

朱宏照，字子千。清代夏口人。幼聪颖，能文，见摈于有司，改习医术，博览群书，声名大振。有药材行某翁病胆黄，医无效。宏照诊之曰："是不难，携甘草百斤来我家，住百日即愈。"某翁如教。命以甘草煎水，沐浴皆用之，且以代茶饮，百日果愈。人问之，曰："医者意也。是翁业药材数十年，百药之气中于胆，惟甘草能解百药毒，投之故效，岂有他哉。"年七十八卒于家。

李绳业，字兆松。清代夏口人。邑之恩贡生。少颖悟，读书目数行下，善岐黄术，应手辄效，并不以此射利，卒年八十。子巂文，亦岁贡生，隐居授徒，不乐仕进，继父志，亦工岐黄，远近延治者，无不应手愈。

靖安，杨公祠僧。清代江夏人，以医名。

怀仙，西来庵僧。清代江夏人，以医名。

悦道，观音阁僧。清代江夏人，以医名。

武昌县

邹天贵，字义夫。其先江西新喻人。元季奉父俊轩避乱于武昌县金牛镇，遂家焉。天贵博通经史，世以医名。力排河间、丹溪之弊，尤精子午流注针法，活人无算。江南北就医者衣屦常满。一时医士戴志高、李子善，先后与论《素》《灵》诸书，皆有所发明，获其指趣以去。长沙毛西野，苏州陈绍先，荆南曾彦嘉辈，尤深知其性情、学术，各为文以纪之。京师来聘者踵相接，皆不赴。

徐德恒，号洪斋。明代黄州府人。寓居县市。隐于医术，活人不可数计，贫者抬至其家，殷勤护视，愈乃去。著有《保和蒙引集》行世。年七十余，颜如壮少，自号守一子。

黄霁明，字承志。明末清初江西南昌人，明季避乱游武昌，遂家焉。霁明善岐黄术，或诣请即赴，所全活者多不取值，亦无德色。知县熊登与霁明先世有旧，尝造其庐，霁明以避嫌终不至宰室。识者益重之。

周缙，字伯绅。明代武昌县人。以岁贡入太学，授永清典史，摄令事。年八十而殁。所著有《摄生图说》《摄生要义》。

吴振之，字又唐。清代武昌县马二里人。诸生，善医，有求诊者，虽深夜必赴。于贫者则给以药资，邑人德之。

朱光玉，字石庭。清代武昌县人。性慷慨，家业丰裕，精于医术，治病不分贫富，亦不受谢，且制丸药以施困乏，全活甚众。

熊芬，字杏林。清代武昌县灵溪乡人。岁贡生。精于医术，求诊者踵相接。有医德，治病不分贫富，贫者不取其酬，邑人德之。

黄超凡，清代医家。学宗喻嘉言，受业于舒驰远，后悬壶于武昌。临证审辨六经及八纲，条分缕析，甚为详尽。因忙于诊务，至古稀之年，始将其术尽传齐秉慧。

熊煜奎，字吉臣，号晓轩。清代武昌县灵一里人。家传医学，煜奎益钩稽《灵》《素》，宗法长沙。著《寒热条辨合纂》八卷，巡抚潘霨亟称之。又有《儒门医宗》两卷，《方药类编》二卷，《救急良方》一卷。里邻有求医者，无寒暑、早夜，必至，或给以药饵。

王贞甫，清代武昌县人。弱冠以文名，既弃举子业。晚年嗜岐黄术，以济人为心，不责值。年九十二卒。子国柱，孙绪容，亦精医术。

易经，字乾长。清代武昌人。幼博学善文，一日遇黄衣道人授孙真人像一轴，张介宾医书数贴，遂绝意仕进。康熙二十九年，守备袁魁聘至竹爱卜居焉。和平雅伤，在竹山造就多人。著有《诗文》及《脉诀纂要》《伤寒辨似》等书数十卷。

高子哲，清代武昌县永福乡人。善医，多活人，常施药丸以济贫病。康熙三十二年岁歉，道殣相望。子哲变卖家产，施粥月余。年九十岁，皇帝诏，赐肉、帛，加冠带。

吴又唇，号草堂。清代武昌县神四里人，岁贡生。性沉静，寡言笑，精医术，求诊者踵弗绝。

柯逢时，号巽庵。清代武昌县人。光绪九年进士。热心于校刻医书。与学者缪荃孙、杨守敬等交往甚密，相互交流医书善本，共商影刻校补诸事。设武昌医馆，收学生四十余，其中数人曾参与校勘医籍。光绪三十年起，历时八年，陆续刻成《武昌医学馆丛书八种》，计《经史证类大观本草》三十一卷，《大观本草札记》二卷、《本草衍义》二十卷、《伤寒论》一卷、《伤寒总病论》六卷、《类证增注伤寒百问歌》四卷、《伤寒补亡论》二十卷、《活幼心书》二卷。多为宋元人所著医方本草。《大观本草》曾以《政和本草》校勘数十遍。《大观本草札记》为其校书后记。安徽经县人翟展成主襄其事。当时刻书泥守"以不校校之"之说，明知其误，亦不予刊正，故校记常与原书字数相等。柯氏一反此风，所作校记简明严谨，颇受后人重视。

虞席珍，一名必寿。本姓杨，育于虞，故姓虞氏。清代武昌县人。素习儒者业，能医而不能著名。然挟其道游武黄间，多有验。纪桂香、张如亭太守尤尊礼之。尝治愈痫病，为王氏推崇赞誉曰："公之于此（医）道也，盖心精其理，而又读书多，阅人众，用物熟，视人疾若己疾，谨慎不敢轻投药。"著有《本草药性易释赋》。因貌修伟多髯，人谓之髯公，年七十尤健壮。

汉阳县

叶文机（见本章第一节医坛英杰）。

姚雄载，字西卜。明末清初汉阳县人。明侍御朱衣裔孙，以孪生，乳于姚，因嗣焉。性淡泊，不乐荣利，以医隐。究心《灵》《素》诸书，治奇疾往往多应。

龚敏，清代汉阳县人。幼业儒，兼习岐黄。鳏居四十年，志行高洁。

陈五太，字健夫。清代汉阳县人。精岐黄术，预知人生死。凡诊视，随手辄应。不趋权贵，御史吴达及郡县屡请，俱凿坏而循。喜与寒士交，年八十卒。子泌，孙梦龙，俱善医。

王彭泽，字五柳。清代汉阳县人。幼颖悟，善丹青。精于医，能已沉疴，性豪放，悬壶汉口，不论贫富皆往，其贫人赍药，不责偿。尝东走邗江，西走滇粤，故人所赠遗，囊中累千金归，召故旧，酣饮竟月，生产不计也。资罄，仍寓萧寺中，黄韭白粥，与苦行头陀同饮，其豪如故。著有《尺木堂集》行世。

笪显模，字季序。清代汉阳县人。幼孝友，兼善岐黄术。有患齿痛者年余，偏医罔效，延之诊视。曰："不须药，刭可也。"刭之立愈。又有耳痛废寝食者，曰："此蛇影之疑耳。"为之解其疑而病痊。一人素雄伟，望其色曰："将有疡。"患人不之信，未几如其言。咸以扁鹊目之焉。其他奇效甚多。江汉诸大僚闻名相延，悉颜以额，如姚抚军赠以"技擅越人"，汪粮宪赠以"仁术"，刘太守赠以"术妙青囊"。其余题赠难枚举焉。年八十余卒。

黄祚宪，字汝南。清代汉阳县伯泉人。习举子业，有声场屋不售，去而学医。博综岐黄家言，好为人制方，以药饵施人，概不受值，病愈亦不任谢。平生好施予，积有盈余，即散之于人。曰："吾以济其不足也。"年八十六卒。乡人之病而不能延医者，至今犹念之。

李维翰，清代汉阳县人。善医，日以医济世也，来诊者多不取值。

吴家璨，号慎士。清代汉阳县人。以医为业，求治者盈门，车无停轨。遇贫苦无力者，辄解囊济之，为世人所敬重。后游于京师，名噪一时。曾考授太医院医士。年七十六岁卒。

吴承膏，字雨亭。清代汉阳县人。幼习举业，工诗，屡试不售，授例入成均。从太医院朱捷士游，尽其传，活人无算。著有《吴氏医案》一书行世。

杨春原，清代汉阳县人。诊时疫十不失一，尤遂于妇科，得傅青主三昧。

刘秉铨，清代汉阳县人。为诸生，亦善医。

魏楚翘，清代汉阳县人。诸生，工诗文，兼习岐黄。

肖克诚，清代汉阳县人。以儒兼医，善治虚劳证，尤精治胃病。遇胃气痛者，每以育阴轻剂敛肝养胃，而慎用疏肝理气之剂。

唐裔潢，字泽元。清代汉阳县人。贡生，工诗文，与王翰相上下，两人亦深相结，学者称王唐二先生。年六十，刊文稿数百篇行世。著有《保幼新书》《痘疹慈航》。

张为炳，字镇轩。清代汉阳县人。太学生，性勤俭。立端正，见人有善，必多方扬厉之。素攻医术，以利济为事。著有《医案选录》一卷。

王汝爵，字达尊。清代汉阳县人。世业医，承父云卿医术。复习种痘，以善治痘麻闻名。子成寅，孙震东，皆继其术。成寅著有《医余录》。

傅世贞，字君亮。清代汉阳县人。继父守谦医术，精于切脉，善治癫狂证，常用清润剂重加竹沥而愈，并谓此证忌用龙虎丸、胆南星等劫燥之品。

卢云乘，字鹤轩，号在田。清代安徽黟县卢村人。精医理，捐职翰林院四译生。考授全楚医学教授。康熙四十二年过汉阳，遇时疫类伤寒流行，悉心救治甚众。乃定居江城三十余年。精于辨析正伤寒、类伤寒及其兼证。其辨伤寒，不取旧论之六经，而以人身实体划分为三阴三阳六部。雍正元年主摄湖北普济堂医务。撰《医学体用》两卷，论方结合。又撰《伤寒医验》六卷，见解新颖，别具一格，其中部分汲取仁和陈月坡《伤寒演义》之治则。

叶廷芳，叶志诜（见本章第一节医坛英杰）。

杨燮，清代汉阳人。出身于世医之家。继祖父稼轩医术，尤精脉学。曾以医术致力于太平天国事业。子闻川，以治温病名闻于光绪、宣统年间。

黄陂县

王命珪，字弓以。明代黄陂人。岁贡生，吃酒好学。著有《养生真铨》行世。

张天爵，字南湖。明代黄陂人。每读蓼莪辄泣曰："为人子者不可不知医。"遂精岐伯术，尝活数百人。

王之梅，字泰汝。明代黄陂人。性颖悟，无物不博，无书不窥，尤精医家脉理。

李煦，号苍晓。清代黄陂县人。居心仁厚，持己端方，善时文，精医学。

罗正棠，字魁玉。清代黄陂县人。贡生。精医理，轻资财。

周毓令，号问源。清代黄陂县人。嘉庆丁卯举人。主讲六一书院及本邑望鲁书院。多著述，尤精医理，至老不倦。

陈西观，清代黄陂县人。少习儒业，文名甲于一乡，兼精医学，治奇疾往往多应。一士人素无恙，西观偶为诊脉，曰："君病入膏肓矣。"其人不信，后数月一病遂亡。人皆传以为神奇。性高介负气，志在利济，不妄取人钱。

徐敏，字我非。清代黄陂县人。岁贡生。精于医，于《黄帝内经》之《灵枢》《素问》等书，无不熟贯。邑中皆以治痘称神。著有《存济篇》。

徐晋，字接三。清代黄陂县人。庠生。为人忠厚，有长者风，后业医四十余年，活人最多。知县敬赠联秘书，自喜探金匮妙技，人称是橘泉。其子桂之，亦以医名。

陈鑑藻，字立生，清代黄陂县人。急公好义。精医理，诊视方脉，不取锱铢，每制送救急丸散。

姜元吉，号文圃。清代黄陂县人。善医理，施舍药材，济人甚众。

肖延平，字北承。清代末年黄陂县人。孝廉。精于医，尤究心医书，涉览极博，《黄帝内经》不去手者盖数十年。尝殚二十年之精力，据《甲乙经》《灵枢》《素问》《伤寒论》《巢氏病源论》《千金方》《外台秘要》，日本《医心方》等书校正《黄帝内经太素》（杨上善注）一书，久客京师，书成即南归，不肯复出。另校刊有《小儿药证直诀》《小儿卫生总微论方》等书。

二、黄石市

大冶县

丁德泰，号桐雨。清代大冶县人。博学力行，尤长于经济，读书过目不忘，登嘉庆己卯闱第一，己丑进士。任山西大宁令。有知其善医者，录证求方不拒，愈则酬以面饼，泰喜，顾谓母曰："儿官无德于民，得尝民家滋味，亦乐事也。"所著《四书讲义》并《医方策略》。李宜滢，清代大冶县保安镇人。精岐黄，舍财施药，全活者众。

成我琦，清代大冶县东方堡人。幼聪颖，过目成诵。试未售，遂寄情诗酒。善岐黄术，人召之不问贫富往应。生于乾隆丙申，殁于同治甲戌，里人称百岁翁。

三、鄂州市

葛洪（284—364），东晋道教理论家、医学家、炼丹术家。著名道士葛玄从孙。字雅川，自号抱朴子。丹阳句容（今属江苏）人。少好神仙养生之法。曾任司马睿谘议，参军。因镇压石冰领导的农民起义有"功"，赐爵关内侯。于湖北鄂城传道、炼丹、制药多年，求长生不老之术，一时学道求术者甚多。今鄂州市之葛店、葛山、洪港、洪道乡等地均因他而得名。世传其炼丹处凡十有三，今玄妙观有井，其遗迹也。后携子侄至广州罗浮山，炼丹而卒。其思想是以神仙导养为内，儒术应世为外，对我国化学、医学发展均有一定贡献。著作有《抱朴子·内篇》《抱朴子·外篇》《肘后备急方》四卷、《金匮药方》一百卷、《神仙传》等，还托名刘歆撰《西京杂记》。

陈邦镇，字宜生。清末鄂城人。曾编著《伤寒证治述要》。

四、黄冈地区

黄冈县（含新洲县）

叶如庵，元代黄冈人。儒医，诊视有方。撰《伤寒大易览》一编。为时所宗。

宋子京，明代黄冈县人。学举子业不售，去而学医。久之，心志开朗，一望知人病源。有巡道无他病，但不能食。郡守荐子京往，子京曰："且无往，当先观之。"于是伺其出，从舆上观之，乃敝衣冠，垢污而进。巡道怒，次日病愈。呼子京诘其故，曰："昨日垢敝乃医公者也。公平生常得喜病，一怒而喜消便能食。"又见舁（抬也）棺者漏血一滴，曰："此可生也。"问之，则知妇以难娩死。呼其夫开棺，针之，娩一男，母子俱全。视郡守脉，谓十年后当领西南节钺，然必坠下颏。至期抚蜀果病，邀子京至，将下拜，以手掖抚军起，而下颏已上矣。

宋鲸，明代黄冈县人。幼业儒未就，遂精岐黄术。诊验生死如神，不责贽谢。里人管大用病死将殡，鲸过其门，试治之，复苏。类此全活者甚众。

樊炜，字仑川。明代黄冈县人。性孝友，少负隽才，以选贡，授汉阳训导，约法严明，讲学不倦，故其后及门多以经术显。著有《医学象陆篇》。

李之泌，字邺仙。明代黄冈县人。诸生，精大易，宗法程朱，不为王弼、京房之学，绝意仕进，以长桑求终其身。严气正性，对乡土，闭目袖手，端坐不一语，督学征之不起。子泌受医法于江南刘脉生，著《庸皋医学宝露》《医方人华集》。其子大吕著《伤寒心要》。黄念贻、何子康、欧斯万、许承生皆以良医名，皆之泌门人也。

李大吕，明代黄冈县人。李之泌子，著有《伤寒心要》。

胡慎斋，明末湖北黄州人。为名医李时珍外孙。慎斋究心于医道。精研《黄帝内经》等古医籍及名医薛立斋之书。嗣后入蜀，复参印群贤颇有所悟。沉酣斯道二十余年，医术日进，闽中肖京，婴梦遗之疾，百治莫瘳，后于慈阳遇慎斋，治疗三日获痊。

万宁，字咸邦。明代湖北黄冈县人。祖上五代均业医。万宁幼年即从父习医，十八岁悬壶于世，声名日隆，湖北提学薛文宗荐之曰："善医国手，唯万氏一人而已。"此后入宫中所用。嘉靖甲子（1564）甘皇妃不填堕胎，匿情不奏，归咎于医官朱林。嘉靖帝不察，将太医院御医一概治罪，朱林被诛，万宁虽无辜，亦受杖刑，流配梧州，三年后始得复职。万宁曾整理祖传，亲治经验，著《万氏医贯》三卷（今存），成书于隆庆元年（1576）正月，时万宁已九十三岁高龄。《万氏医贯》分天、地、人三部。天部列初生诸病，地部列脾胃主病，人部列家传世验良方。

胡延大，字德孚。清代黄冈县人。性孝，有文名。其父教之医，名溢三楚，活人无算。随遇施济，不责赀谢，人称长者，年九十二卒。子有谦、应周俱诸生。

陈继谟，字五彝。清代黄冈县人。学问博洽，屡试不遇，遂业医。治病多奇效，名闻于京师，由太医院荐举授八品吏目。六年后以亲老告归。性孝友，行橐甚丰，归即尽散诸兄。生平著述甚多，值所居滨河水涨，坏其居，反存《陈氏医案》一书。业岐黄者皆奉为准绳焉。

易时泽，字汝悦。清代黄冈县人。父为泰有传。时泽，邑诸生，同从弟时范，学医于隐士李之泌，皆精其术，时称二易。后二易既老，黄念贻、何子康、欧斯万、许承生以良医名，皆之泌门人也。故黄冈医学独称师授，过于他邑。

胥秉哲，字匡生。清代黄冈人。性颖异，博通书史。家世业医，尝游吴会、燕、豫间，遇沉疴投剂即痊。有徐某妻孕而疾，延诊脉，曰："倏隐倏见，尺中有神，非症非痞，结为狐形。"以药投之，果产异物。中丞夫人病革已就木，秉哲至，观其色，以为可活，乃药于木中，须臾闻声息，竟获再生。其神效多类此。又王方伯女患痘已死，哲视之曰："生气犹存。"药之即起。著有《诊法精微》等书。后徙居江夏。

易洪周，原名德溥，以字行。清代黄冈县人。博涉群书，精岐黄术。雍正七年，怡贤亲王以疾征之，进药立效。世宗宪皇帝召，对称旨授礼部主事，年七十一卒于官。雍正时蕲水人周廷楹与洪周同征，廷楹有至性，以葬亲乞归，然两人在岐黄间名最著。

谢仁淑，字玉亭。清代黄冈县人。惠孙，如锦子。生性肫挚。初攻举子业，试不利，改业医。熟精《本草纲目》，句栉字梳。其术实能生死肉骨，数百里外有相延者。子从本、方朱分授内外科，皆为名医。

谢宏绪，清代黄冈县人，著有《医镜》。

谢殷，字怀仁。清代黄冈县人。年十六补弟子员。母病，祷龙王山而愈。曰："是不可恃，为人子当知医。"因殚心《灵枢》《素问》及诸家书。奇方异验，所活无算。府县官皆加礼敬。邑尝大疫，人患头肿足腿，殷出二千金，市药为丸救之，名益盛。有所获，悉以施药物。诸生澄、廪生醇，其曾孙也。

贺泽璜，字美玉。清代黄冈县人。以母老疾弃儒业，伏诵《黄帝内经素问》等书，遂精医理。蕲邑熊某患病，医皆谢不治。梦老叟言得白碟当愈。有知贺者令其访延，果得痊。白石碟盖贺之里名也。

童瑾，字建三。清代黄冈县人。学米元章书，嗣遇异人授以医方脉诀，习十年，乃敢视病。尝有人伏中患寒疾，服三缊袍不汗。瑾诊其脉曰："且褫（音 chǐ，脱解衣）其一。"少顷又褫，须臾且尽。问："寒否？"病者曰："不寒矣。"一药而愈。

严文鳌，清代黄冈县人。幼颖悟，师事胡大廷，精岐黄术。从兄患血盅，饮啖如故。鳌曰："危甚，三日不起。"后果然。又乡人患伤寒，死半日矣。鳌曰："服药即愈。"治之果验。卒年七十三。子承冠，亦善医。

程之骅，字仲超。清代黄冈县人。性沉静，精于医。养生得运气法，调息月余，能于暗室中视物如昼。卒之日，沐浴端坐，若前知然。子启厚，孙丰邱，皆以医世其业。时有樊明睿、吴世达亦以医名。

程启厚，清代黄冈县人。之骅子，著有《医方秘纂》。

肖麟长，字华亭。清代黄冈县人。业儒不售，去而学医。博综岐黄家言。疾者盈门，投以药无不效。著有《内经知要》。

肖凤翥，清代黄冈县人。麟长子，监生。世其家业。著有《伤寒纲领》。

肖向荣，清代黄冈县人。凤翥孙，世其家业，著有《先正格言参订》。

洪植杨，字豫高。清代黄冈县人。少习《内经素问》诸书。治疾有奇验。一人大笑脱颏，口张不可合，来求治。植杨乃置食于案，令病者以颏承之，自后持斧击案，案动颏合，病顿瘳。其精思多类此。家素康，制药不惜重赀，贫富一律施治，无所受值。人咸德之。

邱翔，字翼臣。清代黄冈人。道光庚子举人。工制举文字，试辄冠其曹。两试春官，侥得乃失，遂绝意仕进。叹曰："身为士，遂不足康济人耶。"乃专心医学。自《神农本草》以下诸书，靡不毕览，已而治病皆立愈。风雨寒暑，有请必往。病痊概不受谢。乡居，奖掖后进，尤矜恤族戚贫苦者。所著《伤寒辨论》二十余卷，实能发明仲景之蕴。又著《济世金丹》若干卷。

陈锡球，清代黄冈人。精岐黄，寿百岁。

陶宜炳，字星浦。清代黄冈人。监生，性豪迈，失怙恃后不乐进取。熟于史鉴，兼以临池为乐，小楷摹晋人，爱学怀素草书，结字多有风趣。著《伤寒集锦》。

欧阳樊桂，字蕙田。清代黄冈县人。精医术，诊验如神，不索谢。嘉庆间举医学正科。又有张朗轩、郑亦锭，皆以善医称。

汪代棠，清代黄冈县人。著有《医学提要》。

红安县（黄安县）

刘秉德，字均粹。明代黄安县㵐源里人。幼业儒不成，弃而业医，遂精岐黄。一日途遇小儿之以痘殇者将殡。秉德曰："可活也。"乃置尸井傍，汲水注之，色转白，俄顷儿嚏遂活。有贵人目中见镜形，乞治均粹，邀过己家食。既至，刘入内，久不出，而几上置醢一碟，贵人取而饮之。未几刘出，曰："见镜乎?"曰："无矣。"刘曰："君善饮，醉食鱼鳞，鳞黏肝，故有斯疾也。"乃欢饮而散。大抵疾愈奇，药愈妙，效愈速。其用药不拘成法，或一味或数十百味，以意裁之，悉与病准。无问氓隶、乞丐，有求必应。学使姚公闻其名，檄县举为乡宾，辞不赴，给匾旌之。年八十余终。

韩维鲁，明代黄安县人。太学生，少习举业。父患疾，屡医不效。

遂专精岐黄。时族中某有奇疾，盛暑暴列日中犹畏寒，奄奄待毙。鲁诊之曰："是尚可为也。"命取凉水，将病者袒衣淋之，二人交扇，约十数刻，汗出如雨，气腾如烟，竟勿药而愈。甲午岁光罗大疫，延鲁至，无不应手辄瘳，全活甚众。

陈志明，字养晦。明代黄安县人。习岐黄，苦于术之无奇，由是北游燕蓟，西入尖中，东至白下，南涉湘沅，遍师名手，遂得其要。试之无不偶发而奇中，于伤穴阴阳二证，汗、吐、下三法，尤得其肯綮。安陆雷芳筠倩授之梓一名《窥垣秘术》，其书存，业医者宗之。

陈宗柏，明代黄安县人。品行端直，医道精通，存心济世，铢锱勿取。土库店街，尝有挑贸路过者，腹疼毙，市人延伯往救，救一磁针立苏。又有产妇惊风病义昏晕就木，适宗柏遇之，一药而起。

吴廷辅，明代黄安县人。为母病精岐黄，有求者即至，不受谢。邑令李眷属患鹤膝风，召治而痊。给"儒医济世"额。著有《医方秘诀》。

吴凤翔，明代黄安县人。廷辅孙，得其真传，亦神明其术。

程身维，清代黄安县人。学宗卢扁，人有疾，随时诊治，不计利，贫者施药。

王崇道，号辉宸。清代黄安县人。精医学，远至光、罗、黄、孝四邑，活人无算。决生死于一爽，里人重之。著有《伤寒秘诀》。

张元和，清代黄安县人。业医，凡刀斧蹉跌诸伤治之立愈。酬以金，弗纳。

王俟绂，号爕堂。清代黄安县人。精医学，活人无算。著有《灵枢得要》行世。

王兰，号者香。清代黄安县人。爕堂子。者香能文未遇，继父志，亦善医，兼工书，耽吟咏，著有《蕉轩集》《沔游草》。

程森福，清代黄安县人。太学生。业精岐黄，存心寿世。子楚璜承父志，仍医术济人。

程为楠，清代黄安县人。监生。品正行端，少习儒，因遇艰遂殚心医术。有延之者即往，不避风雨，施药活人无算。

黄登选，清代黄安县人。监生。屡冠童军未售，遂讬业岐黄。里有灾疠，全活无算。且多济世奇方，治疾辄出人意表。

熊锡魁，清代黄安县人。贡生。栽花种竹，时以琴书自娱，究心医道，遇奇疾应手而愈。每年捐赀买药济人，分文不取。

李全泰，清代黄安县人。能文未遇，遂业岐黄。人求诊视，无贫富，不计利，多所全活。有争讼者，极力解之。年七十余卒。

袁开先，清代黄安县人。岐黄济世，不计利，脉定修短立验。远近延之无虚日，全活者不可胜算。

熊锡禄，清代黄安县人。精通外科，每年捐资施药济世。

秦厚焕，号席珍。清代黄安县人。儒医济世。年近八旬，精神矍铄。治贫家病，徒步往，不受谢。道光年间，瘟疫大兴，焕至立愈。生平和厚接人。子三，长必敬，次必斐，太学生，均精医理。

邹盛钰，号海门。清代黄安县人。少聪颖，及长精岐黄，遇贫民患病，无论远近，徒步往治，不取利，全活无算。乡里贤之。

杨名川，号海峰。清代黄安县人。幼习儒不遇，遂弃而业医。年七十余，有延请者辄往，全活无算。并不任谢焉。

邹崇谦，号益堂。清代黄安县人。家世业儒。性淡泊，不图进取。得《医宗金鉴》一部，深探其奥，遂以医名世。

李印书，清代黄安县人。积学未遇。中年精医术。人有病求诊，不避风雨，辄徒步往。乡里多所全活。时人谓之"神医"。

余中孝，字裕国。清代黄安县人。精通医理，有文正公济世之心。遇贫困家求治，徒步往诊，不辞劳苦。

张锦玑，字少臣。清代黄安县人。性浑厚，积学能文，院试五，取佾生。晚乃弃儒为医，无远近求诊必往，不取利，且施药济人，赖以全活者无算。至今犹称颂之。

石斗辉，字星垣。清代黄安县人。少习儒未遇，精通《黄帝内经》。凡求诊视，虽道远，徒步不辞，多全活，不索谢。年七十，志行不衰，遐迩德之。著有《医镜》。

邓兆嵩，字朗山。清代黄安县人。庠生，性洒落，为文不遇，晚乃绝意功名，医术济人，不取利。

邹德厚，字坤亭。清代黄安县人。性孝友，幼聪颖，无书不读。年二十余，因目疾精于医。施药济世，数十年不倦，全活者众。卒年七十四。

汪应霖，清代黄安县人。从九衔。儒医济人，不取利。

耿文浚，字尧臣。清代黄安县人。庠生。幼聪慧，举止庄雅。积学未遇，遂精于医。凡诊脉定吉凶，百不失一，赖以全活者无算。长子普埙，能读父书，亦以医著名。

刘映奎，号星阶。清代黄安县人。性豪迈，积学未遇，弃儒就医。尝坐牛痘局，适痘证流行，尽心调治，不辞星夜，全活婴孩无算。

詹殿选，号启朝。清代黄安县中和乡人。性浑朴，忠直端方。喜范文公"不为良相，便为良医"之说，精通脉理，远近延治不受馈。

江玉良，清代黄安县人。性好善，尤精岐黄，有延请者，不避风雨辄往，多所全活。

周开远，清代黄安县人。少博学，能属文，不遇，遂精医术，济人，全活无算。

戴玉辉，字蕴山。清代黄安县人。性明决，精医术，活人最多，不受谢。

孟正寅，清代黄安县人。笃实醇谨，以医术济人者甚众。

李簧序，字萩林。清代黄安县人。监生。积学未遇，精岐黄，凡贫户延诊，却其所酬。子弟无力从师者，多负笈从之。

李春馥，字香山。清代黄安县人。精岐黄业，与侄明径、中彦合居，购药济世，人咸德焉。

熊凤翥，字鹏万。清代黄安县人。乐善好施。善医，年七十余，问病者道远亦徒步即往，不取分毫。

王崇戴，字松亭。清代黄安县人。监生。秉性清廉。善医，族党急病，疾趋救之。

张联芳，号梅村。清代黄安县人。监生。幼颖异，能文未遇，善医，济人不取利。卒年七十三。

戴士弁，清代黄安县人。少孤。能医，济人不取利。子长庚，监生，施药，有父风。

张载麟，号玉书。清代黄安县人。存心仁厚，乐施予。以医济世，不取利。闻有贫病男、妇，召至家调治，愈后以钱米给之。其素行类是。安徽巡抚何公病，请治，一药愈。馈百金，弗受，赠以"道明手应"额，并八品衔，年七十四无疾终。

杨玉朗，清代黄安县人。监生。以捐饷加六品衔。醇谨笃实，不事浮华。精医理，施药济急，多赖全活。

涂纯一，名永监。清代黄安县人。童子时延医治母疾，遇道士，出囊中针授之，教其归以针母疾。归持其针以砭母疾，立起。遍试诸病者，罔不应。后入天台山修葛洪丹砂之术。

卢孙嫡，清代黄安县人。为诸生，不遇，去为医。博览经方，本草诸书，证以阅涉，神明变化，所至奏效。有患朱汗，两日不已，诸医不知所为。孙嫡投剂立止。又有疽发背者，时医索售，贫不能应，几殆，孙嫡处方愈之。又有以背见骨者，孙嫡以万应膏敷之，旬日遽瘳。丐妪有子，数岁须挈以行，询之则骶瘫也，嫡以附骨散起之。丐叟卧道垂毙，孙嫡命抬至家疗之，获痊去。性仁厚，以存利物，求方乞药，门庭如市。或至寝食不遑，未尝倦也。乾隆癸酉卒，年八十有八。

陈世楷，陈克新，清代黄安县人。业岐黄。著有《医评集》《丹方集》各十卷。

英山县

傅有铎，字天木。清代英山县人。邑贡生。力学工文，善草书，旁通岐黄，精诣青鸟。

闻兴邸，字相齐。清代英山县人。太学生。孝友性成，晚工岐黄术，活人甚多。

沈自昆，字玉罔。清代英山县人。从九品衔，监生。性尤慷慨好义。精于医理，专以活人为心，不取财帛。卒年四十。

杜一枝，清代英山县人。武庠。精医好义，施药活人，善书喜吟。

段永淙，字吉人。清代英山县人。太学生。好善乐施，方药济人辄验，不索值。

叶瑞青，字芝田。清代英山县人。为人端正，不履城市。工岐黄术，施药饵，活人无算。

黄怿麟，字继勋。清代英山县人。性正直，善岐黄术，捐施药材，活人无算。

熊训元，字春荣。清代英山县人。监生。喜吟咏，尤精岐黄术。尝施药材以救贫者。知县李赠"济世活人"匾额。

王善良，清代英山县人。庠生。素有隐德。屏门谢客凡三十年，惟于经史子集，悉加考订。而岐黄诸书亦尝肄业及之。平时以药济人，概不索值。乡里受其惠者无算。

马良愷，字德修。清代英山县人。邑庠生。精岐黄术，家固丰。遵母令，救人之急，勿辞劳苦，不取金钱。造诊者舆马填门，几乎应接不暇，行之五十年，活人无算。著有《回春录》《补天石医书》。

金鸿翎，字汝化。清代英山县人。进士出身，学问渊粹，举止端严，为士者所钦切。母胡氏早逝，父锦远，年五十病笃。翎常自勉。为人子不可不知医，遂寝馈于修园、景岳诸书者十余年，为父疗疾，卒享大年。京兆内外，尤寿人无算。并刊有《应验灵方》传世。清光绪戊戌，任湖北汉阳府同知。

麻城（县）市

樊子晋，元代麻城县人。读书明理，审病察脉，预知人生死。医家宗之。

蒋云贵，字恒宇。明代麻城县人。博学能诗，于方卷无不精究。凡病有疑难，他人束手者，能应手奏效。远近迎接，屡满户外，为县良医。

邹橘泉，名希鲁。明代麻城县人。洪武初，居县西二里许牛棚山，以明医济世。任医学训科。刻有《橘泉方》行世。子来学，官都宪。子孙科甲云仍冠。盖相望其仁术之开家宏远矣。东吴钱溥为之传。

邹顺庵，明代麻城人。橘泉之六代孙。长业儒，遇异人传授方脉，弃儒为医。精于切脉，洞系表里之微。卒为名医。

彭长溪，明代麻城太仙里人。精通医理，善用针石。一日道中见一男子，问曰："常患胁痛否？"其人曰："然。"长溪曰："腹有蛇将啮汝肝，吾为针之。"针入嘱勿动，约七日来此。如期至，长溪曰："蛇已死，可去针。"三日，蛇自腹中出，首已腐矣。刻有《医见私会》《博宗方》《汇编歌诀》以行世。后学宗之，俱为良医。

宋合泉，明代麻城县人。其目双瞽，专治幼科如神。以手摸小儿即立判生死不爽。

王松竹，明代麻城新居畈人。精晓脉理，不泥方卷，用药不以多味，而有奇效，人共称之。

陈云山，明代麻城县人。方脉俱精，识见迥出。

刘天和，字养和，号松石。明代医家。湖北麻城人。正德三年（1508）进士，官至兵部尚书，卒赠少保，谥庄襄。重视医学，曾刻《伤寒六书》《幼科类萃》等。宦游所至，多采录验方，或经亲试。又节取《政和本草》之方，并见闻所得，编《刘松石保寿堂经验良方》（约1542—1545），分二十五门，录方一百四十余。李时珍《本草纲目》多处引述其书。

李鹤来，字友松。明代四川遂宁县人。祖籍湖北麻城，自曾祖父时迁遂宁。其父李元桂为儒生，擅长书法。鹤来自少习举业，兼精医术，万历庚戌（1601）大疫，鹤来制药施救，全活甚多。

邓履宽，清代乾隆时麻城人。世业岐黄，尤善丹青，兼工书法。

喻必惠，字嗣侨。清代麻城人。精医术，诊人生死期以数年如神。其孙稿、族子显烈皆得其传，时称名医。今喻氏犹有能叙其业者。

余易元，清代麻城人。少为儒不售，弃而业医。精《素》《灵》理，后代方书靡不毕览。然一以长沙《金匮要略》为宗。治效奇验，药简而剂重，有非凡医所能测者。

彭文楷，字端轩，号旭阳山人。清代麻城县人。深明医学，所治多奇中。农某患腹痛，诸医投剂加剧，皆束手。楷诊之曰："脉大小无定，唇朱面白，此蛭入腹也。"用田泥水饮之，果下蛭千百而愈。群服其神。生平治病多以意创，有方书未载者。著有《伤寒述要》一卷。

余存恒，清代姑苏生员。博学，工诗赋，寓于麻，以医名世，品行亦高。子有成，字庸玉，少精举子业，屡试不利，遂读父书，博览岐黄言，医学克绍其传。

屈大寰，清代兴国州（今阳新县）生员。其目双瞽，术医太素脉，知人寿夭贵贱，更能晓畅之理。人咸慕之。居麻城卒。

余秉圭，清代麻城县人。治家俭约，谨厚向义。同治中尝避寇外出，归，于案上得抄录方书一卷，不知自来，试之奇验，遂为人诊治，兼施药物。求治者远近集其门，贫民感德尤众。

程詹礼，清代麻城县人。年四十弃儒学医，遂精医理。见病即治，施药不取值，亦不受谢，行之三十年，活人无算。

李文启，清代麻城县人。居家孝友。素精医，不取利，并施药以济人。邻里至今尤颂其惠。

鲍芹堂，字香岩。清代麻城县人。好读书，乐施予，博览经史之暇，兼涉猎医、巫、勾股诸书。遂精岐黄，著有《伤寒萃锦》。治病无论贫富，概不取赀，或力不能延医者，自往诊视，且馈药饵。

黄世汉，字性安，号乐贫居士。清代麻城县人。少业儒学为古文，尤涉心易理、书画、医卜，皆臻其妙。家虽壁立，弦诵不辍，晏如也。

李师庚，字月楼。清代麻城人。由举人官训导，有应变才，识大体，顾惜士人名节。论文以医为喻，云古方不可治今病。尝改正张景岳书，盖旁通岐黄术。

彭楚英，字荆峰，清代麻城龙门乡人。少业儒不遇，去而学医。研究岐黄，工切脉，能决人生死。著有《会心篇》。卒年八十。子贤臣，庠生，克承父志。

刘常彦，字凛斋。清代麻城人。初生儒。喜读《黄帝内经》《脉诀》及本草类著述，壮游川蜀，多遇高人达士，得以磋切讲明。后历荆襄河洛，前后数十年，阅历渐深，医术益精。集各科经验秘方为《医学全书》（1795 年）。其书分阴阳，辨经络，以脉验证，即证验方，不越规矩，亦不拘泥古法，论述颇多可取之处。

李代恩，清代麻城人。著有《病理学》一卷。

蔡瑞芬，字子锡。清代麻城人。精岐黄业，活人甚众。著有《医学通论》二卷，付梓行世。

李廷淦，号静甫。清代麻城县二里河区人。光绪壬午举人。生有至性，笃于孝友，待人尤诚恳。旁涉《灵》《素》，就治者踵接于门，活人无算。著有《三焦论》。子、孙等均能传其学。

罗田县

万筐，字恭叔，号菊轩，明代儿科医家。祖籍豫章（今江西南昌）。父杏坡以幼科鸣。继家学，成化十六年（1480）客居湖北罗田，医术大行。精于痘科诊治，尝剖析，发明钱乙、陈文中治痘之别，以为钱氏之用凉泻，盖因患者烦躁，大小便不通之故；而陈氏之用温补，则因患者泄泻手足冷之故。虚则补之，实则泻之，即取无伐天和，无异其胜之义。子万全承家学，搜其平日医论，编入《万密斋医学全书》。

万全（见本章第一节医坛英杰）。

张仁趾，字振麟。明代罗田县人。精通医学。邑令朱理昌赠有"寿世保元"匾额。

张星，字月佐。明代罗田县人。好施与。医学为一时冠，尝施药济贫民。邑令王润中赠有"寿世名家"匾额。

肖名芹，字天水。明代罗田县人。业岐黄，邑令王选举医学，出入公庭，视脉和丸外，未尝干以私。遇贫民疾苦，辄施药调治，虽痊疴不受谢。

万福敦，明代罗田县人。少为僧。知县徐泰召与语，大器之命蓄发。访道四方，号玉山，善踵息修炼，旁通风角堪舆，奇门符水，尤圣于医。其他绘画、谱琴、击剑、蹴鞠，屣蹻、杂技种种入能品。语人祸福多奇中。人问以故，曰："太清无纤云，诚则明矣。"

陈明道，清代罗田县人。家世岐黄，以医术济人。贫苦疾病者，不以其急利之，性尤风雅，每荷伞独行自咏所得。邑老宿如潘四梅、廖琴舟、何梅村及西陵张琴泉诸子皆喜与之谈，一时称为儒医。

刘作栋，清代罗田县人。监生。笃学未遇，晚精岐黄，著有《青藜外科》二卷行世。

叶时荣，清代罗田县人。邑庠生。博学能文，尤精岐黄，活乡人无算。邑令王同治赠有"妙手回春"额。晚年其术益神，著有《医方纂要》。

周传瑾，字怀村。清代罗田县人。儒士。颖悟过人，负不羁才，积学未遇，遂业岐黄。常以秘方活人。凡名师宿儒，必延至家。塾课读甚严，故子侄采芹食饩者不下数人。一时推为通德之门焉。

胡泰勋，清代罗田县人。业儒，通经史。其家促应试骑射入武庠，非本志也。遂潜心医学，究极内外方脉。贫病者辄苏之，率无所受。著有《药性述要》。教人以谨疾法，士林传诵。

严寅宾，清代罗田县人。读书好施与。于阴阳卜筮之学无不通，尤精庐扁术，活人无算。尝鬻产以施药饵，远近德之。

阎增瑞，清代罗田县人。幼业诗书，沉酣载籍，长精岐黄之术。著《医说》一卷。凡贫苦就医者，概不取值。前邑侯赵振清作传褒之。五世同堂，里闬称颂。

方五铠，字竹溪。清代罗田县人。与兄梅溪同操举子业，友爱倍至。因食指渐繁，弃儒就医，思继乃父世业。诊病多奇验。延请者门无虚日，奈不永年而卒，舆论惜之。

徐锈优。清代罗田县人。庠生。尝捐资助修圣宫，贯穿经传，驰骋古今，著有《纲鉴策要》《周易五行断》，并纂辑《万氏医科》。当时咸推博学。

浠水县

庞安时（见本章第一节医坛英杰）。

易坤，字本厚。明代蕲水县人。以医名，少业儒，善吟咏，成化二十一年，应取至京，补太医院医士。不竞时好，人多重之。

黄廉，字伯清，号铜璧山人。明代蕲水县人。嘉靖末，从巡抚陆隐至湖州，遂家焉。通天文，历术、太乙、壬遁、堪舆之术，尤精于医，名著三吴间。或言山人有幻述，能隐形变化。山人辄云：“我固不能，人言诞也。”编撰有《伤寒摘锦》八卷、《痘疹经验秘方》四卷。

江腾龙，明末蕲水县人。徙居四川隆昌县。崇祯十三年中武进士。素精医术，以济人为事，知名于时，晚归故里，八十五岁卒。

饶崇仁，字尊元。清代蕲水县人。业儒未售，遂业岐黄，尤精妇人科。家虽贫，不取重利。穷苦无告者，辄给药资。晚年瞽，辨别药材，以舌代目无讹焉。

徐儒槊，字季方。清代蕲水县人。出供事授典史。颖悟能文，尤潜心医学。居京邸，公卿倒屣迎，所诊治辄愈。旋里后求方者门如市，先后邑尊皆倚之。著《伤寒正宗》四卷。

刘衡，号大中。清代蕲水县人。庠生。天姿卓迈，尤工书，督学洪岁试批奖，字冠八属。后以医济世，所诊视寿夭休咎，决断如神。

刘观旗，号大经。清代蕲水县人。庠生。弱冠课读，后继父业，以医济世，所至辄效，人称为"小华佗"。

杨以泰，清代蕲水县人。精医，好善。穷病者，诊其脉，予以药，不取资，全活甚众。寿九十六殁，时隆冬，有蝙蝠五绕其室，咸称异焉。

胡雯，号岚峰。清代蕲水县人。从九品，业儒兼博览医书，得岐黄之秘，全活多人。道光辛巳武汉间赠有"妙手回春"匾额。

李绍度，字公律。清代蕲水县人。授例州同衔。慷慨好施。善岐黄，有病且贫者，捐药物调治，全活甚众。

杨楚珍，清代蕲水县人。少贫，弃儒业医。年四十而卒。

李子毅，字庆申。清代蕲水县人。曾祖远峰，尝患痰病，经湖南某医治愈，遂得其术。父鱼泉，也精治痰病。子毅得家传，所治多验。尝将先世经验及己之心得，编成《痰疬法门》一卷，系痰疬专著之一，谓轻微易治者为"痰子"，迟重难愈者为"瘰疬"。又叙痰疬鉴别法及外治、内治、禁用须知、痰疬医案等。

周廷楹，清代蕲水县人。雍正七年与黄冈易洪周同征（怡贤亲王以疾征之）。医术亦相伯仲。

蕲春县

谢与权，宋代蕲州人。世代业儒，兼工医理，至与权尤精。杨惟忠年六十余患病，面赤如火，群医治之不效。其婿陈栖延请与权诊视。与权至。熟视久之，不诊其脉，曰："证候已可见，此伏暑证也，宜用大黄、黄柏等物。"众医以"正阳丹""白泽圆"加钟乳、附子治之。杨惟忠夫人滕氏以其夫新纳妾，猜度定为贪色伤身，遂从众医之议。不用谢言。与权曰："明日午时当躁渴，未时必死。吾来助诸公哭吊也。"次日果卒。

张慕恺，明代蕲州人。成化初，慕恺医道大行，不论贫富，一体施济，全活者甚众。匾其堂曰："仁寿。"知州全铣重其人，均为作记表之。后世称医有源流云。

陈泰，号自然。明代蕲州卫人。广积方书，精明医道，诊脉断其隐微，用药咸有裁度。年八十余，无疾终。

韩泰，字道诚。明时常州府武进县人。高祖莹，元时为蕲州路提举。子显卿，为蕲春府医官。孙玺，继业三世，遂占籍于蕲，泰医学精熟，能甘淡泊怜贫施剂。成化中礼部访求名医，行取赴太医院三年，称病归里，遂不起。年七十九卒。

郝守道，字玄夫。明代蕲州人。以医名燕、齐江淮间，论病治方多获奇功，为梅国刘公陆田周公所重，皆有赠言。

郝源，字本清。明代蕲洲人。聪慧端悫，长于训诂。于医、数无不精晓。

李言闻，字子郁，号月池。明代蕲州人。性至孝，博治经史，精于医，官太医。著有《四脉发明》一卷、《医学八脉法》一卷、《四诊发明》八卷、《蕲艾传》一卷、《人参传》《痘疹证治》等书。子时诊，尝撮取《四诊发明》中精华，撰成《濒湖脉学》一书。序曰："先考月池翁著《四诊发明》八卷，皆精诣奥室。世之医病两家，咸以脉为首务，不知脉乃四诊之末，谓之巧者尔，上士欲会其全，非备四诊不可。"

李时珍（见本章第一节医坛英杰）。

庞宪，字鹿门。明代蕲州人。幼从李时珍游，得其学。有客耳聋数十日，自以为肾亏，服补剂不效。鹿门曰："此胃火耳。"君知其一，不知其二。夫胃之经络过于耳旁，食时则聋更甚，故知是胃而非肾也。一匕而愈。州守夫人病疟，鹿门诊之曰："此疟勿药，某日当愈，又十日当血下，然无伤也。"至期一药而愈。

严政，明代荆府医士。家贫，甚好学，能诗。出入府禁，一无所苟。荆王府重其为人，以田给之。年九十一卒。

浦心韦，明代蕲州人。为荆藩良医。精太素脉，通风角鸟占。每诊疾断人穷通、寿夭，百不失一，用药多立效，后以寿终。

陈治道，明代蕲阳（今蕲春）人。妇产科医家。鉴于女子产育知识不明，保摄无方，临产易致丧命，乃据胎产古本，参以耳目见闻，撰成《保产万全书》。此书通俗易懂，便于妇女讲论。使妊娠妇女知保摄之法，临产时不致仓皇失序，亦有助于稳婆处理胎产。书已佚。

顾天锡，字重光。明代蕲州人。天启岁贡。博通经史，受知于督学董其昌，著有《素问灵枢直解》六卷、《针灸至道》三卷。子景星，名重海内。

王协，字恭南，一字约庵，号约庵居士。楚蕲（今蕲春县）人。顺治八年（1651）手录友人所藏眼科抄本一册。该书首述五轮八廓及眼科治法，继列眼科形证一百六十余种，末附方剂二百余首，兼述点洗，升炼诸药法。条分缕析，备极精详。其门下士有目疾者，按证处方，每获良效。康熙六年（1667）任华亭县令时，编成《眼科全书》三卷，于1669年刊行。

萧铨，字公衡，号樗叟。清代蕲州人。康熙间岁贡。少贫，嗜读书，学识渊博，以明经教授生徒。著有《大学汇编》四卷。兼精岐黄术，著《易简方书》十卷。年八十三卒。

陈谟，字友夏，号素庵。清代蕲州人。康熙岁贡生。嗜学好古，教授生徒多所成就。著有《医门集要》二十五卷。

胡步云，清代蕲州人。操岐黄业为生技，遇贫者弗受谢也。

陈重溢，清代蕲州人。年十九时府试，名得道选。适院试前一日，家书至，云母病焉，溢星夜驰归，得一面。居庐墓三年，服阙，遂弃举子业，专精岐黄，以医人疾苦为事，不计谢金。

李方赓，号饬夫。清代蕲州人。廪生。有至性，自少侍父，读书里塾无违教，精性理及岐黄之学。

易德迈，字陶希。清代蕲州人。父时宪，门下多俊彦，德迈砥砺以成其学。因素善医，遂精岐黄术。生平以礼自持，举动不苟。

吴雁题，号唐人。清代蕲州人。诸生。质直和平。晚岁以医道济人，不辞劳苦。

陈其殷，字楚奎。清代蕲州人。读书久不赴乡闱。绝意进取，日以经史自娱。善病，精岐黄。著有《脉法指掌》《经络全解》《古方解略》《新方解略》《医学指要》等书藏于家。

李泽溥，字沛苍。清代蕲州人。岁贡生。工诗、古文，才识过人。知州张六庵有疑案不能决，延溥至，咄嗟立辨。家承贵显，饶于资。溥振乏绝，联姻族，制汤药，施棺木，乡里德之。蕲俗富家每多佃，溥独不多，令子孙世守。著有《雨湖阁文集》《津梁医书》。

陈雍，字敦仁。清代蕲州人。诸生。博古能文辞，龙善医方，多奇中，诊贫者病，药不取值，著有《医方三昧》。

张志杰，字子占。清代蕲州人。诸生。著有《松筠堂诗集》，纂本草诸书。

明长人，清代蕲州人。少事儒业，改习岐黄，脉理精确，药不妄投。

龚灏，号廉夫。清代蕲州人。千总衔。性平恕。缘善病，治岐黄术以自调。久之，术益精，请诊者盈门，不受谢，病者贫予以药。

陈广东，清代蕲州人。业医，治疾不索谢，贫者予以药，家中恒治方药，以待求者。

邓一桓，号兰亭。清代蕲州人。精岐黄术，尝携药囊于市，遇有疾者医之，不取值。

陈芸，清代蕲州人。撰《神农本草歌括》。

戴旭斋，清代医家，江右临川人（今属江西）。少时博览经书。以时艺之学无补于世，乃取古方书精心研习，同治（1862—1874）年间流寓蕲春茅山镇，行医而兼著书。有《伤寒正解》四卷。熊煜奎称此书"章法、文法之妙，引人易入。非但可以示医学之简易，并可以广医学之流传"。又善画，尤长于水墨大笔，苍劲古朴。

武穴市（广济县）

胡献琛，字克忠，一字少溪。明代广济县人。幼业医，以疾来求治者辄效。有饶秀才病酒，伸颈期期，不能出一言，久之无声，他医张皇。献琛曰："是火在经络。"投三剂而愈。万历癸卯，邑大疫，制药救活万余人。县令尚详抚按，给予冠带。后凡四方求者，不较所值，人各餍（音 yàn，饱、满足）愿而去。

蔡绍夔，字惟益。明代广济县人。年二十余即精通脉理。荆王患痢证，诸医罔治，闻夔名，遣使召之，数剂而愈。荆王赠百金，药刀并药研，额云"医冠楚黄"。自是名震一时。后过蕲州，荆王延入问曰："先生欲富乎？欲贵乎？"对曰："富贵非吾愿，家有薄田数亩，训子孙，务农桑，足乐也。"王益重其晶，令人送石碴一条，上刻"荆王赐"三字，更赐号曰"肖玉"。年逾七旬专事内养，面色如童。八十余岁卒。曾孙洪梧，复以医著。

张拱治，明代广济县人。精于药性，多聚药物，求之即与。

陈定中，字大马。明代广济县人。弃学籍，隐于医。结茅湖曲柳阴，承颜奉母，以耕钓终其身。

熊浚，字如章。清代广济县人。年十七为诸生。善医术，求者甚众，不责其报，人多德之。

胡锡鼎，字永祚。清代广济县人。家世儒医，生平以施济为事，凡抱病来求者，不辞劳倦，病愈不责谢。年八十七卒。

查启嘉，字孚言。清代广济县人。精于医，心存济人，不计贫富。

许世锦，字敬亭。清代广济县人。工隶、草、篆书，能不失古法。又与胡赤韬游，讨论诗律。尤长于医，沉病皆为之起。

舒尊基，字王路。清代广济县人。增广生，工医，贫不能医者，必授一方并给以药，活人甚众。

杨际泰，字平阶。清代广济县人。诸生。父少山，业医五十余年。平阶承家学攻医。谓医学之要为理、法、方。乃就学医心得，集《医学述要》三十六卷（1836），为医学入门之作。书中列述四诊八法，形体骨度，藏府经络，内、妇、儿诸科证治。（于瘟疫一门独尊杨栗山）。

张文基，字道阶。清代广济县人。监生。精太素脉。有某生无病，按之曰："是当得筋急疾。"一伍姓患病延基医之曰："是不惟不死，并当得子。"后阅数年皆验。

冯元会，字集成。清代广济县龙坪镇人。家贫，嗜学，事母至孝。兼治岐黄业，知名乡里。龙坪疫行，不问贫富，延治辄往，全活甚众。其岳父患疫，亲戚皆屏迹，元会独入视，服药而愈。

方席珍，清代广济县人。施药疗疫，活人颇多。

于良椿，号双亭。清代广济县人。精于医。道光壬辰年（1832），疫疠传染，施药调治，愈者甚众，乡里德之。

张世璜，字翠轩，清代广济县人。邑庠生。精岐黄术，有延请视疾者，并购药予之。

饶策，字戒庵。清代广济县人。武庠。持躬勤俭。遇贫乏者尝周给之。晚知医，求者无虚日。

黄梅县

陈文斌，字武烈。清代原籍江西，从祖父迁来梅。业医，精其术，立起沉疴，贫窘者不较药值。常点夜灯以照行人。著有《伤寒纂要》诸书。

王经纶，清代黄梅县人。性朴直，精岐黄术，多用姜桂，尝视病某家，就塾中宿，与师徒相习，为各诊其脉。一童子素肥泽健固，经诊之，急大惊曰："若何为至此。"师诘之，曰："不旬日矣，宜速归。"归果七日而殁。

郑梅占，清代黄梅县人。业儒，兼精医学。用药必取平常习见者，无金石猛烈之剂，清补尤胜。常往来富宦家，病药外言不及他。治病不计较谢金，亦不乘人之急而自高声价。恂恂然有儒士风，以医称从其长也。

李开基，字华国。清代黄梅县人。候选县丞。好义，精医。邑某官病笃，延开基治，应手而瘥。某赠以"拯我于危"匾额，并跋其后曰："不计利，不辞劳，一意实心，济人利物。"精医，不以为业，盖行方便而不受谢。

黎祖怀，字秉廉。清代黄梅县人。性敏，精医，深识《黄帝内经》之旨，与人言必摘某段言脉，某段言症，为之剖辨分明。尤长于伤寒，遇奇险辄奏奇效。而用药不多。邑中称妙手焉。

蒋兆瑞，字朴存。清代黄梅县人。国学生。以岐黄擅名，尝谓："读书降而学医，亦求有济，若术未精而开方谈病，是自欺欺人也"。人以为名言。

邓锦，字瀛直。清代（嘉庆辛酉）举人。体素羸，善自调摄，因精岐黄术。著《小观书》《伤寒新编》。施药活人。

石元吉，字文藻，一字蓉城。清代黄梅县人。幼颖悟，读书目十行。旁涉《灵》《素》，时称绝技。著有《易经遵圣》《春秋阐义》《周礼尔雅旁训》《焚余忆草》《医方通解》等书。

石夔照，字汉中。清代黄梅县人。廪生。性幽静，隐居教授。精医术，厌人延请，然强之仍为诊治。

宛相，字大用。清代黄梅县人。附贡生，尤精医术，尝自蓄药饵，贫窭乞医者，诊之而给药。

五、孝感地区

汉川县

尹隆宾，字尹爽。明代汉川县人。贡生。精岐黄术。汉商马允执，久病阳痿，动履皆废，瘦瘠骨立，尽四方之术，历三四年之久，日渐危殆，咸谓旦夕且死矣。隆宾投一剂而减，再投能步履矣。太守杨公有恶疾，困顿欲求自尽，诸医束手，举署号泣，隆宾视之，投药立愈。著有《内外大小医学恰中集》三十卷、《伤寒慧解》四卷、《薛氏女科删补》行世。

李蓂，字德春。明代江西人。徙居汉川，始自号少溪。家世知医。精脉法，冥思暗解，出授受之，外性沉暗。入门无流视，无媟言，未尝预闻病者病，第令仲臂出示手指，一着腕上，形神忽往，久之指离于腕，徐以一二语，发病者隐结。无不汗、下、吐，服少焉，投药而病已愈。诊脉甚苦。天门钟伯敬数遇奇疾，法当死，蓂数起之。人皆呼之为李仙翁。

杨泉洲，明代吴人也。流寓邑之剃家塆，精岐黄。有熊氏者孝廉谢淳培嫡母也，于归后羸瘠如不胜衣，然孕已十四月矣，医者误以为症瘕也，延杨至，告以故，摇手曰："明晨吾澄神诊视知之矣。"早炊黍以待，已而入诊视之，诊右手良久呼曰"饭我"。饭已，复入诊左手，指甫下大笑曰："此身也，一二日娩矣。"投以滑胎散一匕。私与人曰："举者男也。将不育，奈何？且多服金石药，终身不复育矣。"语卒验云。

朱正原，字孺子。明代人。其先不知所自出，或曰竟陵（天门）人也。壮年善符篆禹步驱役鬼神，具有灵验，然几因此殒身命已，乃业岐黄家言。四方咸神其医，称为国手。邑人尹夷耕艰于嗣，有妾数人，俾正原脉之，指一人曰："是宜男，当在三年后耳。"至期果如所言。夷耕叩之曰："正原子有神术耶，神方耶。"正原曰："在此心耳，心甚神也，此心不贪不淫则鬼神相之。行术而术灵，用药而药效，反则术不神，方亦不神矣。"（此病例系采用心理疗法，并非鬼神所使）。

祝海围，明代人。有仙术，游汉沔间，与吴太守嘉漠善，太守在维扬大病，祝疗之计日而效，将东入吴，语太守曰："惜我去早，不及待子余毒之发，命也。"已而太守果卒。所著《摄生篇》太守有抄本。

胡向暄，字宾阳。清代汉川人。恩贡生，精医。著有《历代医师考》。

李德模，清代汉川人。善医，困乏者兼给药饵。

金文彬，字济质。清代汉川人。岁贡生、文誉津津腾江汉间，胡牧亭、夏环农雅推重之，数奇不偶，遂弃而攻医。著有《诸医荟萃》《脉诀摘要》。其《痘证慈航》一书，尤辨析精微。推服者，谓为保赤之宝筏，同邑郭楚珍付梓藏板。

刘存斋，清代汉川人。少工文，以明经筮仕粤西，旋解组归。精岐黄术，溯源甑山家学，私承袁万凡、王宇泰指授。以《易》合医，以医合儒，与人谈医术，则缕析条分，娓娓不休。遇人急病，投以一二剂立愈。以故远近敬慕。魄羁荆郧间。著有《原生集》行于世。

何方圣，号天随子。清代汉川南河渡人。隐于医。方圣幼英敏，过目成诵，后弃儒业医，能辨人生死，诊视辄随手应。人遂呼为何神仙。

卢拯，字泰阶。清代汉川人。监生。生平正直，乐施好善，精岐黄，济人甚多，遇贫不能服药者，辄解囊楣助。道光辛卯捐喻家垸腴田二十亩以为义塚，里党称便。年八十卒。著有《医学指掌》藏于家。子启瑞，庠生，亦善医。

彭望楚，字南翘。清代汉川县长城乡人。曾祖士贵博观医家书，刻意搜讨，精其术。子孙遂世传为医，至望楚，警敏有血性，望色知病。道光壬辰春夏间疫疠流行，比间阖门不起，宗吴又可法者不勘验，以张景岳法治之者百无一生，望楚参明张骆玉、叶天士、缪仲淳之学，悉五淫六气之旨，辨色察脉，权衡其轻重缓急，应手而痊者不下于数百人。治温热暑湿证尤精，人争延至，名藉其江汉潜沔间。年四十余卒，远近惜之。子念祖，字竹坪，性不羁，承其家学，有医名。

李应五，清代汉川县人。癯弱善病，少负异姿，有气节，忼于庠，善地学，医尤工，屡起沉疴，决人生死，往往多奇中。家不甚饶，非病愈不取酬，遇贫者或以参桂济之，捐其值。著有《伤寒禹鼎》，年六十有三，甫及贡卒。

黄宪滨，字渭川。清代汉川人。天怀坦易能诗，少有赢疾，尝曰："医，仁术也，精之也足济人。"遂攻医。时或捐制药饵，以救病者。道光辛壬间大疫，有来谒者，无贫富、贵贱、远近必往视之，不避寒暑，所全甚众，虽铢金寸帛弗受也。著有《脉学要览》未梓。年四十卒。

林虹桥，清代汉川人。精医理。尝过人家有妇艰于产，公诊之曰："儿手板母心，非针不可。"主人有难色，公揭古方示之，针方入，子下，验其手有针孔。

王俊，字东园。清代汉川人。少不羁，慷慨，敢任事籍，诸生，亦以医名。年近八十卒。

秦笃辉，字山子，号榆村。清代汉川人。岁贡生，风裁整峻，抱负宏深。幼孤，事母至孝。因善医，性慷慨，乐施与，每当岁暮，里党赤贫者量加周恤。

秦笃庆，字季国，号云皆。清代汉川人。九岁能文，就童子试，为有司所器重，弱冠食饩，由廪贡授训导，初署江陵。道光辛卯司训京山，甫两月，以疾卒。生平能医，全活甚众。总督马公慧裕赠云："能为其事同良相，得遇斯人自永年。"著有《名医列传》六卷。

秦笃训，字璧轩。清代汉川人。少颖异，读书目数行下，弱冠入郡庠，从陈愚谷游，甚器重之。研究医经，以明经就广文授徒，多所成就。年七十有五卒。著有《射正求的医案》四卷。

林钟璠，字瑶圃。清代汉川人。诸生。好阅方书，得其神解，不轻易为人诊病。卒年七十有二。

林德仁，字肫伯。清代汉川人。国子生。长身鹤立，襟怀远大。于世味无所嗜，独好渔猎典籍。家藏异书名帖，手自校雠，幼而老无一日废业。晚更研究岐黄，起废尤多，今老幼犹念念不忘也。卒年六十有二。

刘青藜，清代汉川人。力学无寒暑间，究心经史诗古文，才思泉涌，晚年好道术兼能医。年六十余卒。

宋绍光，字宾麓，号翰樵。清代汉川县人。岁贡生，善医，求者无间。年七十卒。

陈廷楹，字两阶。清代汉川县人。监生，积学未售，善医，为人治病，值风雨不辞劳瘁。无贫富，弗取酬也。著有《医方汇解》八卷，藏于家。寿九十有一终。

郭士珩，字楚珍，号昆山。清代汉川人。岁贡，少失怙，事节母陈，以孝闻。好学工制举艺，不遇，遂弃而为医，著有《医学集案》《脉诀集解》。病者贫，施药救之，弗取值也。年六十余卒。

欧阳迁，字莱常，号倨偃子。清代汉川人。康熙庚午举人，以诗文名于时，著有《医学大成》。

田宗汉，字云槎，一字瀛峤，亦名少南。清代（1839—1906）汉川人。幼习经史，旁通天星、地舆、兵家、医学之书。咸丰、同治（1851—1874）年间，投身军政，曾任司马。平素究心医籍，光绪九年（1883）归里隐于医。用药精炼，治病多验。自同治九年至光绪十一年（1870—1885）年间，经反复历验，创"伏阴"说，以伏阴病乃春夏淫雨阴霾太过，阴邪伏藏孙络，至夏秋卒发。其症见先痢后呕，厥逆转筋，与先呕后痢，腹痛转筋之霍乱病不同。治当仿仲景四逆、理中、白通、吴茱萸诸汤方之法，忌猛投苦寒。著《医寄伏阴论》（一作《重订时行伏阴刍言》）二卷（1888）。今存《痰饮治效方》二卷（1902）。另著《医寄温热审治》未刊。尚有水利专著《疏浚腾池河说》。

刘德馨，清代汉川县人。编《惊风辨证必读书》。

孝感（县）市

胡儒俨，字慎堂。清代孝感县人。先世多显仕，至儒俨中落，兄儒健以教读养亲。俨念十指日繁，乃学医为人治疾，予药必良，无账籍，若酬值者受，不予者弗问也。贫人不待再请，辄携善药往，病愈予值多不受，由是名益起。

屠道和，字燮臣。清代湖北孝感人。业儒，道光二十七年（1847）科举不第，即潜心医学。博考名家医著，于本草、脉学尤细心揣摩，辑成《本草汇纂》三卷（1851）。经十余年反复参订，收药五百余种，按功效分类，简述性味，功效及用法。又汇辑《脉诀汇纂》两卷、《药性主治》一卷、《分类主治》一卷、《普济良方》四卷（内含《杂·证良方》、《妇幼良方》各两卷）。以上诸书合刊为《医学六种》（1863），另辑刊《喉科秘旨》（1863）。

覃恩，清代孝感县人。诰赠儒荣禄大夫。晚年精通素问，施药活人。

安陆（县）市

万鹏，字子翀。明代安陆县人。性孝友介直，励志古人，尤嗜学工，为文辞稍称道。且喜医，每制方药施人。有司雅重之。

杨芷，字文植，一字次泉。明代安陆人。嘉靖三十二年进士。由吴江知县，累迁江西布政使。年五十辞官，归林泉，三十年，自号白兆山人。所著《淡泊养生说》二卷。

席光裕，字宝卿。清代安陆人。世业儒，及光裕业医，能以己意运古法，投剂辄效。编撰《医学摘要》二卷。

王吉士，字蔼如。清代安陆诸生。精岐黄，以针灸救危急，尤得古人遗法，取死回生，其效立见。

徐世昶，字春亭。清代安陆人。素精岐黄，尝施药愈营勇剧病。

徐芝，字季植。清代安陆廪生。幼孤，入塾读《论语》，至父母之年章，辄潸然而流涕，后见此章，必跪诵。兄疾，侍药饵，数月不解带。母氏暨诸兄，先后殁，芝年届四十，哭泣失明。奉己俭约，而慷慨好义。年七十一卒。著有《济世良方》。

张于廷，字平轩。清代安陆岁贡生。性笃孝，母患膨胀症，负笈数百里学医，术精归，母病得痊，因市药以济贫者。著《医案新编》。

刘国光，字宾臣。清代官吏，湖北安陆人。生活于十九世纪下半叶。官太守，先后于浙江衢县、广东佛山等地任职。因病习诵陈修园医书十六种，极为推崇。以其卷帙浩繁，前后重复，将诸书要旨选摘汇编而成《修园医粹》两卷。先论后方，并附脉法。诸方下之歌括，多录自王昂《汤头歌诀》。

云梦县

郑文贤，明代云梦县人。少慕道术，兼精医理，擅诊脉，携药囊游关中（陕西），所至为人疗疾，仅求食宿而已。行医五十余年，全活甚众，关中贤豪皆礼重之。李于鳞有送其游大梁序云："郑生者名文贤，楚之云梦人也，少慕伯阳之术，往往谈长生。自云梦来关中，持一药囊耳……余苦病三十年，于兹言医也，即未尝见医视脉如生者，岂其诊书异有他方耶？"

关希达，字铉解。明代云梦县人。性纯笃，少习举业，兼以岐黄济世。

彭维燕，字式宾，号心斋。清代云梦县人。性颖悟，读书一二过，即终身不忘，文笔华赡而有则，家传医学，至维燕尤精究其蕴，荟萃古方书。正其访舛，自为一书，曰：《闻见约编》廿卷，《脉诀》一卷，文皆简括有法。一日在城，有张氏子，辰出午归，抵家仆地死，维燕诊之曰："此儿非病，饿闭气耳，灌以药，逾时而苏。"其他起死回生者甚多。以药与贫人，不取值，即有力之家亦不较。卒年七十有三。传其术者有李荪。

李荪，字南洲。清代云梦县人。附贡生，诗得家传，清拔可诵。其医人病，虽极贫贱者，亦亲为视，予人药多不取值。晚贫困不能自赡，而以药活人不稍靳。传彭维燕医术，编《内外科证治方书》。

王应运，清代云梦县人。本习儒学，精通脉理，医疾应手奏效，存心济贫，药随取不索值。知县某给顶戴旌表其门。以子王正贵，封文林郎。

袁绍炎，清代云梦县人。少习制艺，后以岐黄业济世，不择人而治。聂巡抚按临云邑，陡疾危急，人莫敢治，绍炎进一丸而愈。授冠带，赐"一匕春回"四字额。

邹立坤，清代云梦县人。世医，秘方活人无数。邑令冠带旌门。

喻宏量，字宽斋。清代云梦县人。监生，应乡试屡屈，遂弃举子业，以岐黄术济人。嘉庆己卯岁大疫，治辄效，且药不取值，故就医者日益众。

许炤，字述人。清代云梦县人。究心医学，得越人奥旨，旦暮叩门者，识与不识皆应之，多所全活。

曾传经，字达五。清代云梦县人。邑廪生。精医理，治病不问贫富，不责药值。

戴汝常，字纯堂。清代云梦县人。精医术，治病辄效，制方施药活人甚众。

邹厚载，清代云梦县人。业医方，瞳只眼，素不谈长生术。起独早，寒不围炉，食不过度，忿不大怒，庆不大喜，间饮薄酿数杯，着屦走街衢不杖不扶，年百岁。

广水市（应山县）

杨世元，清代应山庠生。习举业不售转习岐黄，借以济世，多治奇难大证，活人无算，乡里德之。

梅调鼎，字峙三。清代应山县人。郡廪生，精医理，不忌寒暑为人诊疾，并自制良药，因症而给之，无弗愈。县令张云阁以"泽及士林"额其门。

冯三朋，清代应山吴家会人。以医术济人，为人诊疾，毫不受谢，邑人德之。

易滢，字兰田。清代应山县人。温恭尔雅，有儒者风。乾隆间以医知名。尝云：良医治病，病万变，药亦万变，是故以志一之，以气辅之，以理持之，以神守之，寂而通之，息而游之，此岂近世之轻扬浅率金玉其外者所知。

王瑀，字玉田。清代应山举人。五上公车不第，司铎咸宁，性颖异。医理精通，治常证药到病除。人如常而脉变者一诊即决死期，人服其神。著有《指明脉要》《医学捷诀》等书。生徒岁贡魏自宽得其术，亦铮铮有声。

应城（县）市

陈士元，字心叔，一字养吾。明代应城人。嘉靖二十三年进士。任滦州知州。办事干练，学识渊博。因遭忌被谗而弃官。遍游五岳，所到之处辄为记述，归后则博考载籍，杜门著书四十年，颇有创见。著述很多，其中有《堤疾恒言》十五卷。该书见程大中《归云书目记》。光绪八年，邑人王承禧已购获其七卷至十五卷，其一卷至六卷尚佚。

胡瑜，字完璧。清代应城人。父臣邦为邑良医。瑜幼业儒，值明季乱，复隐于医，潜心既久，方脉日精。康熙甲寅荆州将军某索良医，邑宰以瑜应，将军与语悦之，曰："此有道者气象也。"久留营中，礼数有加，欲授以职。瑜以亲老不就。归以寿终。

刘鹏，字时斋。清代应城人。监生。为人谨饬，精岐黄术。道光二十九年大水，鹏输粟赈济，全活甚众。时瘟疫流行，死者枕籍，鹏施棺、瘗葬不下数百。

六、咸宁地区

咸宁（县）市

王昞，字天章，号清溪。清代咸宁县人，少聪颖好读书，尤敦内行。出应童试拔前茅而未青其衿，侧名成均非其志也，后弃帖括而精研医理，博综岐黄家言。于张仲景、李东垣、张景岳、喻家言诸书靡不通贯，而撮其要旨，则在辨明六经。问疾者户外履恒满，车无停轨。制方不取钱，病愈也不受谢。年五十卒。乡人之病而不能延医者，犹念之。子南洲，亦世其业。

黄钦亭，清代咸宁县人。工医。《内经·素问》以下诸书烂熟者，百余种。寿八十有三而终。

吴兆荣，号云皋。清代咸宁县上十一都人，附贡生。性仁厚，行敦孝友，品粹学优。家贫，课徒自给。精医理，随时诊济，不受人谢。卒年六十余。

周汇淙，字小沧，号静臣。清代咸宁县人。道光乙酉科中试，己丑进士。复精医术，应手奏效。年七十五卒。著有《杏春书屋杂著》。

黄天秩，号庸五。清代咸宁县二都人。贡生。性慷慨，最好施与。而有功德者，尤在施药一举。咸丰间，偕同志创立福幼堂，而自主其事。内科延医诊之，并送种牛痘。踵门问病者，日不暇给。秩善外科，辄奏效。有病疽者秩为吮之。故荆沙有黄善人之目云。

叶逢春，字资实。清代咸宁县人。附贡生。工于医术，尤精铜人针灸法，求诊者盈门。怀济人之心，虽严冬盛暑，不辞其劳，乡人皆德之。卒年七十有八，闻讣者无不流涕。

薛注，字挹川，清代咸宁县人。品端行正，素好施济。精于医术，常施药救人之急，县令毕某嘉其行，擢为乡饮宾，赠额"品重瀛洲"。

嘉鱼县

张绍思（懒狗祖师），元代嘉鱼人。依静宝寺为僧，溷迹和光，借医行愿。休粮不食者数年。出则乘白马，不加鞍勒，一黑犬相随，终其身不暂舍。元·至正六年，入塔端坐而化。

童仲，明代嘉鱼人。任医学训科。性至孝，事母极谨。

尹天知，字闻。清代嘉鱼县人。儒贡监生。持身修洁，虽贵介公子，而朴素过于儒生。尤精医理。常购药材与病者，诊病辄应手而愈，活人无算，不取一钱。年九十一卒。

通山县

乐文甫，号樵岚。清代通山县人。宿儒，兼精医。道光癸卯年任医学训科。

郭生申，字兼巽，号重庵。清代通山县人，宿儒，兼精医。道光癸卯年任医学训科。

蒲圻（县）市

周于蕃，字岳夫。明代蒲圻人。通晓医理，尤善推拿按摩术。纂有《小儿推拿秘诀》（1612）以指代针治婴幼疾，甚为后世儿医赞赏。清乾隆四十一年（1776）嘉善钱汝明参订并补遗为《秘传推拿妙诀》一卷，补遗一卷；光绪十四年（1888），宝应明医张振鋆受丹徒张心樵嘱托，为之参订周氏之书为《小儿按摩术》，另有《厘正按摩要术》四卷，系张振鋆据周氏《小儿推拿秘诀》改编者。

张朱霖，号百城。清代江南太仓人。明岐黄业，选能医者，调以药饵，给民疗病。在蒲圻居九年，以母艰去。

通城县

傅开泰，清代通城县下太里监生。善医，凡求治者不取分文，并与以药。东乡赠"好善乐施"额，邑人赠"积厚流光"额。

李利宾，清代通城县辛安里增生。善医，捐施药剂。

方聿修，清代通城县人。善医，并施药饵。

崇阳县

洞晓、泓明二僧。明代崇阳县人。俱以医术闻。泓明未详所居，洞晓藏塔邑南仙姑山。

汪士耀，清代崇阳县人。贡士。知医。同时有陈皋门，孙嗣浚、嗣豫兄弟，俱以庠生知医，多用异方愈奇疾。

陈文炳，清代崇阳县人。群庠生，知医，邻叟女孙甫二岁，体弱久痢，奄奄欲绝，时已数服下剂。陈诊视曰："毒尚未尽也"。重下之而愈。同时，肖仁斋卖药西城，博览岐黄诸书，偏于用参、芪，尝医病人加剧，改服文炳方而效。病家门首委煎残药，仁斋乘夜笼灯视之曰："此用泻药医也"。谈者以陈泻肖补为话柄。

何元格，宇品上。清代崇阳县人。生平俭己。济人难，善刀圭术，全活不可胜计，绝不受谢。贫乏者且给药饵之资。

吴传焕，字其章。清代崇阳县人。太学生，耿直和平。娴岐黄术，尤精理筋接骨外治术，给贫者药且无算。

庞士坚，清代崇阳县人。老学究，知医。寿八十八。

陈时鳌，字魁秀。清代崇阳县人。知医，好以丸药济人。年七十二殁。

阳新县

李正伯，明代蕲州人。崇祯十年张献忠掠江北，举家南避，遂家居阳新。善医，活人不取值。年八十三卒。

廖必达，字良芝。清代阳新县人。甫成童即念家贫亲老，弃儒业医，以给亲膳。

刘烇，字慧夫。清代阳新县人。优行诸生，肄业江汉，鹿洞两书院，学益进，屡荐不售。为人外刚内慈，贫苦必设法以周，施膏丹，岁以为常。年七十九卒。著有《居官居家格言》《医学艺学易知录》行世。

阮辉堂，字石泉。清代阳新县吉口里监生。善医，不受值。勤恳诊视，惟恐不瘳。卒之日，远近莫不流涕，有哭诵于道者。

熊梦飞，字伯川。清代阳新县乐岁里人。诸生。精医术，途遇病者，诊方施药，无论识不识也。

宋凌云，清代阳新县人。业医好义举。

陈才源，字达山。清代阳新县仁义里人。知医，贫病多赖诊治，不受值。

陈咸亨，字春光。清代阳新县人。道光庚子举人。性沉静，生平未尝疾言剧色。善医，远近就诊全活无算。酬不受，亦不厌也。尝梦侍李医圣时珍侧。寤而叹曰：前言得非濒湖弟子乎？后至蕲州，过李墓如梦。其精诣神通如此。

王箕武，字成南。清代阳新县人。业儒兼精医。年登九十一岁。

程高，字仰之。清代阳新县人。攻举子业，初不知医，因母病笃，徒步一日夜，走鄂城求医。倦，依洪山塔下，梦紫衣人授以异方，高惊，返，以方医母，果愈。由是医臻神境，求者应接不暇。乃列多灶，煮药于庭，病者坌集，各令取饮，立效，药资弗较也。

周文焕，字济庵。清代阳新县吉口里监生。精岐黄，不受谢值，全活甚众。

冯生枝，字鹿门。清代阳新县永城里人。通医术，在京师往来名公卿间，咸重之。鲍侍郎桂星未遇时母病，生枝助药饵以治。使二子正本、正立受业焉。及桂星视学湖北，绝不通一问，亦不许二子赴试。

肖世鲁，字九成。清代阳新县修静里人。精医。人以厚币延辄拒，穷者告以疾，即往诊视。尝曰：富者医易得，贫病之人谁肯一顾乎？流寓江右奉新、安义等处。

王兴杨，字汉春。清代阳新县兴瑞里人。学邃品粹，童试屡魁曹。偶精《灵枢》《素问》《脉诀》，诊治全活无算。予映阶，应试有声，克承先志，医术济人，两世济美云。

阮超，字焕成。清代阳新县阳辛里人，监生。事祖母、父母，敬养备至。考究方书，遂成名医。

柯惟功，清代阳新县兴瑞里人。业医，居药肆。贫者诊治，药不取值。寿八十，无疾而终。

明渐磐，字希周。清代阳新县长乐里附贡。精医术，活人无算。品行端方，好行义举，里党称之。

朱德醇，字塔州。清代阳新县仁义里太学生。精医，贫病施药不受值。

柯光堂，字醉白。清代阳新县人。精医，施药不索值。

阮玉衡，字坚庵。清代阳新县吉口里人。精医，挟《灵枢》之奥，而不轻诊疾。年六十四，无病而卒。

陈竹轩，字德新。清代阳新县永福里人。家贫，医游江南六安界。晚年医寓汉口。遇赤贫乞诊者，屡却谢义。寿八十一卒。

舒石亭，清代阳新县上迁里人。善医外科，有请必赴，愈不索谢。尝备药囊济贫人。子啸岩，能继志。

陈思堂，字孔坚。清代阳新县永章里监生。精岐黄，全活众数，概不受值。著有《伤寒辨正》二卷。

刘灼，字品坡。清代阳新县人。性谨饬，好义举，捐修桥路、凉亭、义渡，不下千金。著有《医方辑要》二卷。

七、荆州地区

沙市

杨学典，讳述孝，字以文，号识之。清代沙市人。为文学公元仲子，少习制艺，研精覃思，语宗传注，不屑戈戈小法。性高尚，三十岁后，即不应有司试，日惟静坐，诵经史，不妄交游。先人以眼医擅名，先生尤慧解，一经披拔，放大光明，其雪案萤窗，研磨卷轴，墨沈淋漓，展卷犹如新也。咸丰初，以医游省垣，会粤逆乱，冬省垣戒严，买棹归家。授徒之暇，手辑《周易简明注释》三卷、《读史杂著》一卷、《评按各医书》二卷、《草堂随笔》一卷，皆藏于家。

江陵县

殷仲堪（？—399），东晋官吏。陈郡（河南淮阳）人。尝任荆州刺史，故亦称殷荆州。学医术而究其精妙。有病者则为诊脉，分药而用。时有任城人魏咏之，生而兔缺，闻其帐下有名医能治之，趋之求治。仲堪召医视之，医曰："可割而补之，但须百日进粥，不得笑语。"于是使医善疗之得瘥。撰有《殷荆州要方》三卷，今佚。

陆法和，南北朝梁代官吏。尝隐于江陵百里洲，衣食居处与一苦行沙门同。时八叠山多恶疾人，为采药疗之，不过三服皆瘥。梁元帝时任都督，官郢州刺史，入北齐，天保六年（555）后卒。

王彦伯，唐代荆州道士。天性善医，尤精别脉，断人生死寿夭，百不差一。裴胄尚书有子忽暴中病，众医拱手，或说彦伯，遂迎使视。脉之良久，曰：都无疾。乃煮散数味，入口而愈。裴问其状。彦伯曰："中无腮鲤鱼毒也。"其子实因脍得病。裴初不信，乃脍鲤鱼无腮者，令左右食之，其疾悉同，始大惊异焉。又自言医道将盛行，乃列三四灶，煮药于庭，老幼塞门而请。彦伯指曰：热者饮此，寒者饮此，风者饮此，气者饮此，皆饮之而去。翌日，各负钱帛来酬，无不效者。

张仕政，唐代荆州江陵人。精外科，善治伤折。王潜在荆州任督军，有军人损胫，求仕政治之。仕政令病者饮以药酒，破肉取出碎骨一片，涂膏封之，数日如旧。

汪颖，号云溪。明代江陵人。弘治戊午举人，壬戌进士。正德年间（1506—1521）任九江知府。得东阳卢和《食物本草》稿，厘为两卷，分水、谷、菜、果、禽、兽、鱼、味八类（李时珍编写《本草纲目》时曾引用十多种）。

李恒，明代江陵人。尝从父官粤。喜施予，遂弃儒业医，父止之。恒曰："自先世以来，冠进贤者不下十余人，何爱一第？"恒自料为官亦无补，且财力俱不足以济人，不如学医。遂以医擅一时。里中病疫者，恒携仆挈药囊偕行，遍诊其脉药之，或举家不起，则留一仆以伺，日馈薪米，愈乃已。

刘云山，名朝，以字行。明代医生，江陵人，侨寓常州。尝治一道士因演杂戏吞针一撮，竟下咽，使服苔菜花，针插花上随之吐出。又治一妇患咯血甚危，嘱服天竹子汤，饮一月而愈。所治皆类此，方简而效佳。后人立祠记之。

高子明，明代江陵人。精医术。曾为河南医家周溥治愈羸疾，并传授黄帝扁鹊脉书及诸秘方给溥，溥且录且读，随师三年，为人诊视疗治悉验，于是四方迎谒者众。

李盛春，字太和。明代江陵人。初业举，后改习医。父燕山、弟占春皆为名医。盛春于明代天启丙寅孟冬汇编《医学研悦》一部。计一函十册。卷一、二为收录明末张鹤腾著《伤暑全书》，卷三为《脉理原始研悦》，卷四为《胤嗣全书》，卷五为《病机要旨》，卷六为《伤寒全书》，卷七为《杂证全书》，卷八为《小儿形症研悦》，卷九为《小儿研悦方》，卷十附《小儿推拿》。盛春集其父燕山多年经验之传述，并与弟占春考古证今，审运察气，远宗仲景、节庵之训，近采青阳、立斋之说，据家传"悦诸心，研诸虑，施之有验者"汇编而成。《医学研悦》为海内珍本医籍，对医学理论和临床实践都有指导意义。

朱俨镶，明代江陵县人。著有《野菜性味考》。

邓琮，明代江陵人。精于医，求济者不责报。

谭之鹏，清代江陵人。邑庠生。清贫自守，尝汇集古今医方以济人。

贺世康，清代江陵人。性慈孝，精治岐黄术。

雷万富，清代江陵人。性长厚，孝亲族，精于医，不论贫富给以药。

余晖吉，字朗亭。清代江陵人。事亲孝，因亲病，遂通医术，贫以授徒自给，而慷慨好施。

董嗣封，清代江陵人。生于乾隆癸巳，年九十六，五世同堂。精于医术，活人甚多。同治己巳身殁。

孙豫谦，清代医生。原籍奉天，祖、父皆显官，至谦始籍江陵。秉性淡泊。晚工医，贫者乞方辄与，势家啖以利弗应。

张承祚，清代江陵人。康熙年间尝官郴州同知，后告归。雅擅医术，多所全济。里中有大疫，诊治多效。又制治疾良药以赠举家病疫者，邑人推重。卒年八十一。

陈大谦，字永贞，清代医生。原籍江南。精医术，凡遇证有逆难者，多所全活，遇贫苦不索赀。囊有余蓄辄济兄弟之贫者，终身不私置产。

胡岳，字东山。清代江陵人。少时业儒未遇，精医术，给穷苦药不索值。

徐杰，字汉三，清代江陵人。精医术，嗜骑射，偶牧马龙山寺旁值大雾，忽双目失明，遂坐地下，久之目复开则精光炯炯矣，嗣后视疾不待诊脉洞见肺府，或预断某人当得某疾，克岁月，为验果不爽，遂有半仙之名。其孙必昌、宝贞皆诸生，犹世其业。

李楚珩，清代江陵人。武生，性廉介，精技艺，又留心医术，诊无不效，不取病家资，即馈遗亦弗受。曰：吾非业，是特藉以活人耳。

宝辉，字玉珊，号西园居士，两湖钓翁。清代医家。江陵人。自少酷嗜医学，熟读医经。曾从朱爻生习医，治病多效。光绪二十二年后，周游川、广、闽、浙。于扬州师事名医叶子雨。在皖南遇周潜初，结为挚友，相与论医。著有《医医小草》，谓"医学之难，难于无偏"。以为历代医家中无偏者仅张仲景一人，而金元诸家多以偏得名，故尤致力于救偏。同年（1901）又撰《游艺志略》，述其游历时得诸师友之精论。且称："劳瘵，人只知实而不知虚。霍乱，第知其为寒。消渴，第知其为热，而不知凡病各有寒热虚实，偏则多弊。"故其书亦重在辨析病因病机。另著有《易知录》《医籍选》《夜谈随记》等，未见刊行。

汪梦云，清代荆州人。精医学。道光己酉大疫，云昼夜诊治，遇贫乏辄与药不取赀，全活无算。卒年七十二。

宋学洙，清代江陵县人。著有《保赤一粒金》。

公安县

李学元，字存斋。明代公安县人。万历庚子举人。授晋州知州。公以目疾乞归，归数年有异人以针治其疾，目复明。学导引术，谓长生可得也。卒年七十余。

田国芳，字世传，号经畬。清代公安县人。弱冠列诸生，六赴乡闱不售，遂辍举子业，务实行于星象、形家、医卜诸书靡不精。卒年七十二。

龚大器，字容卿，号春所。清代公安县人。公好学仙，喜为黄白术，于天文、地理、医卜百家之书靡不通晓。

石首（县）市

杨溥（1376—1446），字弘济。明代石首县人。建文二年（1400）举进士，授翰林编修。永乐初，任太子洗马。永乐十二年（1414）七月，因太子遣使迎帝太迟，触怒皇帝，下锦衣卫狱十年，于囹圄中奋读经史、诸子数周。仁宗即位，获释出狱，擢翰林学士。正统三年（1438）进太子少保，武英殿大学士。正统十一年卒，时七十五岁，赠太师，谥"文定"。溥留心医药，曾辑《用药真珠囊括》一书，已佚。

张维，字国持。明代石首县人。官凤阳府同知。编撰有《经验良方》三卷。

罗桥轩，明代石首县人。工医术。天启二年敕封太医院史。

郭本佑，清代石首县人。太学生，性颖异。少习儒业，屡试不售，遂弃去，专心医术，博览群书，得其精要。视病知吉凶与愈之缓速。投剂无不立效。谓难治者，人亦莫能疗也。或不恃药饵，以意创法，称神妙焉。

傅文钟，清代石首县人。从九品，习医术，善治目疾，痊愈无算。贫者为出药饵。乡里人犹德之。

曹继石，字碧霞。清代石首县人。精岐黄业。著有《博弱集》。邑令张琳赠以"绣林橘井"之匾额。其生平轻财重义，邑中人莫不啧啧相传。

王纯缃，清代石首县人。精岐黄业，愈人病不受报。遇时疫流行，日行数十家视疾，人多感念之。

罗宏材，号柳溪。清代石首县人。邑增生，力学力行，慷慨好施，岁凶，振贷邻里不少吝。晚年究心岐黄，集有《医方辨证》数卷。

聂宏铨，字抡斯。清代石首县人。精岐黄术。康熙四十六年，奉文委授医学。

王祖亮，清代石首县人。国学生。居心和厚。精于岐黄，有请者往返不惮其劳，遇贫艰市药者解囊周之，多所全活。

刘之俊，字灼三。清代石首县人。例贡生，善医学、地学，晚年体研《参同契》一书，颇得其旨。年六十四而殁。

吴信一，清代石首县人。事亲以孝闻。精医术，贫者施药饵。里中有鬻妻者，信出赀赎之。其好善类如是。

刘大纯，字粹安。清代石首县人。诸生，严气正性，事亲以孝闻，兄弟友爱。晚年喜施药饵，人咸赖之。

周宗范，字尚文。清代石首县人。诸生。精医，有冷姓孕妇，周见诧曰："此鬼胎也。"一药而堕，状如猕猴。又诊一杨姓妇，周亦以为有异，堕之，蛇也。性淡泊不为。

严正笏，字哲人。清代石首县人。诸生。禀性朴直，为时推重。编撰有《古今医案》。

江锋，清代石首县人。编有《简括录医书》。

魏世轨，字左车。清代石首县人。国学生。幼喜读性理书，壮学《易》不拘占卜家言，而意测多中。常言学《易》在体"易"，与《易》为体则身修。编撰有《内经编次》。

王应恺，字玉京。清代石首县人。精医术，不索馈谢，求诊者接踵。

监利县

万拱，明代监利县人。能诗，善医。为人清高，懒晋接，有延治者则以病辞，然馈以医方。著有《医学大成》《伤寒指南》《病源》诸书，惜皆散亡。

艾宏，明代监利县人。善针灸，诊脉能知人生死之期。生平活人甚众，不责酬报。后荐为太医院医官。督学史某患病，召其往视，宏曰："公之金、木俱病，岂饮后常露坐也？"督学使起谢，一药而愈。

李先芳，字伯承，一字北山。明代监利人。嘉靖丁未进士，官至尚宝寺少卿。与王宗沐、吴维岳等称诗都下。王世贞入其社后，世贞标叙所与游者，以先芳名列广五子中，所著《读诗私记》，议论和平，无区分门户之见。又著《毛诗考证》，朱彝尊《经义考》载之。《壶天玉镜》《中流一壶》皆救急方，《医家须知》论气运。

葛天爵，明末清初医家，监利人。少治医术，见同列无愈己已者，遂遍访湖山。与一道士遇一江上，与之语辄解，同舟数月，遂精脉理，用药每奇中。

邹廷光，清代监利县人。监生。精医术，遇有奇症必先立案，然后博考群书，不效则敛神静思，必令应手。已愈并不受谢。行之数十年，有心得。乾隆癸丑，郡中行疫，投方无不立应。荆南道来鸣谦挽留在郡数月，赠以千金，并上匾额。年九十卒。著有《医学经验方案》四十卷。

陈大勋，字国助。清代监利县人。精医术，为人治病辄效，全活无算，愈者酬以财物，皆却不取。时时按方合药持以予人，亦不索值。终身行之以为常。著有《幼科医方手录》。

曾昭选，清代监利县人。深明医理，予张仲景、李东垣、张景岳、喻嘉言诸家之书，无不贯通，而撮其旨要，则在辨明六经。每遇奇险之证，他人所惊愕不能措手者，彼直谈笑出之，应手见效。有探乎其原者矣。

曾葵局，清代监利县人。精医术，治病多验。一日拥炉著方书，焚其衣至半幅，不觉也。所著有《痰火点雪》书行世，后人窃冒以他名。

又有《温暑新谈》及《伤寒诸证》书。

李俭行，清代监利县人。承先世之业，能深明医术，不务奇功，而实鲜有偾事。尝言："人命至重，纵情恣意，为之使其命自我损，于心何安也？"故所保全者多。寿八十四。

吴士振，清代监利县人。精医术，幼科尤精，即遇沉疴，投方必效。贫不计谢。著有《医理医意》数千言，悉中窾要。

常锡候，字用康。清代道光戊戌正贡。旁及星象医卜，无不精晓。

王颖川，清代监利县人。精于医理，有遘疾求医者，贫富一无所吝。

李桴，字济寰。清代监利县人。博通书史，亦明医术，而不以自任，然常储药品，每贫乏疾病者乞求，辄慨然救之。

黄家瑞，清代监利县人。精治医术。

杨旦，字元初。清代监利县人。术善岐黄，人有疾病，不能延医用药者则合善剂与之，是亦救世之一端也。

仙桃市（沔阳州）

汪佃，明代沔阳州人。善治疮。傅尚书颐荣以冠带。

刘相，字士良。明代沔阳州人。授太医院官。善治脉，精于女科。尚书顾璘抚楚雅重之。

杨太和，明代沔阳州人。长于治寒疾。盛暑时，掘深坑浸青蒿水与人服之多效。人称"杨一贴"。

张子儿，以乳名传。明代沔阳州人。善治发背，每以掌达之，发则劝人食羊肉，以草药敷辄愈。其方竟不传。

黄昶，明代沔阳州人。善小儿医。中年丧明。采牵牛子制一块丸，称"黄氏仙方"。子恩，孙官，曾孙希文世其业。

胡恂，明代沔阳州人。少学诗于刘仲容。长精于医，为任应文所赏。弟悌能传其业。

叶镇，明代沔阳州人。善治痘疹。子孟春，世其业。

张栋，字隆吉。明代沔阳州人。性谦谨，善医小儿，精眼科。子帮道，世其业。

金淮，明代沔阳州人。精小儿医。年六十余生子鉴。

刘哲，字以明。明代沔阳州人。学医于王辂，辂百户王本义子，以岐黄名于世。

黄日芳，字木之，号蠡源。明代沔阳州人。黄氏世以孝友著。日芳幼师伯兄日华，举乡试，犹执经不稍息。日华没，日芳触柱而号，额破出血，后成进士。著有《史别》《史拈》《本草经验方集要》诸书。

刘厚山，清代沔阳州周长府人。性颖悟，知医，能以脉决生死。治吐血症，尤多神效。时人呼为"活仙"。兼通循甲，缜密不轻言。著有《痰火心法》。

刘揆，字文白，号蛰庵。清代沔阳州人。天才卓荦，姿容英伟，由选拔廷试第一，声誉顿起。精医术，能别生死。子刘兴湄，得其传，声名益盛。

万嵩，字岳生。清代沔阳州人。笃孝友，学行纯粹。晚年以医术济人，不受值。编著有《医学捷径》《本草便览》，毁于火。

金韶九，清代沔阳州人。贡生。精习眼科，捐资制药以济人。弟翠涛，依韶九志，仍以眼科济世。不索谢。

刘志组，字东常。清代沔阳州埠湾人。贡生。家颇裕。精岐黄，诊病施药，活人无算。

刘寅，字硕龄。清代沔阳州人。库生，性正直。精于医，治病多奇中，贫苦者资以药饵。著有《实学录》二卷，《脉学纂要》《洋痘释义》数种。

武景节，清代沔阳州上麻港人。晚习岐黄，著《六经定法》。年九十七卒。

严昌道，清代沔阳州人。精岐黄。年九十一，无疾终。

路春楷，一名炳南，字杏春。清代沔阳州沙镇人。佾生。秉性朴厚，处世和平。尝幕游直隶乡县署。以医术活人无算，从不受谢。柏乡士民感其德，公赠以"种杏遗风"额。楷去，柏乡人祠祀之，名曰："神医祠"。年九十六卒于家。

周继文，清代沔阳州悦安乡人。精医。集有《医案》《尹氏脉诀》一卷。寿九十二岁。

严大训，清代沔阳州人。儒氏，兼业岐黄，年九十二卒。

陈志雯，字放仙。清代沔阳州人。少聪颖，能文，工草书。人长臂有足疾，绝意科名。晚精岐黄。有求诊肩舆垂帘一往，终不混迹嚣尘。

刘帮绩，字怀橘。清代沔阳州人。庠生。少通医术。游吴越诸名郡，博求异人异书，以精其术。叩者，一药即愈。生平端方检饬，不苟言笑。子，善锡，康熙辛酉解元。孙，希濂，诸生。

王德冲，清代沔阳州小新院人。精岐黄，决人生死，世以神医目之。遇贫寒家不索谢，并给药饵。

刘兴湄，字秋浦。清代沔阳州人。太学生，植行方严，见子柏才磨墨稍斜，即予责。谓小可见大，勿忽也。湄父捦，神明于医。湄得其术，多奇中。近村戴某，野耕遇雨，血暴下，遂昏愦，诸医束手。湄曰：是日大雷，盖为其所震也。经曰：恐则气下，血即随之，验其脉必乍大乍小，诊之果然。为其疏方，再剂而愈。著有《脉对》《伤寒对》，并集《过庭时问答语》，凡十余篇。

王绍方，清代沔阳州人。精医理，善治鼓胀症，相传九世，所活甚多，屡却酬金不受。著有《简易良方》。

袁成瑾，清代沔阳州人。淡静寡欲，精岐黄。道光十一年（1831），连岁瘟疫，瑾以术活人无算，并不计酬谢。

邵一仕，字学海。清代沔阳州通海口人。伯仲精岐黄，于脉理宗王张，妙手活人，贫者无取资，后入国子监。

李顺钦，清代沔阳州通海口人。邑名医。顺钦之弟顺祥亦精医理，以善诊断见长，决吉凶无不验。

马锦堂，清代沔阳州人。精于医术，治病不索谢，活人甚众。一生清廉耿直，乡里称善。卒后，乡绅费梦玉为之作传。

刘之暹，字东升。清代沔阳州人。性豪迈，熟精方药，治大麻风及结毒怪证，能速痊。接断骨尤奇。

梁培禧，字吉人。清代沔阳州人。工书法，精医理，兼习阴阳家言。

胡明良，清代沔阳州人。为人温厚，精医理，贫者延诊不受谢，并代出药资。道光十年岁歉，出所积以赈贫乏，乡里德之。

陈起凤，清代沔阳州人。善医，尤精小儿科。求诊者趾相错，凡活人无算。年九十终。子辅廷，继其业，名噪一时。孙香兰，亦习其术。

黄涕，字文波。清代沔阳州人。读书业医，躬行修洁，不与外事。著有《医集大成》藏于家。年八十三终。州司马王景邑赠有句云：四围绿水三间屋，一部青囊几卷诗，藉此济贫兼济世，懒为良相作良医。子格物，继其业。孙至厚，亦能医。

张大临，字吉咸。清代沔阳州仵家帮人。耿介自持，以例入监。淡意科名，专穷经史，间以其余。观堪舆、岐黄两家书，于医尤精。三十余年活人无算，遇贫者并助药物，乡里贤之。

高羽成，字春山。清代沔阳州人。国学生。精医，治病不计诊仪，遇贫者并捐资调剂。

邵家兰，字廷香。清代沔阳州人。性刚直，生平喜读《易经》。善岐黄，多以针灸活人。

夏廷玉，字安甫。清代沔阳州人。业岐黄，能以脉理决生死，即年寿亦能预定。且多起死回生法，一时称为神奇。

于纯五，字玉山。清代沔阳州人。性谦和，生平无疾言厉色。善医，精外治术。患疗毒延视，辄应手奏效。尤能接骨止痛。遇贫乏不受谢，并给以药。

舒乾德，清代沔阳州许乐里人。家贫，业岐黄，以济人为心，不责报，遇贫苦者送药饵疗之。

唐志位，字列三。清代沔阳州人。少习举业，未售，业岐黄。晚年术益精，诊脉即知人生死。乡里呼为"神医"。

魏麟，清代沔阳州人。儒士，积学不遇，课徒多所裁成。精卜筮，谈休咎辄应。复业医，活人无算，不计酬资，乡里称善人。

胡承先，清代沔阳州人。善医，外治尤奇验。子祖江，字汉元，传其术。

鲍榜，清代沔阳州人。家贫，业医，善弈，有国手称。

姜博高，字天臣。清代沔阳州石板里人。喜读黄老养生书。尤精医术，活人无算，终无德色。

张世亮，清代沔阳州石板里浮图院人。精岐黄，能以《太素》脉定人寿算。治人不责谢。子国清、国秀，继其业。

王润，字雨琴。清代沔阳州童海口人。工画谐律。业岐黄，多颖悟，活人无算。

刘中兰，清代沔阳州马八里人。素倜傥，多才艺，尤精医，笃行不懈。

杨体泗，清代沔阳州东方人。精医，于"伤寒"尤得其奥，著有《伤寒摘要》。

吴学周，字文焕。清代沔阳州西乡人。幼业儒，及长精武艺，后得异人传述，治一切险症，应手奏效。

刘德熿，清代沔阳州白公湖人。精医，性方正。著有《急救奇觚续》《医学待遗七种》十二卷。

欧阳瑚，字成斋。清代沔阳州人。专精痘科，居乡有老成之目。子世其业。

余国正，清代沔阳州人。喜集方术，制丸散施人。

许立名，字心圃。清代沔阳州人，岁贡生。品端学优。生平精医术。筹资施药，活人无算。

张绪藩，字价人。清代沔阳州人。庠生。资敏学博，聪颖善读。援例授布政、经历职，折节励行，心存利济。晚年以岐黄济人。

余暄，清代沔阳州人。善岐黄，检药以散给贫者，不取一钱。

刘懋才，字荫功。清代沔阳州人。岁贡生，博学能文。家素丰，好施予。精医，凡贫者造诊，悉助药资，期其必愈。

蔡传奇，清代沔阳州人。家贫，业医。道光十二年大疫，求方者，概不索值。

王立三，字卓亭。清代沔阳州人。举人。家贫嗜学，尤精于医。岁大疫，求诊视者，治活无算。

戴琴，字桐仙。清代沔阳州人。岁贡生。性笃实，学优行洁，尤精易理。启迪后进，贫乏者不计束修。晚习岐黄，治目疾，从不取值。

李赓新，清代沔阳州人。庠生。精医理，设药肆，遇病诊治，药不计资。

张二若，清代沔阳州许家帮人。事亲笃孝，定省不懈。尤精医理，全活甚众。人或酬之，辞不受，金称其义。

严有裕，字绰然。清代沔阳州人。善岐黄，病者求诊，不受酬。著有《医学法悟》《本草便览》。

苏魁俊，字学升。清代沔阳州人。平心率物，积学未遇。精医理，不受谢，遇贫者并给药资。

刘黯才，字又汲。清代沔阳州人。增生举人。精岐黄业，里中求医者不索谢，贫者给药饵。

汪祖敬，字玉桥。清代沔阳州左湫河人。童试屡冠军，卒不售。善诗，精岐黄，远近求治者，不取赀。

罗兴庆，字积圃。清代沔阳州人。监生。弃儒业医，不受酬资，且济贫困。

陈辅廷，清代沔阳州人。邑名医陈起凤之子。辅廷传父业，有声于时。

张国秀，清代沔阳州石板里浮图院人。邑名医张世亮次子。国秀与兄国清继承父业，每值病人延请，衣履不暇整饬，立往诊治，虽严冬盛暑，不改其常。生平未尝索一酬，贫病不能购药者，助以药资。

张国清，清代沔阳州石板里浮图院人。邑名医张世亮长子。与弟张国秀继承父学，均以医为业。

胡礼庵，以字行。清代安徽休宁人。始贸沔阳新镇，患膈噎，归皖就医，病痊出。礼庵遂穷究医理，返镇以疡科著，决生死如神，贫者代针砭，并给饮食。

史铭鼎，清代沔阳州人。著有《医学心得》。

史继棠，清代沔阳州人。著有《医方便览》。

杨祉，清代沔阳州人。著有《眼科外科医案》二卷。

天门（县）市

王超，唐代医家。竟陵（今天门县）人。生活于贞观（627—649）年间。善医，针灸如神。居人有所苦皆就之，取效顷刻。著有《仙人水镜图诀》一卷，为记述小儿察指纹法之早期文献之一，已佚。佚文及所绘指纹图见于《幼幼新书》《保婴全镜录》《幼科证治准绳》等后世医书中。书名有改作《水镜诀》或《仙人水鉴》者。

欧阳植，字叔坚。明代天门人。庠生。治举业，精医。著有《灵台问要》（邑进士胡懋忠刻于固始）、《易简奇方》（邑进士熊寅刻于婺源）、《全生四要》（邑知府王曰然刻于临洮）。而《四要》尤醒人嗜欲。

殷惟哲，明代天门县人。精医。

钟惺，字伯敬（一作景伯），号退谷。明代天门人。万历癸卯乡举，庚戌年进士。授行人奉使四川、山东，典贵州。乙卯试改工部主事。二年授南京礼部仪制司主事，转祠祭司郎中，出为福建按察司提学佥事。尝校阅高濂《尊生八笺》。后世将其中《饮馔服食笺》单行时，直书钟惺辑，更名《饮馔服食谱》。晚年入禅寺修身养性。

唐胜学，明代天门县人。住陶溪潭。天性悱恻，不忍见人遇不堪事，每疫沥流行，取验方合良药给力不能医者，辄济。

梁学孟，（见本章第一节医坛英杰）。

曾同轨，清代天门县人。读书精医理，兼究文学。丹肤白发，视履不衰。谭录赠诗云。老隐西江曲，仙源白鹤邻，人天穷草木，寒暖识君臣，三世相公泽，千金葛氏春，外台成秘要，期以寿吾亲。

赵璧，字连城。清代天门县人。精医理，求治者投匕辄愈，不计值。好录古书，学者欲之，即以赠。

张暹，字进也。清代天门县人。医术奇中。尝以事逮郡。胡作梅子病危甚，急延之，一药而起。

胡永定，一名晟，字安卿。清代天门县人。世家华胄，以淡泊栖襟，以身善病，折肱名家，每奇疴剧症，色沮良医，辄以刀圭活之。白骨再肉，不尸其功，不承其谢，亦自乐此不疲也。

夏方熙，字伯庸。清代天门县人。少补诸生，未壮即弃去。旁及医术，验有神工，施药活人最多。有贫而苦疡者，须参、芪攻之，授方并资之金，获痊迅起。

欧阳正谋，字侨如，号时庵。清代天门人。精医，所活甚众，屡却酬金不受。著有《时庵医录》四卷。子昌，依其方，治证立效。

陈崇尧，字遵三，号烘山。清代天门县人。贡生。永定之子，早入太学，十龄失怙，克自砥行，性介而和，动必以礼。祖遗藏书甚富，博览精究，不干名誉。著《内经解》。

周传复，字见心，号恒斋。清代天门县人。少攻举业，缘多病，弃儒习医。知县永福赠有"春映杏园"。寿八十八终。

潜江（县）市

智顗，南朝末僧人。俗姓陈，字德安。世居荆州华容（今潜江西南）。十七岁出家，游学四方。精通佛教理论，旁通医学。所著《童蒙止观》涉及养生保健内容。

王兆年，字理和。明代潜江县人。少得火证，遂弃儒习医，以岐黄名世。若富贵人虽酬以重金，亦不轻受，遇贫苦人有急即应，分文不取。济世活人凡五十年。

刘若金，（参见本章第一节医坛英杰）。

王三锡，号柳堂。清代潜江县庠生。研求经述，兼善岐黄业，遍览各家传书，会通大旨，折中一归至是，一望决人生死。尝访友，闻隐隐哭声，询之，则孩提病危，苦无可救。延入诊曰："是无难治"，给以方，一药而愈。晚年有神医之目。家中盖茅屋十余间，以处病者。所诊多奇效。五世同堂，年九十三卒。著有《脉诀指南》《医学一隅》《伤寒夹注》《幼科发蒙》《妇科摘要》《辨证摘要》。梓行者为《辨证奇闻》四卷。

郭唐臣，字戴尧。清代潜江县人。性隐逸，有黄叔风度。开别墅，曰"柏邻"，栽花莳竹，日吟咏其中，心地恻怛。工医术，会大疫施药济人，全活甚众。年九十六而终。著有《伤寒论翼》。

张自修，号上达。清代潜江沙窝院监生。家不中赀，业疡医，治病不索谢，遇贫不取药值。

董其珏，号在光。清代潜江长一院人。精岐黄，治病不受谢。道光壬辰年大饥，瘟疫盛行，其珏施药饵，活命甚多，里党德之。

蔡汝霖，号霁园。性淡逸，不求闻达，博通经史，以岐黄业济世。

欧阳洛，号别野。清代潜江县人。性慧敏，嗜古好读，存心济世，尤精岐黄，活人甚众。著有《养生录》二卷。

吴堂，号秦山。清代潜江县人。精岐黄，善画工诗。

峣叟，佚其名。清代潜江县邑南之苃湾院人。性端方，有不正不食之风，精医学。治农人中暑之晕倒者，灌以肉汁立愈。有仿效之者不验，急询于婉，峣悉为业贸者曰："农人藜藿肠，故以肉汁润之肥甘，常给者不宜也，别施术治之亦愈，因人施治不拘成法。"

刘先甲，字殿三。清代潜江县邑庠生。精岐黄。

万时叙，号珏田。清代潜江县人。郡廪生。生而颖悟，嗜琴解音律，兼通释典，于天文、地理、卜筮、书算皆能悉其蕴，尤精于医，决生死于未病。壬辰端午自馆中归，值大疫，诊视无间，昼夜二十余日，全活甚众。

唐正文，清代潜江县人。精岐黄，治病不受谢。

万天鉴、万天锡，清代潜江县人。俱五世业医。

钟祥县

伍药樵，明代钟祥县人。卖药郢中，不二价若韩伯休，喜济人若孙思邈，志在安全，活人常多。

何瑞玉，明代京山人，家居于郢（钟祥）。性磊落，尚义气，精于外科，治异疮，入手便愈。有阵伤颈欲断者，复为连而生之。董思白赠有"不二华佗"之额。

王爱溪，明代钟祥县人。精内外医术，大有时名，尝考医录丹方，谓神仙可学，乃药饵服食。清静寡欲，年八十五，犹轻健如常。

张继顺，明代钟祥县人。尤精医术，平居温雅酒间。

戴文润，明代兴府良医。家安陆州郭处，其后遂隶籍为钟祥人。

何镒，字石庵。清代钟祥县人。业儒不售转习医，尽发各名家医书，读之遂得神解，岁大疫遍施药，多所救活。最笃友谊。

蒋之杰，清代钟祥县人。博涉群籍，闭门自娱。究心医理，以本草为主，治疾用药一二品，有奇效。姪鲁山亦工医，有时名。著有《医学阶梯》。

陆遇芳，字莲亭（又字石绣）。清代钟祥县人。邑诸生。习医术，以妙手称著，著有《医说》。

何惺，字君栗，号象山。清代钟祥县人。生而慧。晚精岐黄术，全活甚众。年逾八十，犹夜挑灯作蝇头字。生平所纂辑有《本草归一》《针灸图》《保婴摘要》等书。年八十三卒。

高启宇，字寰之。清代钟祥县人。好问善学，几试不遇，改习医。光绪时郡太守吴某及都司张某均因眷属病危，他医束手，启宇立拯之，各赠匾额以榜其门，由是名重一时。

王源引，字浚川。清代钟祥县贡生。性恬淡不苟，尤善医术，或延请视疾，辄应手愈。然未尝受谢也。

艾如滋，清代钟祥县人。积学不售，精通医术。所著有《脉诀辨同》等书。寿九十余。

肖裕全，字纯玉。清代钟祥县人。善医术，遇贫苦者，则施药调治。著有《明仁论》《奇症篇》及《樵雪诗》稿藏于家。

樊之铎，字省斋，号海斯。清代钟祥县人。精医理。学使薄有德按临患病，延之，铎诊视立愈。薄书"仁者寿"三字匾额赠之。

欧芳，字会园。清代钟祥县人。性静穆，究心医术，得其精妙，延请者日踵其门，率应手效。遇不治之症，必预告其家人，无不验者。

樊继圣，字睿甫，号云轩。清代钟祥县人。性坦夷，弱冠淡于进取，尝慕陶靖节、林和靖之为人，日夕拥琴书自娱。而尤邃于《易》，兼攻岐黄之术。年八十一卒。著有《周易汇参》十二卷，《医学会心》八卷。

黄培藩，清代钟祥县人。精医术，著有《医方奇验》若干卷。

蔡燕，号贻亭，清代钟祥人。宽厚和平，善岐黄术，施药济人，数十年如一日。

刘巩乾，字云詹。清代钟祥县人。光绪辛卯举人。性嗜学，于书无所不窥，治算术尤有心得。壮岁奋志学医，尝谓"吾先世以医活人，不可自吾身而失其传"。遂遍读方书，融会贯通，取诸家之长而悉袪其偏。乡人有求诊者，必详加探询，视脉至再始立方，或甫开一二品，旋涂去，往往易数纸而方始定。尝曰：医虽小道，生死所关，未敢以轻心掉之也。以故所治者，无不立效。

高安度，字又裴。清代钟祥县人。邑诸生。年十余岁操觚为文，乡先生皆器之，及壮屏去举子业，习医术，凡远近请视疾，虽盛暑奇寒必至，其困苦者并授以药资，里人称之。

汪鹏，字鲲化。清代钟祥县人。通医术，施药饵。居乡排难解纷，里人称之。

涂兆稚，字信田。清代钟祥县人。邑庠生，才具开敏，精算术、地理，于医学尤有心得。

朱本善，字性皆。清代钟祥县人。精医术，尤善治痘，患痘者虽濒于危，本善治之辄有奇效。

陈映奎，字占五。清代钟祥县人。早岁补诸生，兼读岐黄书，有心得。戚某染沉疴，群医束手，映奎药而瘳。由是病者争求诊治，活人颇众。光绪中有陈念祖以善医为知县徐嘉禾所礼聘，即映奎弟子。

彭国培，字德堂。亦字德邻。清代钟祥县人。性嗜学。中年精医而不业医，有踵求者则为之诊，并赠药以去。家储药甚备，施于人者月费数十金，未或断也。

刘万同，号竹林。清代安徽省当涂人。性慷慨，乐善好施，精岐黄术。清中叶侨寓钟祥成臼，开设同仁药店，遇贫者不取药资兼施钱米，活人甚众。

张鼎，字云陔。清代钟祥县人。光绪壬寅举人。以知县分发河南，鼎革后悬壶京师，求诊者颇众。性爽直，遇人无城府，有所得辄侃侃言，然于病者则极为审慎，遇险证不轻作张皇之色，若决其不可治，退即告其家人，无弗验者。子，中达，教育部主事，亦精医。

刘鹏起，字摇扶。清代钟祥县人。性嗜学，尤精方书，人以疾请者，无风雨寒暑，必往视。又益备药物，秸薪壶罂之属，以给诸贫无力者，使即其家煎饮之，所利益甚众。时人为之语曰：欲得活刘公药。

彭元灏，字汉卿。清代钟祥县北云雾团人。性淡泊不苟言笑。幼多疾，屡濒于危，由是究心医术，学日进。每值疫症流行，他医多泥伤寒之说，元灏独排众议，以温药方治之，皆脱手愈。远近求诊者虽酷暑严寒未或辞也。

陈念祖，字幼卿。清代钟祥县北虎峪口人。少孤，母令读书兼习医，多彻悟。某岁有道兄肖某赴川省任，阻乱避居马头寨，见念祖颇为激，尝及启行，约念祖偕。念祖得杨栗山所著《寒温条辨》读之，顿悟以伤寒治病之非，越十余年归里。知县徐嘉禾命从子世纲师事之，敬礼特隆，徐迁荆门延与俱行，念祖悉心教授，世纲卒得其传。

庾诠例，清代钟祥县人。贡生，好施济，精医术，远近求诊者踵相接。诠方药兼施，应手愈，然不尝受谢也。

徐常吉，字香泉。清代钟祥县人。精医术。每赴乡治病，预置各种药品，携之以往，遇贫者不取值，乡人德之。子文熙、孙本铺，世其业。

何增荣，字景五。清代钟祥县人。少习医，精脉理，遇证以脉为断，尤善治疫。每复秋时疫盛行，求诊者络绎于途，往往至中道要之。性好施，岁终，于三党贫乏者，给以薪米。著有《伤寒问答》。子钟麟、鸣銮，邑庠生，能继其业。

戴世堃，字秉彝。清代钟祥县人。本姓陈，赘于戴，遂袭戴姓。祖文运，著有《大学中庸释文》。先生嗜星卜，天文诸学，于医术尤有心得。光绪戊子邑大疫，全活甚众。阅医书有得，辄笔记之。先生殁后，其子之麟辑《医学笔记》一卷。

杨自沔，字小兰。清代钟祥县人。弱冠赴日本入仙台专校，尤究心细菌学，毕业归，主浙江医药专校细菌学讲席，成才甚众。嗣复东渡入传染病院研究所沔三年，学益进。悬壶沪滨，兼任自然科学研究所职。于医学院细菌教室之设备擘画周详，海内奉以为法。先是鼎革之际，留日学生纷纷回国，医界组织红会慨助药品。自沔遂投笔从戎，奔走南北于伤军兵卒，竭力救护，当时赖以复活者不下数千人。清祚既讫乃辞军职，壹志旧业。

京山县

黄升，字启东。明代京山县名医，善察脉。有分巡戚公，晨兴忽疾作不语，升诊之脉与症，不应，乃询其左右，云："夜食烹鸡。"升曰："此必食后就寝，有蜈蚣过其口鼻，中毒耳。"投之以剂，立愈。戚犹未信，乃更烹鸡置寝处，果有蜈蚣三枚，自塌顶下。又有王氏二子，母病，请升治之，升诊其脉曰："微恙耳，寻愈。"已而，二子并以脉示升，升惊曰："二君脉俱不佳。"明年相继殁。

张竺庵，明代京山县人。精岐黄，全活无算。生卜葬地距文笔峰百十步。其徒张能口于崇祯辛未为题墓石曰"医仙"。

聂继络，字用之。清代京山县观音团人。为人朴实诚恳，精岐黄，以济世活人为心，不问贫富远近，按证与方不吝。著有《本草注解》《证治稿》，存其孙大年手。

余大琏，清代京山县城内人。性情古朴，精医术。尝谓："学医之道如作文，然久疏必荒。"每诊病归，必遍阅医书，力求所以活人之法。论者以为太劳，琏曰："病者以性命寄我，敢不精详审慎。"其真诚如此。

冯大椿，清代京山县人。刑部司务冯士禄裔孙。知医，尤通地理，人颇朴素。

李学高，清代京山鸭三团人。忠直，善医术，至百岁无疾而死。

杨子哲，清代京山西城外人。性刚直，精于医术，寿八十一。

周德滋，清代京山县曾家团人。生性和厚，精于医，只取药本，于贫家并不取，活人甚众，有良医之目。

余文波，清代京山县人。业儒而隐于医。

荆门市

魏鹄，明代荆门州人。万历时太医院判。施药济众，诸当路呼为金丹先生。

邱澍，字化如。清代荆门州人。郡诸生。精岐黄术，尝与当道为握手欢。

王道宏，字来兹。清代荆门州人。性敏捷，素精岐黄，贫者不索值。全活无限。

傅作鼎，清代荆门州人。幼习医术，心存救济。康熙庚寅地方盛疫，鼎捐多赀。备药亲为医治，全活甚众。

龚澄，号璞庵。清代荆门人。积学好义，且精医。民疫，医治多所全活。

田正宜，清代荆门人。立品端方，取予不苟，精医理，每遇有疾者必谛审至再，而后开方，其活人甚多，贫乏家弗取药值。

张得名，字宜男。清代荆门州人。任乾西守备。乞养归隐于医。康熙丁亥与县令陆紫飞来石首。

金振声，清代荆门州人。庠生，精岐黄术。有问病者，莫不亲为调治，不辞劳瘁。

八、襄阳市

随州市

智缘，北宋时随州僧人。善医。嘉祐末召至京师，舍于相国寺，朝廷文武官吏多往就医。熙宁中，王韶谋取青唐（青海西南，当时归吐蕃部落居住地），上书神宗说：蕃族重僧，而僧结吴叱腊主部帐甚众，请智缘与居至边。神宗召见智缘，赐白金、遣乘传而西，称"经略大师"。智缘经入蕃中说和。结吴叱腊归化，他族俞龙珂等皆书款诏，王韶忌恶他，上书朝廷，说他阻挠边事，神宗将他召还，派为右街首坐。著有《太素脉法》一卷。

王先生，佚其名。宋代汉东（今湖北随州）人。著《小儿形证方》二卷，已佚，少数佚文存入《幼幼新书》中。

吴颜德，明代随州人。本儒者，于诸子百家无所不读，常恨德不能及远，愿为医以济人，乃全所学，而独以医鸣。凡有疾病者，无贵贱咸诣其家，欣然为疗之。遇贫困者，即与之银米衣物，乡人称为"笃行君子"。

何其大，明代金溪人。客居随州，遂家焉。以子宗彦贵，赠少傅兼太子太傅，户部尚书，武英殿大学士。著有《医学管见》。

何操敬，清代随州人。著有《医学秘传》。

蔡士宁，随州医生。尝宝一息石。云：数十年前得于一道人。其色紫光如辰州丹砂，极光莹，如映人。搜和药剂，有缠纽之文，重如金锡，其上有两三窍，以细箴剔之出赤屑如丹砂。病心狂热者，服麻子许即定斤两。士宁不能名，有人云昔人所炼丹药也，形色既异，又能滋息，必非凡物。

马负图，字金兰。清代随州丙午岁贡。事母孝，母多病，负图以家贫不能延医，因即所会《易理》，参透医理，所著《易理精义》《医学心悟》。

襄阳县

华佗，字元化。东汉末沛国谯（今安徽亳县）人。洞晓医方，兼善养性之术，百余年岁，而貌有壮容。关羽镇襄阳，与曹仁相拒，中流矢，矢镞入骨，佗为之刮骨去毒。后为曹操所杀。

张伯祖，东汉涅阳人。性志沉简，笃好方术，诊处精审，疗皆十全，为当时所重。同郡张仲景异而师之，因有大誉。

张机，字仲景。东汉时南阳人也。学医术于同郡张伯祖，尽得其传。工于治疗，尤精经方，遂大有时誉。汉灵帝时举孝廉，官至长沙太守。少时与同郡何颙，客游洛阳。颙深知其学，谓人曰："仲景之术，精于伯祖，起病之验，虽鬼神莫能知之，真一世之神医也。"尝见侍中王仲宣，仲景曰："君年至四十，当有疾，眉眉脱落，后半年必死，宜予服五石汤，庶几可免。"仲宣时年二十余，闻其言恶之，虽受方而不饮。居数日复见仲景，乃佯曰："五石汤已饮之。"仲景曰："色候固非服汤之诊，君何轻命也？"仲宣犹不言。之后二十年果有疾，眉眉脱落。后一百八十七日而死，终如其言。时人以为扁鹊、仓公无以加之也。仲景宗族二百余口，建安以来，未及十稔，死者三分之二，维时大疫流行，而伤寒死者十居其七，乃著《伤寒杂病论》十卷，流行于世。盖推本《素问·热论》之旨，兼演伊尹汤液而为之。又著《金匮玉函要略方》三卷，上卷论伤寒，中卷论杂病，下卷载其方并疗妇人，实为千古医方之祖。自汉魏迄于今，海内学者，家肄户习，诵读不暇，如士子之于六经然。论者推为医中亚圣，而范晔《后汉书》乃不为仲景立传，是故君子有遗憾焉。

王叔和（王熙），西晋高平（今山东金乡县西北）人。曾任晋太医令。晋乱，侨寓襄阳。性度沉静，潜心方脉，精意诊切，洞识摄养之道，雅好著述，乃本黄帝素问，秦越人八十一难经，暨张仲景、华元化之书。撰《脉经》十卷，凡九十七篇，叙阴阳表里，辨三部九候，分人迎、气口、神门，条十二经二十四气，奇经八脉，五藏六府、三焦四时之疴，粲如指掌，其文约，其旨远，其理奥使人占外以知内，视死而别生。按其法而用之厥验如神，毫发不爽。自《难经》之后阐明脉旨殆无余韵，观其自叙，有曰：脉理精微，其体难辨，弦、紧、浮、芤，辗转相类，在心易了，入指难明。谓沉为伏，则方治水乖，以缓为迟，则危殆立至，况有数候俱见，异病同脉者乎。夫审药为用，性命所系，和鹊至妙，犹或加思，仲景明审，亦候形证，一毫有疑，则考校以求验，故伤寒有承气之戒，呕哕发下焦之问，而遗文远旨，代寡能用，旧经秘术，奥而不售，遂令未学昧于源本，互滋偏见，各逞己能，致微疴成膏肓之变，滞固绝振起立，望良有以也。今撰集岐伯以来，逮于华佗经论要诀，合为十卷。百病根源各以类例相从，声色证候靡不该备，诚，为笃志研究其微，迹则可以比踪古贤，代无夭横矣。夫自王氏《脉经》出，而海内学医之士咸知。所宗论者以为经络之龟镜。以疗之梯航，广仁术而利天下，厥功甚溥。叔和又有《脉诀》四卷，《脉赋》一卷，纂次张仲景《伤寒论》三十六卷行于世，墓在岘山下。

杨玄亮，唐代襄州（今湖北襄阳）人。得良师传授，能治一切痈症，无不愈者。赣县里正某，患背痈，肿大如拳，玄亮以刀割之。数日平复。

法喜（572—632），隋末唐初僧人。俗姓李，襄阳人。七岁出家于荆州青溪山寺，白天打柴做饭，夜则燃柴取亮诵习经典、学兼诸经部类，而以法华经为宗。隋仁寿（601—604）间，文帝召其入京师（今陕西西安）居禅定寺。时有佛牙舍利，筑宝台以秦之，他被任为监护。民间有患病者，他亲为治疗，甚至为患者承溺吮脓。唐武德四年（621），右仆射萧瑀于蓝田（今陕西蓝田）造津梁寺，召他居住。后卜居于骊山南麓。

初虞世，字和甫。北宋掖县人。本朝士，一旦削发为僧，居灵泉山蒲池寺善会院，在襄阳与十父游以甚密。以医名天下，深究《素问》《难经》之理，论医每有超见。著有《养生必用方》十六卷，晁氏曰：皇朝初虞世撰，序谓"古人医经行于世多矣，所以别著书者，古方分剂与今铢两不侔，用者颇难。此方其证易详，其法易用，苟寻文为治，虽不习之人，亦可无求于医也。"元丰（1078—1085）年间刊行。绍圣四年（1097）复刊，名《重改正古今录验养生必用方》。录古今医案及亲验之方，其证多详，其法易用，可寻文为治。原书今佚，有佚文十余条存于《证类本草》。又撰《尊生要诀》（别名《四时常用要方》）两卷，今佚。

黄贞甫，明医家。好学博览，曾游湖北襄阳，得赵某授以救婴秘术。传为明世宗（1522—1566）时名医马郎所传。精研默悟，斟酌施为。此术无烦药饵，惟以推拿除病。泰昌元年（1620），将己之推拿经验予以整理，撰《推拿秘旨》四卷。内述婴童诊法，推拿手法及穴位，兼述灯火灸及方药。其书存于徐赓云所录《味义根斋偶钞》。

郑达，字叔通。明代襄阳人，由举人任陕西周至知县。开广济渠，溉田千顷，秦民赖之。秩满，值昆山大饥，欲急得贤令，所司奏以达食六品俸，仍旧衔往，始至厘赢填巷，民哭，达亦哭，煮粥给之，疫且作，率医遍诣全活百万，民谣有"只今父母深怜汝，昼夜悲哀泪满襟"之句。博精学问，书法钟王，所集有《尊生录》十卷行世。

赵亮采，字见田。清代湖北襄阳人。学宗古医经，因虑《本草经》词古义奥，后世本草散漫繁杂，乃编《医门小学》（又名《医门小学快读贯注》）四卷（1887），首列阴阳运气，藏府经络及药性总义，次以药性寒热温平四赋为纲，辑入诸家学说以为注解。末附《医门小学四诊心法》及运气藏府经络奇经之病。皆系歌赋体裁，以利记诵。

张湘，字岳来。清代襄阳县人。康熙己卯贡生。品端学邃，因母病遂精岐黄。湖广总督李辉祖素重之。

马文灿，字庶村。清代湖北襄阳县人。幼颖悟，喜文学，兼通医道。以进士及第，历官峨眉、盐亭知事。晚年灰心仕途，迁居四川阆中县，与当地文士编修县志，暇则讲论诗文，潜心于佛学，遇患病者则为治之。文灿一生清廉，殁后囊无余资，阆中人助葬于当地。

枣阳（县）市

王琳，清代枣阳县人。著有《医林补微》三卷，《效验新方》一卷。

王质庵，清代枣阳县人。著有《外科丛稿》。

郭广文，字琴堂。清代枣阳县东北郭家营人。太学生，家贫，业岐黄，设肆鹿头镇。事亲以孝闻。

王炳轩，清代枣阳县西二郎庙人。少为诸生，淡于荣利，唯喜研习医理，光绪中大疫，死者踵相接，炳轩心痛之，遂辍教授之业，医名藉甚。晚年积谷兴学，尤有裨于地方。著有《医方便览》二卷。

保康县

张之良，保康县人。术能接骨。房令王璋署保篆坠桥折胫，命接之，三日如故。

老河口市（光化县）

范汪，字玄平。东晋大臣，东阳太守。南阳顺阳（今湖北光化县北）人。少孤，家贫。年六岁过江依舅父新野庚氏。布衣蔬食，燃薪写书。性仁爱，善医术，常以拯恤为事，凡有疾病者，不限贵贱，皆为治之。撰方五百余卷，又一百七十卷，后人常用，多获其效。《范汪方》已佚，其内容尚散见于《外台秘要》《医心方》等书中。

范晔，字蔚宗。南北朝时宋代顺阳（光化县北）人。晋东阳太守范汪曾孙。晔仕宋为左卫将军，太子詹事。元嘉二十二年，因谋反事败，伏诛，时年四十八岁。辑有《和香方》（又名《上香方》）一卷，已佚。

马胜蛟，字云亭。明代光化县人，世居河口镇。幼孤，事寡母及其大父，俱以孝闻。读书善解，累于贫不克竟其业，遂习医，为人疗治，未尝计其赀，贫困者，施以药饵，年六十五以疾卒。

谷城县

马迪裕，清代谷城县人。多艺能，尤精岐黄术，贫人有病尽力医之，不索钱。道光癸巳岁疫盛行，迪裕施药活人无算。

许德润，清代谷城县人。行义不倦，以岐黄术活人，不受谢仪，施药饵，每年费百余金，十数年如一日。

方映南，清代谷城县人。监生，精岐黄术，遇贫者施药与金子。

南漳县

胡心悦，字怡园。清代南漳县人。善方术，贫富就医者，不辞劳，不索谢。长沙任某客漳染沉疴，医起之，任榜其门曰"第十一人"。以为十大名医之亚也，人因以胡十一呼之。

唐培冤，字逸叟。清代南漳县人。精医术，善画。诊奇疾，辄应手效。所画梅、兰、葡萄俱臻妙境，后辈人多珍藏。卒年八十六。

王梦麟，字玉书。清代南漳县人。少习禽遁，精医术，乾隆间，授医学训科，医者多宗其传。

朱英，字杰士。清代南漳县人。善医，由典史考职不肯需次。受其医者酬以钱则固辞。年七十六无疾终。

王文理，字达夫。清代南漳县口泉人。家世业儒，少得异人传，因习刀圭方剂之书，远近求医者门恒如市，不择贫富，不受谢赀，亦不传其术于人。卒年七十余。

九、郧阳地区

郧县

郭凤竹，字向阳。明代江南人，天启年间来郧，遂家焉。初中本籍武科，去而学医。狄恂者淮安名医也，凤竹从之游，尽其术能，以竟制方。卫指挥陶绍侃子病狂，凤竹诊脉曰："可毋药也。"令坐浴盘中，汲井水淋之，狂稍解，掖入床，须臾大汗，疾顷瘥。他多类此。后举乡饮大宾。年九十六无疾终。

僧清真，号无幻。住郧西周慕山惠寿寺。能前知，善医，凡邑人疾清辄应。临终七十八岁。士人号清真祖师，有遗像。

陈安忠，字寿青。清代郧西县人。父早逝，母高氏最贤。以家贫令改医业，名声大噪，聘者载途。

程乃时，字韭峰。清代郧西县人。儒士，生平以医济世。所著有《瘟病论》。品德可嘉。享年八十三。

房县

赵某（道士），清代房县东川堡人。闭门卖药，不妄接人，喜行利济事。乾隆五十一年捐修乾河石桥，祈能交者作欢喜，刊刷数千部，于武当山散之，嘉庆年为教匪所害。

张极聪，清代房县人。精医术，活人无算，道光初，四川重庆张姓访云：房邑青峰张某去冬为父治病愈，酬于旅店不遇，今特图报耳。时聪殁已三年矣，乃诣墓原，酬其子而去。

丹江口市

孙思邈，隋唐间京兆华原（今陕西耀州区东南）人。幼颖悟，七岁日诵千言，及长好谈老庄。隐太白山学道求度世之术，洞晓天文，精究医药，曾遍游名山，历武当，至唐太宗召始诣京师，永淳元年已百余岁，一日沐浴，衣冠端坐，俄而气绝。

董教清，号中壶。明代河北河间县人。为道士。初修炼于太和山（湖北均县武当山）五龙宫。久之，欲游览诸名胜，遂涉荆襄，历秦、蜀、晋、赵间。遇良师传以医术，遂挟技以济世。南皮县有安姓者，出资供其施药，乃留居于此。其用药平和，精于脉理，远近咸以"国手"称之。终年九十余。

竹溪县

周清，字世宁。明代竹溪县人。读书过目不忘，弱冠登正德进士。第以逆瑾擅权，遂避迹隐居于六和观之隐真洞著书、讲学、风率生徒。兼精医术，活人甚多。

十、宜昌地区

当阳（县）市

卢嗣逊，字谦士，号方舟。清代当阳县人。邑庠生。少孤，锐志于学，有文名。家居授徒，所成就数十人。族隶军籍，逊为置义田，以济漕军，又淯溪之义冢地，方山之起凤桥，皆其倡置也。晚年精于医，所济甚众，举乡饮正宾。著有《方舟文集》《医方解补》藏于家。年七十无疾而卒。当暑三日，及殓，面如生。

五峰县

田嵩，清代长乐县（今五峰县）人。容美后裔，幼习诗书，十一次应童子试未售。善岐黄，亦善堪舆。

张一受，清代长乐县黄湘坪人。医术极精，每疗人病诊脉决生死无一不验。家贫甚。远近请疗病者不辞其劳，并不索谢，乡里称颂者众。

霞峰道人，清代武昌人。善岐黄，尤善堪舆，因负债莫偿，与其子慧庵托姓孙，易装为道人做师徒来长乐。

刘载阳，清代长乐本城堡人。精于育才，遍览古今书籍。术精扁鹊，凡请诊治无不应允，并施方药。荆州人亦闻其名，延请疗疾。前任胡公因其丸散应验，以医学申详，承任十余年。咸丰二年无故奉梁藩宪文罢职。

兴山县

白荣华，字安斋。清代江西清江人。流寓兴山。知医，愈人疾不索谢资，贫者予以药。

长阳县

田野治，清代长阳县人。儒医，治奇病。著有《杏林金丹集》。县尹程公旌曰"才高济众"。

余畹生，不知何许人，寓长阳县久。精医，尝谓医有三宜识，三宜明。宜识天之运气罕定；宜识地之风土各殊；宜识人之情欲叵测。方书句读宜明，而近出书尤宜读；病证原委宜明，而希见证尤宜详；药物性味宜明，而远来物尤宜察。道光丁未痢盛行，守刘（元素）、朱（丹溪）诸人法者立败，延生诊无不愈。叩之则士材，会卿、石顽以立诸先正法也。又尝诊长沙张生暴喉肿、滴水不入，诸医束手，畹生以祛风散寒之剂立愈。

宜昌（县）市

郭雍，字子和，号白云先生。南宋道学家，医学家。隐居峡州（今湖北宜昌），放荡长阳山谷间。父名忠孝，师事程颐，著有《易说》。他受家学，研究易经，领会较深。孝宗乾道（1165—1173）年间，峡州太守任清臣、荆湖北路制置使张孝祥联名向朝廷推荐他，他不愿为官。孝忠知其贤，对朝廷文武官吏多次称道。并命所在州郡，年节送礼问候。后封为"颐正先生"。晚年笃好仲景之书，研究日深，淳熙八年（1181）编撰《伤寒补亡论》二十卷。采《素问》《难经》《千金方》《外台秘要》诸论，又录宋朱肱、庞安时、常器之诸家之说，以补仲景阙略。兄子言，幼多病喜方，遍访名医，得常器之、康醇道辈指授，遂悟医，且常授以张仲景之论。

李本立，字仁卿。明代彝陵人（今湖北宜昌），博学强记，著述之暇，辄鸣琴自娱。晚攻岐黄术，远近赖以生全者众。尝自谓延生三品，药、养性、操琴，吾事足矣。著《心制神方》《柱史目录》，益有裨于后学。以子云赠奉直大夫。

枝城市（宜都县）

吴中，明代宜都人。父永贞为邑名医，中继其业，惟以济人为心，毫不计利。

李永坤，清代宜都人。精医术，尝黑夜走数十里为人诊病，虽风雨不避，病愈不受馈，贫者必助以药饵，全活无算。长子启令亦能继父志。

王国泰，清代宜都人。以医术济人，痘科尤得不传之秘。著有《痘科图经》一卷。

杨守敬（参见本章第一节医坛英杰）。

远安县

彭含章，号贞庵，清代远安人。邑诸生，性恂谨，学识渊博，为文俯视一切，甲午科房荐未售，而向上之志至老不衰。家极贫，不妄取人一钱。精岐黄，济人甚多。

郑仲极，字三省。性淳朴，谦谨，年七十志行益笃，且精岐黄，活人甚多。邑候安可愿伏礼之有赠儒医郑仲极介耆诗"愁口馋口绕余生，终日参苓计未成，肘后方从君处得，无官自古一生轻。"

许步云，清代远安县人。精岐黄，济活尤多。

皮文鹤，清代远安城内人。迁居茅坪。性谨厚，乐善好施。精岐黄，济人甚多，年八十，李邑候伏邮八品。

简文锦，清代远安县人。贡生，泰之父。习导引术，好善乐施。享年九十。

焦直修，清代远安县木瓜铺监生。性朴实，业医济人。享年九十七。

覃宗荣，号岭峰。略精岐黄青囊之术。

陈世珍，字鲁儒，号青峰。清代远安县人。九岁失怙，孀母周，抚以成立，嘉庆初，莲贼张汉潮犯境，与族众堵御于襄成老君庙一带，族俱捐生以赴，贼怒焚其庄，珍从烽烟中负母避洪砦得免。后母病足，背负出入七年余不倦。乱平，业医活人，多不受谢。著有《医案》行世。

枝江县

卞演，清代枝江县人。精方书，审脉理，求治者概不计利，故全活多人。

卞联云，清代枝江县人。精通方脉，酌古法运之。尝曰：古人谓方不可执，非通论也，神而明之亦存乎其人耳。生平喜施药剂，活人甚多。

张培，字天春，号写斋。清代枝江县人。性朴质敦孝友。年十七孤，尝叹曰：为人子者，不可不知医。缘是穷经之余，兼览古今方书，于《黄帝内经》《伤寒论》尤多发明。曲尽色养，母享大年，皆培精医扶持之力所致。著有《伤寒类编》。

时焜，字光燦。清代江陵人。卖药枝江堇滩，遂家焉。精医，嘉庆甲戌大疫，活人甚众。

汪期莲，字梅轩。清代枝江县人。祖宗夏、父燧薪俱以医名。承家学，好读医书，广搜博采。以瘟疫多于伤寒，且其病甚急，遂肆意探研瘟疫证治。因本《瘟疫论》为纲，取戴天章、刘奎、杨璿之说分疏于后，删繁削衍，间采其他医家有关瘟疫证治经验，编纂《瘟疫汇编》十六卷（1820）行世。

曹廷杰，字彝卿。清末湖北枝江县人。著有《防疫刍言》一卷，刊于宣统三年。

十一、恩施地区

恩施市

许环，清代施州卫人。博学通医，以明经任睢宁知县。有绅家女得奇疾，人莫敢近其卧帐，近之即死。许至，命汲水二十石置卧内，然后尽钩去其帏帐，见女已死，许使人泼水淋女身，尽十石微动，遂尽淋其水，拭干覆以衾，许经出，而女汗大出，愈矣。有妇人生子者赤身无皮，许详问此妇起居何处，曰：居于楼，产于楼。许急令以净黄土末遍身朴，三日靥脱，皮已生。一日坐堂皇见皂隶伏阶下泣，问其故。曰：小人有母病且危。许叹曰：孝子也。何不为汝治？竟往视之愈。

张文国，清代恩施人。精痘科，性情朴实。年九十三，五世同堂。

王开武，清代恩施人。素行诚笃，精医，惟以济人为心。享年八十九。

汪古珊（1842—1917），清末医家。名昌美，号改勉。湖北恩施人。初业儒，后改习百工技艺。父严祥，粗识推拿之法，承袭之，每多效验。乃潜心医学，拜访名师，医道大进。1904年施南府设医学研究所，被聘为教席，并往来于恩施、宣恩等城乡间施诊。费时七载，辑成《医学萃精》十六卷（1896）。此书以《黄帝内经》《伤寒论》《金匮要略》为经，以陈修园、郑钦安、黄元御诸家之说为纬，述各科证治及藏象、经络、本草等。文辞浅近，兼有歌赋，且富地方色彩，甚便初学。

利川市

马道人，清代人。自郁山镇来利川住毛坝之关庙，为人温良乐易。

少遇异人授以眼药方，去翳障有奇效。远近延请者无虚日。从学数十辈。依方和药亦能奏效而灵敏逊之。

宣恩县

宋宏增，字退庵。清代宣恩县人。邑增生。性聪明多才艺，兼长医术、堪舆。

滕家隆，清代宣恩县高罗里人。存心忠厚好施。精痘科，活幼子无算，从不计谢，贫不能具药者，并捐资助之。

来凤县

尹思和，字在禄。清代来凤县人。卯峒司兴隆村人。天性笃厚。兼通岐黄，有病无医药资者，延至家治之，故感恩者常刻骨。

向安朝，清代来凤县仁育里人。精岐黄，行方便，寿八十余。

向通权，字秉衡。清代庠生。原籍贵州，随父朝魁至来凤。性豪爽好义。父目疾，遂弃举子业学医。有求医者叩门无弗应，不以远近贫富计也。家置大柜聚药材，遇贫者诊视后即检药付之，数十年不倦，里中赖全活者甚众。

张恩绪，字瓒斋。清代来凤县享康里人。附贡生，居心纯厚，兼通青鸟岐黄之术。年八十余犹能据鞍顾眄，其精力有过人者。

张峻，清代来凤县城一里人。己酉科选拔，淡于仕进，授徒养亲，博学能文，兼精岐黄，为时名医。

十二、其他

田之丰，字登五。清代湖北儿科学家。初习儒，补国子监太学生。后攻岐黄之学。长于痘疹诊治。乾隆三十一年（1766）游五台山，途经介邑（今山西介休），遇婴儿传染痘疫，十死八九，心甚怜之，留居其地，疗治颇验，声名大振，撰有《痘疹秘钥》（1769），述万密斋、聂久吾治痘疹之法，并附治验按语。

刘鼎梅，清代湖北人。家藏韩城老人《火门心法》两卷。相传该书"乃韩城县老人于隆冬时用新荷叶裹而授之张氏"者。书列七十六症，以内伤失血、咳嗽居多，症因方药俱备。与陶钧宣（字燮庵）共刊此书（1771），后彭传忠又再次刊定。

郑机，清代湖北人。著《对证药》一卷。

顾奉璋，字左宜，号三近居士。清代湖北人。得朱文庵增订之《寿世编》，乃就此书再予增纂成《增纂寿世编》两卷（1785）。录《达生篇》《保婴篇》。分诸证为四十二门，类列治方。

参考文献

［01］江夏县志．清·同治八年刻本．

［02］吴．扶寿精方自序．《珍本医书集成》第十一册，上海科学技术出版社重刊，1985.

［03］武昌县志．清·同治八年刻本．

［04］湖北通志．民国十年刻本．

［05］歙县志．清·道光八年刻本．

［06］丹波元胤．中国医籍考．北京：人民卫生出版社，1956.

［07］曹炳章．中国医学大成总目提要．上海大东书局，1935.

［08］湖北通志．清·宣统刻本．

［09］中医图书联合目录．北京图书馆出版，1961.

［10］邹同珍．《秘本医学丛书》第九册．上海书店影印，1988.

［11］上海县续志．民国七年刻本．

［12］夏口县志．民国九年刻本．

［13］夏口县志补遗．民国九年刻本．

［14］武昌县志．清·光绪十一年刻本．

［15］李经纬等．中医人物词典．上海辞书出版社，1988.

［16］竹山县志．清·同治四年刻本．

［17］汉阳县志，清·嘉庆二十三年刻本．

［18］汉阳县志．清·同治七年刻本．

［19］续辑汉阳县志．清·同治七年刻本．

［20］黟县四志．民国十一年刻本．

［21］黄陂县志．清·同治十年刻本．

［22］黄帝内经太素·杨注．周贞亮后序．北京：人民卫生出版社影印，1981.

［23］大冶县志．清·同治六年刻本．

［24］皮明庥．湖北历史人物辞典．湖北人民出版社，1984.

［25］黄冈县志．清·光绪八年刻本．

［26］黄州府志．清·光绪十年刻本．

［27］李云．中医人名辞典，国际文化出版公司，1988.

［28］黄冈县志．清·道光二十九年刻本．

［29］黄安县志．清·同治八年刻本．

［30］黄安县志．清·光绪八年补刻．

［31］英山县志．民国九年刻本．

［32］麻城县志．清·光绪八年刻本．

［33］遂宁县志．清·光绪五年刻本．

［34］麻城县志．清·光绪二年刻本．

［35］崇阳县志．清·同治五年刻本．

［36］麻城县志前编．民国二十四年刻本．

［37］罗田县志．清·光绪二年刻本．

［38］蕲水县志．清·光绪六年刻本．

［39］湖州府志．清·乾隆二十三年增刻乾隆四年．

［40］叙州府志．清·光绪二十一年刻本．

［41］洪迈．夷坚甲志·谢与权医．《丛书集成》初编．上海商务印书馆，中华民国二十六年．

［42］蕲州志．清·光绪十年刻本．

［43］广济县志．清·同治十一年刻本．

［44］黄梅县志．清·光绪二年刻本．

［45］汉川县志．清·同治十二年刻本．

［46］孙殿起．贩书偶记续编．上海古籍出版社，1980.

［47］孝感县志．清·光绪九年刻本．

［48］安陆县志．清·道光二十三年刻本．

［49］德安府志．清·光绪十四年刻本．

［50］云梦县志．清·康熙七年刻本．

［51］云梦县志略．清·光绪九年刻本．

［52］续云梦县志略．清·光绪九年刻本．

［53］应山县志．清·同治十年刻本．

［54］咸宁县志．清·同治五年刻本．

［55］咸宁县志．清·光绪八年刻本．

［56］嘉鱼县志．清·乾隆五十五年刻本．

［57］嘉鱼县志．清·乾隆二年刻本．

［58］通山县志．清·同治七年刻本．

［59］蒲圻县志．清·道光十六年刻本．

［60］通城县志．清·同治六年刻本．

［61］崇阳县志．清·同治五年刻本．

［62］阳新县志．清·光绪十二年刻本．

［63］兴国州志．清·光绪十五年刻本．

［64］沙市志略．民国五年刻本．

［65］沔阳州志．清·光绪二十年刻本．

［66］陈梦雷．古今图书集成医部全录．北京：人民卫生出版社，1963．

［67］李时珍．本草纲目·序例．北京：人民卫生出版社，1982年校点本．

［68］江陵县志．清·光绪二年刻本．

［69］祥符县志．清·乾隆四年刻本．

［70］张殿民·海内珍本医书—《医学研悦》评析．湖北中医杂志，1986（1）：封底．

［71］荆州府志．清·乾隆二十二年刻本．

［72］公安县志．清·同治十三年刻本．

［73］明史·杨溥传．北京：中华书局，1977．

［74］石首县志．清·乾隆元年刻本．

［75］石首县志．清·同治五年刻本．

［76］重修荆州府志．清·光绪六年刻本．

［77］监利县志．清·同治十一年刻本．

［78］湖广通志．1921．

［79］竟陵县志．清·康熙七年刻本．

［80］天门县志．清·康熙三十一年刻本．

［81］陈诗．湖北旧闻录．武汉出版社，1989．

［82］天门县志．清·道光六年刻本．

［83］潜江县志．清·康熙三十三年刻本．

［84］潜江县志续．清·光绪六年刻本．

［85］钟祥县志．民国二十六年刻本．

［86］京山县志．清·光绪八年刻本．

［87］荆门直隶州志．嘉庆十四年刻本．

［88］随州志．清·同治八年刻本．

［89］宋史．艺文志．北京：中华书局，1977.

［90］襄阳府志．清·光绪十一年刻本．

［91］周守忠．历代名医蒙求．北京：人民卫生出版社影印，1955.

［92］襄阳四略．清·光绪三十二年刻本．

［93］吴佐忻．初虞世的《养生必用方》．上海中医药杂志，1990（8）：47.

［94］湖北下荆南道志．清·光绪二十二年刻本．

［95］尚志钧．历代中药文献精华．北京：科学技术文献出版社，1989.

［96］襄阳县志．清·同治十三年刻本．

［97］阆中县志．清·咸丰元年刻本．

［98］枣阳县志．民国十二年刻本．

［99］郧阳府志．清·同治九年刻本．

［100］南史．范晔传．北京：中华书局，1977.

［101］宋书．范晔传．北京：中华书局，1977.

［102］随书．经籍志．北京：中华书局，1977.

［103］光华县志．清·光绪十三年刻本．

［104］谷城县志．清·同治六年刻本．

［105］南漳县志．清·同治四年刻本．

［106］郧西县志．民国二十六年刻本．

［107］房县志．清·同治五年刻本．

［108］续辑均州志．清·光绪十年刻本．

［109］河间府志．清·乾隆二十五年刻本．

［110］竹溪县志．清·同治六年刻本．

［111］当阳县志．民国二十四年刻本．

［112］长乐县志．清·同治九年刻本．

［113］兴山县志．清·光绪十一年刻本．

［114］长阳县志．清·道光二年刻本．

［115］东湖县志．清·同治三年刻本．

［116］宜都县志．清·同治六年刻本．

［117］远安县志．清·同治五年刻本．

［118］枝江县志．清·同治五年刻本．

［119］施南府志．清·光绪十一年刻本．

［120］增修施南府志．清·光绪十一年刻本．

［121］宣恩县志．清·同治二年刻本．

［122］来凤县志．清·同治五年刻本．

第三章 医 籍

　　湖北荆楚有着悠久的文化传统，医药卫生事业也很发达，涌现出一代代享有盛名的医药学家。他们不仅有渊博的医药学知识，丰富的临床经验，而且勤于耕耘，著书立说。这些医籍历经沧桑，虽然部分已散佚失传，但仍有不少留传于世。仅见于各类文献著录的就达四百余种。它们是中医药学极其宝贵的财富。

一、武汉市

武昌县

　　《通丹经》　明·朱盛渌，见同治八年《江夏县志》卷八《杂志》十三《艺文》。

　　《郢雪编》　明·朱盛渌，见同治八年《江夏县志》卷八《杂志》十三《艺文》。

　　《医宗尺玉》　明·朱盛渌，见同治八年《江夏县志》卷八《杂志》十二《先贤著述》。此书之名，同治八年《江夏县志》卷八《杂志》十三《艺文》作《医宗王》，又考民国十年《湖北通志》卷八十二《艺文志·子部·医家类》亦作《医宗尺玉》，故应为《医宗尺玉》。

　　《摄生要义》　明·周缙，见民国十年《湖北通志》卷八十二《艺文志·子部·医家类》。

　　《摄生图说》　明·周缙，见光绪十一年《武昌县志》卷十六《人物志·仕迹》。

　　《扶寿精方》一卷　明·吴旻，见《中国医籍考》。该书按病证分类，自诸虚门至杂方门凡二十九门。后有《伤寒续添》，为伤寒门补遗。本书选方较精，以实效、简便为原则。所载丸、散、膏、酒及炮制各法亦各具特色。该书初刊于明代嘉靖九年（1530），尔后几经重刊翻刻。现有《珍本医书集成》本。上海科学技术出版社1986年重刊《扶寿精方》。

《慈幼筏》十二卷　明·程云鹏，见《中国医籍考》。该书又名《慈幼新书》《慈幼秘书》，为儿科专著。首论保产；卷一论小儿禀赋、藏能、脉候及胎症等；卷二论小儿杂症；卷三至六论小儿痘疮的辨证及治疗方剂；卷七论麻疹、丹毒、惊痫、发热等；卷八论伤寒；卷九论感冒、咳嗽、痰喘、疟、痢等；卷十论食疳诸积、腹痛、溺血等；卷十一论疮疳、杂症；卷十二论痘家应用药性。书中除论述病候治法外，内附医案。该书从胎产、痘、疹、惊、痫、寒热，至耳、目、喉、齿以及疮、疥、癣，搜罗甚广，无一不具，尤以对痘疹论述为详。书中理法方药齐备，毫无空论泛述之弊。该书首刊于1704年。清康熙五十年辛卯（1711），石经楼刊本，现藏于中国中医研究院图书馆。另有清康熙姑苏桐石山房刻本（原题张介宾撰）、清乾隆十一年丙寅（1746）玉绍堂刻本（原题张介宾撰）及《中国医学大成》本。《中国医学大成提要》认为《慈幼新书》为程氏又一本著作。待考。

《灵素微言》　明·程云鹏，见《中国医籍考》。作者在《慈幼筏》序中，将其所著七书之旨皆陈述之。首列《灵枢微言》云：《素问》五藏七府，世人仅列六，有包络而无三焦，有三焦而无包络。胃者肾之关，易作肾者胃之关，一字之差，阴阳颠倒，曷由消纳。又如真人圣人等论，尤非儒者所可混同，均加辨析。

《脉复》　明·程云鹏，见《中国医籍考》。作者在《慈幼筏》序中曰《脉复》，叔和之书，伪乱难凭。李士材依《素问》，考据甚悉，分列二十八字，窥深迎浮。后生小子，殊若寻究，和气二气之说，又未能吻合岁运，是用正之。

《伤寒问答》　明·程云鹏，见《中国医籍考》。作者在《慈幼筏》序中曰：仲景法象高深，茫无入手，束而不观，临证昏昧，因就一二门士之间，而浅示之，使易通晓。

《医贯别裁》　明·程云鹏，见《中国医籍考》。作者在《慈幼筏》

序中曰：赵氏撮李薛之要，最为直截而措引不纯，主张太过，懒漫者狭为秘本，将欲废弃一切，贻害匪小。余为汰去支辞，补入诸家杂证方论，颇觉改观。

《种嗣玄机》 明·程云鹏，见《中国医籍考》。作者在《慈幼筏》序中曰：天地虽极凝寒，生理未尝谢绝，元精不蓄，恣情于方士金丹，或闭塞于穷愁哀怨，或田乏膏腴，或疲于奔命，自弃而已，天地何心，又有坚持经朔之谈，妄冀葭吹六管，捕影捉风，徒令若敖氏笑而引为同病。

《医人传》 明·程云鹏，见《中国医籍考》。作者在《慈幼筏》序中曰：《医人传》，轩岐而下，代不乏人，采辑成编。表其功能，其谬误，学者获所适从，生民安得无济。

《寒热条辨合纂》八卷 清·熊煜奎，见光绪十一年《武昌县志》卷二十《人物志·文苑》。该书为熊氏钩稽《灵》《素》，宗法长沙所著，得到了当时巡抚潘霨的称赞。今未见。

《救急良方》一卷 清·熊煜奎，见光绪十一年《武昌县志》卷十《艺文》。又名《卫生便方》。今未见。

《医学源流》四卷 清·熊煜奎，该书辑于1871年。列《玉函演义》《灵素引端》《灵素秘旨》《金匮典要》诸篇，各卷载医论若干，简明通俗。该书被收于《儒门医宗总略》中。

《方药类编》四卷 清·熊煜奎，见光绪十一年《武昌县志》卷十《艺文》。该书辑于1872年。阐述药性补泻及气味宜忌辨似，按证列举治方，采摘历代医家论药精要。后将《医学源流》与此书合刊为《儒门医宗总略》，分前后两集。现藏于湖北省图书馆。

《儒门医宗总略》 清·熊煜奎，见《中医图书联合目录》，该书刊于清同治十年。前有《崇训堂医学源流总叙》《凡例》《初学戒例》。共两卷，上卷为《医学源流》，下卷为《方药类编》。现藏于湖北省图书馆。

《儒门医宗总略续集》 清·熊煜奎，见光绪十一年《武昌县志》卷十《艺文》。其内容有《四诊汇要》《寒热条辨合纂》《陈氏医学心悟摘录》《张氏育婴心法附翼》。

《寿世文约》二卷　清·熊煜奎，见光绪十一年《武昌县志》卷二十《人物志·艺苑》。

《成人宝鉴》　清·熊煜奎，见光绪十一年《武昌县志》卷十《艺文》。

《蒙养金针》　清·熊煜奎，见光绪十一年《武昌县志》卷十《艺文》。

《本草药性易释赋》　清·虞席珍，见光绪十一年《武昌县志》卷十《艺文志》。

《全生篇》　清·熊廷燕，见同治八年《江夏县志》卷八《艺文志》十二《近人遗作》。

《痘科协中》二卷　清·杨咏，见民国十年《湖北通志》卷八十二《艺文志·子部·医家类》。

《名方便览》三卷　清·黄大文，见民国九年《夏口县志》卷十九《艺文志》二《著述·子部》。

《奇寰生笔记》　清·方昌瀛，见民国九年《夏口县志》卷十五《人物志》三《方技》。

《医学觉梦集》　清·张尚朴，见于民国九年《夏口县志》卷十九《艺文志》二《著述·子部》。

《脉诀纂要》　清·易经，见乾隆二年《郧阳志》卷六《人物志·流寓》。

《伤寒辨似》　清·易经，见乾隆二年《郧阳志》卷六《人物志·流寓》。

《庚垣遗草》四种　清·笪鉴，见民国九年《夏口县志》卷十五《人物志》三《方技》。咸丰时毁于兵火。

《痘麻定论》四卷　清·徐之荣，见民国十年《湖北通志》卷八十二《艺文志·子部·医家类存目》。

《眼科大成》　清·徐之荣，见民国十年《湖北通志》卷八十二《艺文志·子部·医家类存目》。

《四诊纂要》　清·傅之铉，见同治八年《江夏县志》卷八《杂志》十三《艺术》。

《武昌医学馆丛书八种》　清·柯逢时，见《中医图书联合目录》。内容包括：①《经史证类大观本草》三十一卷，宋·唐慎微撰。②《大观本草札记》二卷，清·柯逢时撰。③《本草衍义》二十卷，宋·寇宗奭撰。④《伤寒论》，汉·张机撰，晋·王叔和编。⑤《伤寒总病论》六卷，宋·庞安时撰。⑥《类证增注伤寒百问歌》四卷，宋·钱闻礼撰。⑦《伤寒补亡论》二十卷，宋·郭雍撰。⑧《活幼心书》三卷，元·曾世荣撰。此书是一部汇辑本草、伤寒、小儿科著作的丛书。柯氏主要选辑了宋、元两代关于本草、《伤寒论》研究，和儿科的部分著作及其所撰《大观本草札记》一书汇集而成。《大观本草札记》实为重刊《大观本草》的校勘说明。柯氏在重刊《大观本草》时用元大德壬寅崇文书院刊本作蓝本，以曹孝忠的《政和本草》为校本，进行校勘。前有柯氏自序，序文详述了《大观本草》题名的不同及其缘由，说明了作者校订（或写札记）的原因。　《武昌医学馆丛书八种》，1904—1912 年柯氏武昌馆刻本，藏于北京中国中医研究院和湖北省图书馆。

柯逢时，字懋修，号巽庵，武昌人。生于公元 1845 年，卒于公元 1912 年，享年 67 岁。光绪九年（1883）中进士，授翰林院编修，历任浙江巡抚等封疆大吏，官至户部尚书。一生喜爱藏书，由于其爱好藏书，又有财势，加之官场交游面广，故一生搜求书籍极富。他曾用三万两白银在江西购得裘文达家藏《四库全书》未进呈抄本。其中有元、明小说集八百多种，不少为海内孤本。柯氏热心校刻医书，与学者缪荃孙、杨守敬等交往甚密，相互交流医书善本，共商影刻校补之事。开设的武昌医馆，收学生四十余人，其中数人曾参加校勘医籍。当时刻书泥宋"以不校校之"，明知有误，亦不予以校勘，故校记常与原书字数相等。柯氏一反此风，所作校记简明严谨，颇受后人的重视。

《奇方类编》二卷　清·吴世昌，见《中医图书联合目录》。此书为吴世昌抄辑，后附《奇效方》一卷。刊于康熙己亥（1791）。清康熙五十八年己亥（1791）钱塘孙元龙刊于杭州渊藻堂本，藏于中国中医研究院图书馆。

《伤科阐微》　清·铁舟，见《上海县续志》《中医人名辞典》。

《医易一理》一卷　清·邵同珍，见《秘本医学丛书》。本书以易理解释医理，故曰医易一理。内容于五脏六腑气血阴阳多所论述，而太极两仪四象八卦与五藏周身图说、太极两仪四象八卦督任呼吸天根月窟人身图说，二篇尤为推阐尽致。自序曰：医之理即易之理，易之用即医之用。贯通比附，不爽纤毫，今夫造化一阴阳也，太极两仪阴阳所由分也，四象阴阳之太少也，八卦阴阳之上中下也。譬人身，藏府五官呼吸生育皆应深求其当然之理，所谓乾道变化各正性命也，余故于内景之与周易相配合者，分别图说。一图以脾胃为太极者，明其体言主宰之理先天也；一图以中宫为太极者，明其用言流行之气后天也。名曰《医易一理》，蠡测管窥，未敢自信。此书清光绪二十三年丁酉（1897）小安乐窝刻本，现藏于湖北省图书馆。另见《三三医书》三集，第十八种。

黄陂县

《养生真铨》　明·王命珪，见民国十年《湖北通志》卷八十四《艺文志八·子部三》。

《存济篇》　清·徐敏，见同治十年《黄陂县志》卷九《人物志·文苑》

《兰陵堂校刊医书三种》　清·肖延平，见《中医图书联合目录》。子目：①《黄帝内经太素》。②《小儿药证直诀》（附《小儿斑疹论》）。③《小儿卫生总微论方》。1924年黄陂肖氏校刊本藏于中国中医研究院图书馆和湖北省图书馆。

汉阳县

《五种经验方》　清·叶廷芳，见《中医图书联合目录》。内容有：倪涵初的《痢疾三方》及《疟疾三方》；吴伟度的《疔疮著方》；汪晓山、汪松石等人的《喉科诸方》《金创花蕊石散方》。后由其孙叶志诜收入《汉阳叶氏丛刻医类七种》。该书有清道光三十年庚戌（1850）粤东重刊本和清咸丰三年癸丑（1853）汉阳叶氏重刊本，分别藏于故宫博物院图书馆和中国中医研究院图书馆。叶廷芳，字克尧，号松亭。湖北汉阳人，清乾隆年闻名医。叶氏家族为汉阳名门望族，世代功名显著。叶氏日常除行医外，还注意收集治疗常见病与危重病症的多种医方，汇成《五种经验方》。

《汉阳叶氏丛刻医类七种》 清·叶志诜，见同治七年《汉阳县志》续辑卷二十一《文苑·著述·集部》。内容有：①《神农本草经赞》三卷。②《观身集》。③《颐身集》二卷。④《绛囊撮要》二卷。⑤《信验方录》八卷。⑥《五种经验方》。⑦《咽喉脉证通论》。该书1850年刊本藏于中国中医研究院图书馆。

《神农本草经赞》三卷 清·叶志诜，见同治七年《汉阳县志》续辑卷二十一《文苑·著述·集部》。本书刊于1950年。以孙星衍所辑《神农本草经》为基础，将每种药物编成四言的赞语，每首三十二字。共收药物356味。上经141味，中经112味，下经103味。撰者虑其文义古博费解，又为之诠注，使"药之本性治用，了然于目"。且精搜百家诗文辞赋之佳句，读来别饶异趣。末附《月令七十二候赞》。乃据节气二十四气分，七十二候之划分，以每候为一赞。此以纪天时，序人事，调气候，以备参用。是研究《神农本草经》的较好参考文献。该书收入叶氏所辑刻《汉阳叶氏丛刻医类七种》之中。清道光三十年庚戌（1850）粤东抚署刊本，现藏于北京图书馆和中国中医研究院图书馆。此书还收入《珍本医书集成》。

《观身集》 清·叶志诜，见《中医图书联合目录》。全书收辑有关生理解剖著作四种。包括明·陈会的《全体百穴歌》；清·沈绂《十二经脉络》，专述十二经脉起止部位及循行部位；清·沈金鳌的《脉象统类》，以浮、沉、迟、数、滑、涩为纲，阐明各类脉象；清·沈彤《释骨》，条释全身骨骼部位，形象及名称。此书刊于1850年。全书收入《汉阳叶氏丛刻医类七种》中。

《颐身集》五卷 清·叶志诜，见《四部总录医药编》。此书是一部有关养生著作的丛书，共五卷。子目有：①元·丘处机的《摄生消息论》一卷。②明·冷谦的《修龄要指》一卷。③明·汪昂的《勿药元诠》一卷。④清·汪晸的《寿人经》一卷。⑤清·方开述、白颜伟记的《延年九转法》。版本有清咸丰二年壬子（1852）广东抚署刊《汉阳叶氏丛刻医类七种》本和清光绪三年丁丑（1877）萧山华莲峰重刻汉阳叶氏校刊本等版本。

《医案选录》一卷 清·张为炳，同治七年《续辑汉阳县志》卷二十《孝友志·懿行》。

《痘疹慈航》 清·唐裔潢，见同治七年《汉阳县续辑》卷二十一《文苑·著述·集部》。

《保幼新书》 清·唐裔潢，见于民国九年《夏口县志》卷十九《艺文志》二《著述·子部》。

《吴氏医案》 清·吴承膏，见同治七年《汉阳县志》卷二十三《艺术志》。

《尺木堂集》 清·王彭泽，见嘉庆二十三年《汉阳县志》卷三十二《著述志》。

《医方策略》 清·丁德泰，见同治六年《大冶县志》卷十《人物志·德业》。

《医余录》 清·王成寅，见《中医人物词典》。

《增纂寿世编》二卷 清·顾奉璋，见《中医图书联合目录》。顾氏得朱文庵增订之《寿世编》，再予增纂成此书，录达生篇、保婴篇，分诸证为四十二门，类列治方。刊于1785年。清道光十七年丁酉（1837）爱日堂刊本藏浙江医科大学图书馆。

《医学体用》二卷 卢云乘，见《中医图书联合目录》。

《伤寒医验》六卷 卢云乘，见《中医图书联合目录》。

二、黄冈地区

罗田县

《万氏素问浅解》 明·万全，见《中国医籍考》。

《伤寒摘锦》二卷 明·万全，见光绪十年《黄州府志》卷三十四《艺文志·子部四·医家类》。该书分上下两卷。上卷九篇论太阳经、阳明经、少阳经；下卷十九篇论太阴、少阴、厥阴诸病。此书亦名《万氏家传伤寒摘锦》，为伤寒病的摘录注释本。全书重点选摘了《伤寒论》中有关六经脉证治法的条文，并收采《黄帝内经》等经典中的有关论述，以为补充，故名"摘锦"。本书重点选摘《伤寒论》中有关六经脉证治法，并对所选条文逐一进行注释发挥。记述了伤寒两感、差后劳复、阴阳易、痉、湿、暍、霍乱等脉证治法，兼述温病、时行疫病的防治。可供学习和研究《伤寒论》参考。此书收入《万密斋医学全书》中，其版本有：明末清初堂刻本、清康熙五十一年壬辰（1712）忠信堂梓乾隆四十三年戊戌（1778）重印本、清敷文堂刻万密斋医书单行本（扉页作同人堂）等版本。1984 年湖北科学技术出版社又出版排印本。

《伤寒撮要》六卷　明·万全，见民国十年《湖北通志》卷八十二《艺文志·子部·医家类》。

《伤寒蠡测》　明·万全，见《中国医籍考》。

《内科要诀》三卷　明·万全，见光绪十年《黄州府志》卷三十四《艺文志·子部四·医家类》。

《万全备急续方》一卷　明·万全，见《中国医籍考》。跋曰：预备急初编，成于庚申之冬。刻期告竣，以应我绿岩先生救世活人之请，殊未惬予怀也。次年复从吴下白门，搜罗坊刻旧本，有似葛洪《肘后》，《澹寮》《百一》者数家翻覆简阅，去其雷同舛谬，更得名方四百余，则汇而观之，庶可以悉病情穷药用矣。遂录而呈之绿岩先生，先生能以觉言诸书医众生心，更能以该书医众生病，是亦当今之五地菩萨乎。癸亥春仲，平浣王谨跋。

《保命活诀》三十五卷　明·万全，见光绪二年《罗田县志》卷之八《杂志·方技》。民国十年《湖北通志》卷八十二《艺文志·子部·医家类》按："亦名《保命歌括》。自中风以迄大小便秘，凡三十七篇，又附二篇。末二卷曰《摄生辑要》，曰《医案略》。"为综合性医书。前三十三卷介绍中风、中寒、中暑、中湿、内伤、瘟疫、气病、痰病、火病、瘀病、血病、虚损、腰痛、脚气、痿痹、疝气、咳嗽、哮喘、霍乱、吞酸呕吐、嘈杂泄泻、痢疾、疟疾、痞疾、胀满、胁痛、积聚、噎膈、头痛、头风、头眩、心痛、腹痛、便秘等内科杂病为主的多种病证。每门病证，万氏征引古说，结合个人见解，用歌括加注的形式予以介绍，论证颇详，后二卷为摄生经验方及万氏在嘉靖、隆庆（1522—

1570）间的一些治案。此书吸收了金元四大家之医学成就，熔各家之长于一炉，强调以藏府辨证为主的整体观念，涉及内伤、外感病证及养生学内容。该书清同心堂刻本，现藏湖北中医学院图书馆。湖北科学技术出版社 1986 年又排印出版。

《养生四要》五卷　明·万全，见光绪十年《黄州府志》卷三十四《艺文志·子部四·医家类》。民国十年《湖北通志》卷八十二《艺文志·子部·医家类》："《千倾堂书目》按：此康熙壬辰年汉阳张坦议编刻，《万密斋医书十种》第一也。前有顺治己亥初夏之闰三月都门吕鸣和的序和《养生四要》序。共五卷，一卷曰寡欲；二卷曰慎动；三卷曰法时；四卷曰却症；五卷曰养生总论。"此书详论了养生应做到"寡欲""慎动""法时""却病"等方面。提出了适龄婚姻、择偶而配的优生原则。强调动静结合，指出了"屏嗜好，适寒暄、顺喻张，调滋养"的养生长寿四大纲要。认为"只要不思声色，不思胜负，不思得失，不思荣辱，心无烦恼，形无劳倦，而兼之以导引，助之以服饵，未有不长生者也"。于优生学、养生学、老年医学等均有意义。此书收入《万密斋医学全书》中。有单行本藏于中国中医研究院图书馆和湖北省图书馆。湖北科学技术出版社 1984 年又排印出版。

《万氏家传点点经》四卷　明·万全。此书继承和丰富了前人治酒病的经验。认为酒毒性烈，嗜饮过度则易伤脾胃，且"酒毒伤人，随于不觉……祸及不浅"，日积月累，分发藏府，渗注经脉，不仅可以寒化伤人阳气，更可积热伤阴，酿湿生痰，滞涩气血，变生诸证。他主张对酒病的治疗既不专治乎酒，亦不忘乎于酒。治疗一证，以一法为主，数法兼通。对酒毒初发，酒毒成疽、成淋、成痈、瘫痪不遂等十三种病证进行了详细论述。是一部别具一格，不可多得的治疗酒病的专著。此书由罗田县卫生局发掘整理，湖北科学技术出版社 1984 年出版发行。

《万氏秘传外科心法》十三卷　明·万全。该书分列背图形、面图形、侧图形、瘤症总论、小儿图形及妇人四症等。对痈疽、痈疖、疔毒、痰核、瘰疬的发病机理、辨证详细切要，认为"痈疽之生，皆由内蕴郁热，外感风湿""痈毒发背，有五善七恶""治痈疽先辨虚实阴阳，初宜解毒拔毒，既溃，宜排脓定痛，如未溃时，不可服热药；既溃时，不可服凉药。如初作者，先须托里，既溃者，必要排脓"。痰核、瘿瘤则"宜清痰降火之剂，宜热拔毒之方"。全书图文并茂，丰富和发展了中医外科学。此书由罗田县卫生局发掘整理，湖北科学技术出版社1984年出版。

《女科要言》三卷　明·万全，见民国十年《湖北通志》卷八十二《艺文志·子部·医家类》。该书亦名《万氏妇人科》《万氏女科》。一卷曰调经章、崩漏章、种子章；二卷曰胎前章；三卷曰产后章，总凡一百二十条。清康熙五十一年壬辰（1712）忠信堂梓《万密斋医书十种》之五，单行本首行作《万氏家传女科》；清雍正二年甲辰（1724）胡略刊《万密斋医学丛书》之一，同人堂藏版，目录首行作《万氏妇人科》，正文首行作《万氏家传妇人秘科》。该书列有《调经》《崩漏》《种子》《胎前》《产后》等章及《保产良方》专篇，对女子之经、带、胎、产四大生理特征及病证论述精深，所列病证近百种，其治法处方亦较精当。版本有清康熙五十一年壬辰（1712）忠信堂梓《万密斋医书十种》之五单行本、雍正二年甲辰（1724）胡略刊《万密斋医学丛书》之一，同人堂版、清乾隆四十八年癸卯（1783）刻本等，由湖北科学技术出版社1984年出版。

《万氏妇科达生合编》四卷　明·万全，见《中医图书联合目录》。清康熙四十三年甲申（1704）经纶堂刊本，题作《妇科达生篇》三卷，文光堂刻本，书名页题《合订妇科达生篇》。

《万氏妇科汇要》四卷　明·万全，见《中医图书联合目录》。清道光元年辛巳（1821）刻本，藏于北京图书馆。另有三卷本，清初善馀堂刊本。

《广嗣纪要》十六卷　明·万全，见光绪十年《黄州府志》卷三十四《艺文志·子部·医家类》。民国十年《湖北通志》卷八十二《艺文志·子部·医家类》：《千顷堂书目》按，此密斋书第四种。一至五卷为《修德篇》《寡欲篇》《择配篇》《调元篇》《协期篇》，六至十四卷皆妊娠诸病凡二十门，附二门，十五卷为《育婴方论》，十六卷为《幼科医案》。此书论述了妇幼两科病证，提出了"修德""寡欲""择配""调元""协期"等优生优育思想，阐述了妊娠病及婴幼儿疾病的证治，并附有幼科医案。书中还归纳了影响生育的男女生殖器畸形、损伤等内容。此书收入《万密斋医学全书》中。有明万历间刻本、同人堂刻本、清康熙五十一年壬辰（1712）忠信堂梓行乾隆四十三年戊戌（1778）重刻本、清敷文堂重刻《万密斋医书十种》单行本等版本。湖北科学技术出版社1986年作《万氏家传广嗣纪要》出版。

《幼科发挥》四卷　明·万全，见光绪十年《黄州府志》卷三十四《艺文志·子部·医家类》。前有汉阳恪齐张坦议撰的序，乾隆岁次戊戌孟夏张任大佐的跋，万氏幼科源流叙和幼科发挥序。有二卷本和四卷本。二卷从胎疾至脾经主病为上卷；以脾所生病为下卷。四卷本，卷一论小儿生理、诊断和肝经主病、兼证、所生病等；卷二论急惊风证，急惊风变证，急风类证，慢惊有三因，惊风后余证及心经病，心经兼证，心所生病等；卷三论脾经主病、兼证和所生病；卷四论肺、肾经主病、兼证，所生病及五藏虚实补泻之法，五邪所致病等。

此书为万氏集家传小儿科经验编撰而成。书中对小儿五藏生理病理，婴幼儿疾病，小儿五藏主病、兼病、所生病的临床表现、诊断、治疗，都做了较详细的阐述，特别提出了小儿"观面部五藏形""观面部五色"及"三关脉纹变见"的诊法，对儿科学的发展做出了重大贡献。对后世医家产生了很大影响。此书通行本亦作《幼科发挥大全》，又名《家传幼科发挥秘方》。明清时期曾多次刊行。其版本较多，如清康熙五十一年壬辰（1712）忠信堂刻本、乾隆四十三年戊戌（1778）重印《万密斋医书十种》之八单行本、清康熙五十四年乙未（1715）韩江张氏重刻本保婴堂梓行（内题静观堂校正《家传幼科发挥秘方》）、同人堂梓行本（书作敷文堂《万密斋医书》）等。人民卫生出版社1957年版及湖北科学技术出版社1986年版均为四卷本。

《育婴秘诀》四卷　明·万全，见光绪十年《黄州府志》卷三十四《艺文·子部四·医家类》。亦名《育婴家秘》。卷一叙述有关保胎、养胎、小儿诊法及五藏证治；卷二论胎疾、脐风、变蒸及惊痫等证；卷三、四论儿科的四时感冒及内伤杂证，末附医案问答。每篇之前均编成歌诀。该书首以"十三科"立论，提出了"预养以培其元""胎养以保其真""蓐养以防其变""鞠养以慎其疾"的小儿调养方法。论辨了小儿之寿夭、形色、脉色及各科证治，丰富和发展了儿科学理论及诊治方法。此书收入《万密斋医学全书》中。版本有清康熙三十一年壬申（1692）忠信堂梓乾隆四十三年戊戌（1778）重印本（《万密斋医书》之七单行本），敷文堂刻单行本等。中国中医研究院有藏。湖北科技出版社1986年排印出版。

《片玉心书》　明·万全，见光绪十年《黄州府志》卷三十四《艺文志·子部四·医家类》。首卷曰《活幼指南赋》《慈幼儆心赋》；二卷曰《小儿总治法》；三卷曰《小儿部位形色脉治图歌论法》；四卷、五卷曰自胎毒至斑瘾疹，凡三十二门，末系秘传十三方。该书主要介绍儿科治疗经验，并列有秘传方。此书收入《万密斋医学全书》。明清时期有不少刊本。如清顺治十一年甲午（1654）刻本，清乾隆四十三年戊戌（1778）重印忠信堂梓本（《万密斋医书十种》之六单行本）等。中国中医研究院图书馆有藏。

《幼科指南秘传方》　明·万全，见《中医图书联合目录》。此书为乾隆五十一年（1786），万氏关于小儿病的若干篇章合辑而成。嘉庆十四年（1809）"敷文堂"等书社又作《幼科指南家秘方》而刊行。湖北科学技术出版社1986年以《万氏家传幼科指南心法》排印出版。

《痘疹心法》二十三卷　明·万全，见光绪十年《黄州府志》卷三十四《艺文志·子部四·医家类》。

此书亦名《痘疹世医心法》、《痘疹心要》。有十二卷、十四卷及二十三卷本。《中国医学大成总目提要》："万氏幼科痘疹，得三世经验心法，片玉详痘疹之要，故多撰歌括，以便诵读记忆，临证施用。心法散幽发微，辨识痘疹之虚实异同，用药补泻机变，相互为用，至关重要。"

卷一论痘疹碎金赋、原痘论、痘疹五藏证见等；卷二论气运、疫疠、部位、脉候、气血、阴阳、标本等；卷三论发热、腰痛、惊狂等；卷四论诊法；卷五论治法；卷六为痘疹症似伤寒辨、痘疹首尾不可汗辨、痘疹不可以日期辨等；卷七有先哲格言（凡似十八家）；卷八有或问（凡三十七问）；卷九有治痘凡例（凡四十三条）；卷十为药性主治及修制法；卷十一为解毒类（凡六十八品）；卷十二治痘歌括（凡一十九首）；卷十三，发热证治歌括（凡一十九首）；卷十四，出见证治歌括（凡二十二首）；卷十五，起发证治歌括（凡三十五首）；卷十六，成实证治歌括（凡三十四首）；卷十七，收靥证治歌括（凡一十九首）；卷十八，落痂证治歌括（凡一十一首）；卷十九，痘后余毒证治歌括（凡三十六首）；卷二十，疹毒证治歌括（凡二十六首）；卷二十一，妇人痘疹证治歌括（凡十二首）；卷二十二，古今经验诸方（凡八十五方）；卷二十三，古今经验诸方（凡六十一方）。

万氏参考百家，审证立方，皆能穷原竟委，纤悉无遗，诚痘疹家之正法，谓为经验秘诀，亦无不可。此书收入《万密斋医学全书》。其二十三卷本，有清康熙五十一年壬辰（1712）忠信堂梓本、乾隆四十三年戊戌（1778）重印《万密斋医书十种》单行本、清康熙三十三年甲戌（1694）三韩张万言刻于琼州府等。

十二卷本刊于 1568 年。卷 1～8 阐述痘症的特点，以及发热、出见、起发、成实、收靥、落痂、痘后余毒等各阶段的辨证治疗；卷 9 疹毒；卷 10 妇女痘疹；卷 11～12 为治疗方剂。全书论述颇详，除正文外，穿插七言歌诀，附作者个人的一些临床验案。其版本有：明嘉靖二十八年己酉（1549）刻本、明万历二十九年辛丑（1601）秦大夔刻本等。1985 年湖北科学技术出版社以《万氏家传痘疹心法》出版。

《痘疹全书》十五卷　明·万全，见《中医图书联合目录》。该书亦称《痘疹心法》，其内容有《痘诊碎金赋》一卷、《痘疹心法》十二卷（首行作《痘疹世医心法》）、《痘疹玉髓》上下二卷。民国十年《湖北通志》卷八十二《艺文志·子部·医家类》：万氏《痘疹全书》十二卷，一名《痘疹格致要论》。此书明·万历三十八年庚戌（1610年）夏邑嵩螺彭端吾梓［碎金赋首页书口有谈志远写刻字样，清·康熙二十六年丁卯（1687）崔华重修补刻康熙五十六年丁酉（1717）易扉页印行］。另有忠信堂刊本等。1984 年湖北科学技术出版社重新排印出版。

《痘疹格致要论》十卷　明·万全，见民国十年《湖北通志》卷八十二《艺文志·子部·医家类》。

《痘疹世医心法》十二卷、《痘疹格致要论》十一卷　明·万全，见《中医图书联合目录》。此书为两书合刊本，与《痘诊心法》虽同为二十三卷，但内容有别。明·万历间刻本，藏于北京图书馆（显微胶卷），旧抄本藏于中国科学院图书馆（仅有《痘疹格致要论》十卷）。

《片玉痘疹》十三卷　明·万全，见光绪十年《黄州府志》卷三十四《艺文志·子部·医家类》。民国十年《湖北通志》卷八十二《艺文志·子部·医家类》按：此密斋医书第九种，一卷曰痘疹碎金赋。二卷曰痘疹西江月词。三、四卷曰始终验方、始终歌方。五卷曰总论方略。六卷至十二卷皆发热、见形、起发、成实、收靥、落痂、余毒诸证治。末一卷曰痘疹骨髓赋、麻疹西江月词。最后附始终证治方略。此书收入《万密斋医学全书》。清代有不少刊本。如清·乾隆四十三年戊戌（1778）重印忠信堂梓本（《万密斋医书十种》之九单行本）、视履堂刻本（书名原题《万氏家传片玉痘疹》）、清宣统元年己酉（1909）湖北刘洪烈果育轩刻本等。湖北科学技术出版社1986年排印出版。

《痘疹碎金赋》二卷　明·万全，见《四部总录医药编·现存医学书目总目》。此书见于《痘疹全书》和《片玉痘疹》两书中，均题明·万全撰，但内容不同。收入《痘疹全书》中者，共二篇。上篇论痘，共29条；下篇论疹，共8条。收入《片玉痘疹》中者，一篇，共16条。

《痘疹玉髓摘要》二卷　明·万全，见《四部总录医药编·现存医学书目总目》。

《痘疹启微》　明·万全，见《中国历代名医传》。

《密斋药书》十八卷　明·万全，见民国十年《湖北通志》卷八十二《艺文志·子部·医家类》。光绪二年《罗田县志》卷之七《艺文志》。《密斋药书》序曰：万生名全，别字密斋，邑廪生，以不得志于八股，弃而就青囊之业，业辄精，屡效，以其效者志诸编，文成数十卷，先为樵川太守李公付梓，一时纸贵三湘。因兵燹，后版毁无存。其孙达备藏一帖，置墙壁中，赖以免。凡官滋土者，无不知此书，无不购此书，然缮写告艰，又进其孙达而谋之，搜括锱铢，益以清俸，募梓人，凡八阅月卒工，得书一十有八卷。展而思之，夫医者意也，意之所至，医者不自知其为工，而方已传于后，然则世之所为医书，皆方之积也。

《本草拾珠》 明·万全，见《中国医籍考》。

《万密斋医学全书》 明·万全，见《中医图书联合目录》。后人将万氏著作中的《保命歌括》《伤寒摘锦》《养生四要》《内科要诀》《幼科发挥》《片玉心书》《育婴秘诀》《痘疹心法》《万氏女科》《广嗣纪要》等十种医书汇集成《万密斋医书十种》，亦称《万密斋医学全书》。全书凡108卷，32册，共70余万字。此书在清代曾多次刊刻印行。版本有清·康熙癸卯（1663）刻本，清·康熙五十一年壬辰（1712）视履斋刻本，清·康熙五十一年刻乾隆三年戊戌（1778）重印本等。

《医方纂要》 清·叶时荣，见光绪二年《罗田县志》卷之八《杂志·方技》。

《万氏医科》 清·徐锈优，见光绪二年《罗田县志》卷之六《人物志·儒林》。

《青藜外科》二卷 清·刘作栋，见光绪二年《罗田县志》卷之八《杂志·方技》。

《医说》一卷 清·阎增瑞，见光绪二年《罗田县志》卷之八《杂志·方技》。

《药性述要》 清·胡泰勋，见光绪二年《罗田县志》卷之八《杂志·方技》。

蕲春县

《四诊发明》八卷 明·李言闻，见民国十年《湖北通志》卷八十二《艺文志·子部·医家类》。李时珍《濒湖脉学》序曰：先考月池翁著《四诊发明》八卷，皆精诣奥室。世之医病两家，咸以脉为首务，不知脉乃四诊之末，谓之切者尔。上士欲会其全，非备四诊不可。

《医学八脉法》 明·李言闻，见光绪十年《黄州府志》卷三十四《艺文志·子部四·医家类》。

《月池人参传》 明·李言闻，见光绪十年《黄州府志》卷三十四《艺文志·子部四·医家类》。

《蕲艾传》 明·李言闻，见光绪十年重校光绪八年《蕲州志》卷十《著述志·子部》。

《痘疹证治》 明·李言闻，见光绪十年《黄州府志》卷三十四《艺文志·子部四·医家类》。

《脉学举要》 宋·崔嘉彦撰，明·李言闻删补，见《中医图书联合目录》。崔嘉彦原著《脉诀》，又名《崔氏脉诀》《崔真人脉诀》《紫虚脉诀》。全文采用通俗易懂的四言歌诀形式写成。李言闻对原书进行删补后，改名《脉学举要》，又名《四言举要》。李时珍将其辑入《濒湖脉学》中。

《五藏图论》 明·李时珍，见《白茅堂集》。已佚。

《命门三焦客难》 明·李时珍，见民国十年《湖北通志》卷八十二《艺文志·子部·医家类》。已佚。

《命门考》 明·李时珍，见民国十年《湖北通志》卷八十二《艺文志·子部·医家类》。已佚。

《天傀论》 明·李时珍，见《中医图书联合目录》。已佚。

《奇经八脉考》一卷 明·李时珍，见光绪十年重校《蕲州志》卷三十《著述志·子部》。

《四库全书总目提要》云："其书谓人身经脉，有正有奇，手三阴三阳，足三阴三阳，为十二正经。阴维、阳维、阴跷、阳跷、冲、任、督、带为八奇经。正经人所共知，奇经人所易忽。故特详其病源治法并参考诸家之说，荟萃成编。"

《奇经八脉考》约计1.5万字。该书第一、二篇为概述。第一篇"奇经八脉总说"为本书前言部分，简要地叙述了奇经八脉的生理特点；第二篇"八脉"，简要地叙述了八脉循行部位，对其生理意义做了高度的概括。第三篇至第十六篇为各论，是全书主体部分，以奇经各脉和各脉为病分立篇名，互相衔接，编次有序。最后是"气口九道脉"一篇。

该书对奇经八脉循行路线进行了系统整理，论述了奇经的生理功能，确立了奇经辨证施治的基本法则，对丹家养生之术的肯定和阐发，正如《四库全书总目提要》所说：其"原委精详，经纬贯彻，洵辨脉者不可废，又创为气口九道脉图，畅发《黄帝内经》之旨，而详其诊法，尤能阐前人未泄之秘，考明初滑寿尝撰《十四经发挥》一卷，于十二经外，益以督任二脉旧附刊薛己案之首，医家据为绳墨。时珍此书，更加精核。然皆根据《灵枢》《素问》以究其委曲，而得其端绪，此以知征实之学，由于考证，递推递密，虽一技亦然矣"。

《奇经八脉考》约成书于隆庆六年壬申（1572），单行本较少，多与《濒湖脉学》合刊，或同附刻于《本草纲目》之后。

《李濒湖氏时珍脉诗》　明·李时珍，见《中医图书联合目录》。

《濒湖脉学》一卷　明·李时珍，见民国十年《湖北通志》卷八十二《艺文志·子部·医家类》。

《四库全书总目提要》云："宋人剽窃王叔和《脉经》，改为《脉诀》，其书之鄙谬，人人知之，然未能一一驳正也。至元戴启宗作《刊误》，字剖句析，与之辨难，而言其伪妄始明。启宗书之精核，亦人人知之，然但斥赝本之非，尚未能详立一法，明其何以是也。时珍乃撮举其父言闻《四诊发明》著为此书，以正《脉诀》之失。"

该书分两部分，前一部分论述浮、沉、迟、数、滑、涩、虚、实等27脉，作者以明晰的语句和生动的比喻分析各种脉象，其中同类异脉的鉴别点和各种脉象的主病，均编成歌诀，便于读诵；后一部分系其父李言闻根据宋崔嘉彦所撰《脉诀》加以删补而成。全书计1万余言，参考了明代以前，上自《黄帝内经》《难经》仲景著作，下及历代各家脉学著作，约计54家之多。他力辨《脉诀》之谬，纠正《脉诀》错误20余条。彻底否定了《脉诀》的所谓"七表、八里、九道"的谬论，建立了新的脉学理论体系。用阴阳理论将脉象的形态性质和主病密切联系起来，理论与实际相结合，便于临床应用，全书深入浅出，言简意赅，通俗易懂，历代医家奉为圭臬，影响颇大。

《濒湖脉学》始刻于嘉靖甲子（1564）。版本较复杂，有单行本，有与《奇经八脉考》合刊本，有附于《本草纲目》之后本等。明万历三十一年癸卯（1603），该书被江西张鼎思附刻于《本草纲目》之后，咸丰九年己未（1859）被题作《脉学正宗》而刊刻行世。1951年被题作《校正濒湖脉学》，由广益书局铅印成册发行，1954年，锦章书局铅印本题作《李濒湖脉学》，1983年河南科技出版社注释本题作《濒湖脉学》。该书随《本草纲目》传入日本，1927年曾由许德宝氏译成德文，并在莱比锡出版发行，在国外也有一定影响。

《本草纲目》五十二卷　明·李时珍，见光绪十年《黄州府志》卷三十四《艺文志·子部·医家类》。

该书是李时珍从嘉靖三十一年（1552）至万历六年（1578），前后历经 27 年时间，"搜罗百氏，访采四方""考引八百余家""取神农以下诸家本草荟萃成书，复者芟之，阙者补之，伪者纠之"，稿凡三易，终于在 1578 年完成了这部 190 余万字的巨著。

《本草纲目》内容丰富，条理分明。收载药物 1892 种，其中新增 374 种，书中附图 1109 幅，附方 11096 个。全书共五十二卷。一至四卷为总论，五卷以后为各论。其中第一、二卷为《序例》，介绍全书的来龙去脉，综述了《黄帝内经》《神农本草经》以来有代表性的诸家本草用药法则与凡例，第三、四卷为《主治》，概述了百病主治药，列举 113 种病证的用药凡例。第五卷以后为各论，分列十六部，依次为水、火、土、金石、草、谷、菜、果、木、服器、虫、鳞、介、禽、兽、人。各部下又分六十类，类下按药分条。每药正名为纲，附释为目。条内有释名、集解、修治、气味、主治、正误、发明、附方及附录诸项，视内容繁简而各有详略。其中用"释名"以确定每一味药物的名称；"集解"叙述产地、形态、栽培和采集方法；"正误"考证品种真伪和文献记载；"修治"说明炮制方法；"气味""主治""发明"分析药物的性能和功用；"附方"介绍常用单方、验方。正如当时大文学家王世贞所说：全书"博而不繁，详而有要，综核究竟，直窥渊海"。

《本草纲目》堪称"格物之通典""中国古代的百科全书"。所辑资料，"上自坟典，下至传奇，凡有相关，靡不收采"。参考之书达 800 余家，共 993 种。李氏综核诸家本草，"重复者删去，疑误者辨证，采其精粹"。总结了我国历代本草学的成果，在深入的研究考证和长期的观察、实践的基础上，有许多新的发挥和创造，使我国药物学在明代达到了最高峰，无论在药物分类、鉴定、采集、炮制、保藏和临床运用等方面，都有突出的成就，对药物学的发展做出了重大贡献。

《本草纲目》对医学也有研究，李氏遵循《黄帝内经》《难经》要旨，探微索隐，发展医学基础理论，他撷析仲景精义，推崇河间、易水学派，其医学理论对生理、病理、治疗、预防、健身、长寿等方面都有一定贡献。

《本草纲目》不仅对药物学、医学有重大贡献，而且对生物学、植物学、动物学、矿物学、物理学、化学、气象学、物候学、天文学、地质学及人文学科也有一定研究和贡献。它既是一部药物学专著，也是一本百科全书，在世界科学界有一定影响。

《本草纲目》版本，据马继兴氏等考察，自1578年成书之后，其刊约80版。除金陵本外，其余的各版大体可分为夏良心本系统，钱蔚起本系统，张绍棠本系统。

金陵本（即胡成龙本），由胡成龙于万历二十一年癸巳（1593）刊行于金陵。附图2卷，计1109幅。有王世贞"本草纲目序"，序后有辑书者姓氏，本草纲目总目、凡例，此后即各卷内容。万历二十四年丙申（1596）李建元将此书进呈朝廷。此本为《本草纲目》初版，虽刊刻质量不高，仍成为后世各版的祖本。有金陵本、摄元堂本。存世尚有七部，中国中医研究院图书馆、上海图书馆、日本内阁文库、京都大森文库、伊藤笃太郎、美国国会图书馆、德国柏森皇家图书馆均各藏一部。

江西本（即夏良心本）系统：由夏良心、张鼎思于万历三十一年癸卯（1603）以金陵本为底本，刊行于江西。除原刻本王世贞序外，另增有李建元《进本草纲目疏》、夏良心《重刻本草纲目序》、张鼎思《重刻本草纲目序》。首次附有《濒湖脉学》《奇经八脉考》。由于此本有李建元《进本草纲目疏》，披露了李时珍的生平，成为后世了解、研究李时珍极为珍贵的资料，因此，江西本被公认为善本。它对后世影响较大，1982年人民卫生出版社出版的点校本，就是以此本为蓝本的。以江西本为底本的还有湖北本、张朝璘本等。

钱蔚起本（武林钱衙本）系统：由武林钱蔚起六有堂崇祯十三年刊行。故又可称为六有堂本。扉页题作："重订本草纲目，翻刻千里必究。武林钱衙藏版。"前列有王世贞序、夏良心序、张鼎思序、钱蔚起"重刻本草纲目小引"和李建元进疏等。武林钱衙本系以江西本为底本翻刻，文字内容亦沿袭了江西本添改误脱。但武林钱衙本对《本草纲目》附图做了第一次全面改绘。其中有259幅仿金陵本略加润饰，766

幅失真，84 幅严重失真。所以在阅读武林钱衙本系的《本草纲目》时应注意药图的鉴定。

张绍棠本（又名味古斋本）系统：由合肥张绍棠于光绪十一年乙酉（1885）刊行于南京。此本对《本草纲目》重新作了校订，但是张氏的校注文字均被混入《本草纲目》正文中。引本与胡成龙本加以对校时，在文字方面两者相异处达 1600 余条。此本药图为 3 卷，计 1122 幅。图像据钱蔚起本改绘，变动较大者 400 余幅。加刻有张绍棠《重刻本草纲目序》。附刊有《濒湖脉学》《奇经八脉考》各一卷，蔡烈先《本草万方针线》八卷，赵学敏《本草纲目拾遗》十卷。此本为清末以后各种刊本的底本，形成了《本草纲目》张绍棠本系统。有味古斋本、鸿宝斋本、商务排印本、人民卫生出版社影印本等。

《本草纲目》还被译成外文流行世界各地。万历三十四年丙午（1606）即日本庆长十一年，日本林道春自长崎得到《本草纲目》，献给幕府，医学界异常重视。乾隆四十八年癸卯（日本天明三年，即1783）山野兰山译为日文。1929 年（日本昭和四年）头柱国更进行重译，由白井光太序译校。因此，在日本《本草纲目》有两种译本。在欧洲，顺治十六年己亥（1659）波兰人卜弥格氏，将其中植物部分译成拉丁文，促进了欧洲植物学的进步。17 世纪以后，欧洲各国才用本国文字著书。因此，都哈尔德氏将《本草纲目》译成法文。咸丰七年丁巳（1857）曾任驻北京俄公使馆医官理斯乃德氏将《本草纲目》译成俄文，他还以《本草纲目》为蓝本译著了《中国植物志》。1928 年由达利士译为德文。《本草纲目》的英文版达 10 余种之多。据近人李涛所考《本草纲目》一书已有拉丁、法、英、德、俄、日等六种外文流行于世。

《本草纲目图》残存八至十二卷，附《本草图翼》残存一至四卷明·李时珍，见《中医图书联合目录》。

《濒湖集简方》 明·李时珍，见光绪十年重校《蕲州志》卷之十《著述志·子部》。已佚。

《濒湖医案》 明·李时珍，见光绪十年《黄州府志》卷三十四《艺文志·子部四·医家类》。

《素问灵枢直解》六卷　明·顾天锡，见光绪十年重校《蕲州志》卷之十《著述志·子部》。

《针灸至道》三卷　明·顾天锡，见光绪十年《黄州府志》卷三十四《艺文志·子部》四《医家类》。

《保产万全书》　明·陈治道，见《中医图书联合目录》。陈氏鉴于女子产育知识不明，保摄无方，临产易致丧命，乃据胎产方书，参以耳目所闻，撰成此书。该书通俗易懂，便与妇女讲论，使妊娠妇女知保摄之法，临产时不致仓皇失序，亦有助稳婆处理胎产。后杭州钱关庶将其稍加增定，改名《绣阁保生书》，刊于1631年，现有此书重刊本。

《伤寒正解》四卷　清·戴旭斋，见《中医人物词典》。戴旭斋，江右临川（今江西）人。少时博览经书，以时艺之学无补于世，乃取古方书精心研习，同治（1862—1874）年间流寓湖北蕲春茅山镇行医而兼著书。该书刊于1871年。熊煜奎称此书，"章法文法之妙，引人易入。非但可以示医学之简易，并可以广医学之流传。"

《神农本草歌括》　清·陈芸，见民国十年《湖北通志》卷八十二《艺文志·子部·医家类存目》。

《脉法指掌》　清·陈其殷，见光绪十年重校《蕲州志》卷之十五《人物志·高洁》。

《经络全解》　清·陈其殷，见光绪十年重校《蕲州志》卷之十《著述志·子部》。

《新方解略》　清·陈其殷，见光绪十年重校《蕲州志》卷之十《著述志·子部》。

《古方解略》　清·陈其殷，见光绪十年重校《蕲州志》卷之十《著述志·子部》。

《民国十湖北通志》卷八十三《艺文志·子部·医家类》作《古方辨略》。

《医学指要》　清·陈其殷，见光绪十年重校《蕲州志》卷之十《著述志·子部》。

《津梁医书》　清·李泽溥，见光绪十年《黄州府志》卷三十四《艺文志·子部四·医家类》。

《易简方书》十卷　清·萧铨，见光绪十年重校光绪八年《蕲州志》卷十《人物志·笃学》。

《医门集要》二十五卷　清·陈谟，见光绪十年《黄州府志》卷三十四《艺文志·子部四·医家类》。

《医方三昧》　清·陈雍，见光绪十年重校《蕲州志》卷十六《人物志》。

《眼科全书》三卷　清·王协，见《中医图书联合目录》。顺治八年（1651）作者手录友人所藏眼科抄本1册。该书首述五轮八廓及眼科治法，继列眼科形症160余种，末附方剂200百余首，兼述点洗、升炼诸药法。条分缕析，备极精详。其下士有目疾者，按症处方，每获良效。康熙六年（1667）任华亭县令时，编成《眼科全书》三卷，于1669年刊行。

黄梅县

《医方通解》　清·石元吉，见光绪二年《黄梅县志》卷二十五《人物志·文苑》。

《长春录》　清·邓锦，见光绪十年《黄州府志》卷三十四《艺文志·子部四·医家类》。

《伤寒新编》　清·邓锦，见光绪二年《黄梅县志》卷三十四《人物志·宦绩》。民国十年《湖北通志》卷八十二《艺文志·子部四·医家类》"自序曰：是编专论伤寒，分六经为纲领，凡病状治法，胪列于后为条目。"

《小观书》　清·邓锦，见光绪十年《黄州府志》卷三十四《艺文志·子部四·医家类》。民国十年《湖北通志》卷八十二《艺文志·子部四·医家类》，其"自序曰：人当急时，无成方取办，几至束手无策。以故据摭古方，间寓心裁，证则随地皆有，方则随人可解，药则随时可办，且合南北、寒暑、强弱而皆宜，若舍此，而更无有右出者，名之曰小观"。

《伤寒纂要》　清·陈文斌，见光绪二年《黄梅县志》卷二十九《人物志》。

《临证随笔》四卷　清·黄章震，见《中医人物词典》。黄氏，江西南昌人。尝客游黄梅，值疫疾盛行乃往来大江南北，全活无数。著有该书，楚人争相抄传。

武穴市（广济县）

《医学述要》三十六卷　清·杨际泰，见民国十年《湖北通志》卷八十二《艺文志·子部·医家类》。该书凡三十册，三十六卷，洋洋数万言，内容涉及"医家四诊""医门八法"、脉象理论、伤寒、温病、外科、儿科、内科、妇产科、五官科疾病及方药等。所论颇有见地，说理甚为熨帖，既有前贤临床经验，又有自己独特见解，是一部较有实用价值的医学全书。该书清道光十六年丙申（1836）刊本，现藏于湖北省图书馆。

英山县

《应验灵方》　清·金鸿翎，见民国九年《英山县志》卷十一《人物志·孝友》。

《回春录》　清·马良愷，见民国九年《英山县志》卷十一《人物志》。

《补天石医书》　清·马良愷，见民国九年《英山县志》卷十一《人物志·方技》。

黄冈县

《伤寒大易览》　元·叶如庵，见民国十年《湖北通志》卷八十二《艺文志·子部四·医家类》。

《医方秘诀》　明·吴廷辅，见同治八年刻光绪八年补刻《黄安县志》卷十《合纂方技》。

《窥垣秘术》　明·陈志明，见光绪八年补刻《黄安县志》卷十《合纂方技》。

《万氏医贯》三卷　明·万宁，见《中国医学大成总目提要》。该书分天、地、人三部。天部：列昭原初生诸病及五藏主病兼证症验；地部：列脾胃各主病兼证症验；人部：列家传世验良方。该书成书于隆庆元年（1567）正月，时万宁已 93 岁高龄。其版本有清代精刊本、清光绪二十九年癸卯（1903）香港中华印务公司铅印本及清宣统二年庚戌（1910）商务印书馆铅印本等版本。

《保和蒙引集》 明·徐德恒，见光绪十一年《武昌县志》卷二十六《人物志·方技》。

《医学象陆篇》 明·樊炜，见光绪十年《黄州府志》卷三十四《艺文志·子部四·医家类》。

《庸臬医学宝露》 明·李之泌，见道光二十七年《黄冈县志》卷十五《艺文志·撰著篇目》。

《医方人华集》 明·李之泌，见光绪十年《黄州府志》卷三十四《艺文志·子部四·医家类》。

《伤寒心要》 明·李大吕，见光绪八年《黄冈县志》卷二十三《艺文志·子部·著述医家类》。

《诊法精微》 清·胥秉哲，见乾隆十四年《黄州府志》卷十四《方技》。

《伤寒辨论》二十余卷 清·邱翔，见光绪十年《黄州府志》卷三十四《艺文志·子部四·医家类》。

《济世金丹》 清·邱翔，见光绪八年《黄冈县志》卷二十三《艺文志·著述·子部·医家类》。

《医评集》十卷 清·陈学海，见光绪八年补刻《黄安县志》卷八《人物志·善行》。

《丹方集》十卷 清·陈学海，见光绪八年补刻《黄安县志》卷八《人物志·善行》。

《医镜》 清·石斗辉，见光绪八年补刻《黄安县志》卷八《人物志·善行》。

《伤寒秘诀》 清·王崇道，见光绪八年补刻《黄安县志》卷十《合纂方技》。

《灵枢得要》 清·王俟绂，见民国十年《湖北通志》卷八十二《艺文志·子部·医家类存目》。

《医案纪略》　清·谢仁淑，见道光二十七年《黄冈县志》卷十五《艺文志·撰著篇目》。

《内经知要》　清·肖麟长，见光绪八年《黄冈县志》卷二十三《艺文志·著述·子部·医家类》。

《伤寒纲领》　清·肖凤耆，见光绪八年《黄冈县志》卷二十三《艺文志·著述·子部·医家类》。

《先正格言参订》　清·肖向荣，见光绪八年《黄冈县志》卷二十三《艺文志·著述·子部·医家类》。

《伤寒集锦》　清·陶宜炳，见光绪八年《黄冈县志》卷二十三《艺文志·著述·子部·医家类》。

《医方秘纂》　清·程启厚，见道光二十七年《黄冈县志》卷十五《艺文志·撰著篇目》。

《陈氏医案》　清·陈继谟，见道光二十七年《黄冈县志》卷十一《人物志·方技》。

《医学提要》　清·汪代棠，见道光二十九年《黄冈县志》卷十五《艺文志·撰著篇目》。

麻城市（麻城县）

《陶节庵伤寒六法注》　明·刘天和，见光绪十年《黄州府志》卷三十四《艺文志·子部·医家类》。李时珍《本草纲目》引用此书内容。

《经验良方》四卷　明·刘天和，见光绪八年重订《麻城县志》卷二十二《艺文志·子部》。

《经验良方》，又称《刘松石保寿堂经验良方》《保寿堂经验良方》《刘氏保寿堂活人经验方》《保寿堂方》。李时珍《本草纲目》称《刘松石保寿堂经验方》，《中国医学人名志》（1956）曰：《保寿堂经验方》。上海市文物保管委员会《善本书目》载：《松岗刘氏保寿堂活人经验方》。

上海图书馆收藏的《保寿堂经验良方》是一部明刻本，凡四卷。书口有经验方三字，书前有吕颛的万历三十六年序言（称吕颛刻本），每卷卷首、款题均写有"松岗刘氏保寿堂活人经验方卷几"的字样。全书共有 25 门。卷一为"通治著病门""诸风门""诸气门""补益门""小儿门"和"湿门";卷二为"痰门"和"诸疮门;卷三为"痛风门""疟门""痢门""脾胃门""霍乱门""疝瘕门"和"遗精门";卷四为"瘟疫门""积滞门""癥积门""咽喉门""口齿门""目病门""鼻衄门""损折门""痔漏门"和"杂证门"。

《经验良方》共采摭方剂 140 余个,一部分是《经效产方》《政和本草》和《袖珍方》等前人医籍中引录来的,一部分是刘氏游宦中搜集到的。此书的一些内容反映了当时医药的新经验、新技术,因此有较大的影响,李时珍《本草纲目》也曾引用此书内容。

该书总结了明代及以前的医学理论和临床经验,阐述疾病的病因及证治,选方精当,不仅反映了当时的医学水平,保存了古代医学文献,而且对今后进行医学研究也有一定参考价值。

《经验良方》的版本,吕颛序言指出:"张蒲山左辖尝刻于晋阳,予时为右使,得序而传之。及入黔中,翻阅记室锓版存焉。"可见,在吕颛刻本之前还有一卷本的晋本和四卷本的滇本。吕颛刻本的底本是滇本。

据明代《澹生堂书目》记载,该书凡三卷。清咸丰年间,陆以湉《冷庐医话》亦说:"《保寿堂经验方》三卷,明·刘天和撰,方皆精当。"据此,该书还有三卷本。

《幼科类萃》 明·刘天和,见光绪八年重订《麻城县志》卷三十三《艺文志·子目》。

《橘泉方》 明·邹橘泉,见光绪八年重订《麻城县志》卷二十五《方技》。

《医见私会》 明·彭长溪,见光绪八年重订《麻城县志》卷三十二《艺文志一·子目》。

《博宗方》 明·彭长溪,见光绪十年《黄州府志》卷三十四《艺文志·子部四·医家类》。

《汇编歌诀》 明·彭长溪,见光绪十年《黄州府志》卷三十四《艺文志·子部四·医家类》。

《会心篇》 清·彭楚英，见民国二十四年《麻城县志前编》卷十《耆旧志·方技》。

《病理学》一卷 清·李代恩，见民国二十四年《麻城县志前编》卷十三《艺文志·子部》。

《伤寒萃锦》 清·鲍芹堂，见光绪八年《麻城县志》卷二十五《人物志·义行》。

《伤寒述要》一卷 清·彭文楷，见光绪八年重订《麻城县志》卷二十五《方技》。

《医学全书》 清·刘常彦，见光绪十年《黄州府志》卷三十四《艺文志·子部四·医家类》。该书刊于1795年。分阴阳，辨经络，以脉验证，即证验方，不越规矩，亦不拘泥古法，论述颇多可取之处。该书清光绪五年己卯（1879）术古堂刊本藏于中国科学院图书馆。

《医学通论》二卷 清·蔡瑞芬，见民国二十四年《麻城县志前编》卷十《方技》。

《医镜》 清·谢宏绪，见民国十年《湖北通志》卷八十二《艺文志·子部·医家类存目》。

《三焦论》三卷 清·李廷淦，见民国二十四年《麻城县志前编》卷十三《艺文志·子部》。

浠水县

《伤寒总病论》六卷 宋·庞安时，见光绪十年《黄州府志》卷三十四《艺文志·子部·医家类》。该书共六卷，后附《音训》一卷，《修治药法》一卷。

《伤寒总病论》成书于1100年（宋元符三年），全书共六卷。卷一为叙论及六经诸证；卷二论汗、吐、下、和、温、灸等法；卷三论结胸、心下痞、阳毒、阴毒、狐惑；卷四论暑病、时行寒疫、斑痘等证，并附小儿伤寒证；卷六载冬夏伤寒、发汗杂方、妇人伤寒方、伤寒暑病通用刺法、伤寒温热病死生候、天行瘥后禁忌、解仲景脉说、华佗内外实说等篇。每证之下，有论有方，评脉辨证，随病治疗。"第六卷末与苏轼书一篇，论是篇之义甚悉。卷首载轼答安常一帖，犹从手迹钩摹，形模略具。又以黄庭坚后序一篇，冠之于前，序末称前序海上人诺为之，故虚其右以待，署元符三年三月作。时轼方谪儋州，至五月始移廉州，七月始渡海至廉，故是年三月犹称海上人也，然轼以是年八月北归，至次年七月，即卒于常州。前序竟未及作，故即移后序为弁也。序中铲去庭坚名，帖中亦铲去轼名，考卷末附载《音训》一卷，《修治药法》一卷，题政和癸巳门人董炳编字，知正当禁绝苏黄文字之日，讳而阙之，此本犹从宋本钞出，故仍旧耳。"

《伤寒总病论》精究广义伤寒，擅长五行明理，充实伤寒叙例。并依照《伤寒论》六经分证法，说明病证由藏府经络传变的规律和原因；强调地理气候，饮食起居与伤寒发病的关系；运用《伤寒论》汗、吐、下、和、温诸法，根据病情，随证治疗；阐明存津液，护胃气，为伤寒病治疗的重要原则；明辨伤寒与温病不同，为温病学派的创立开了门径；还增补了儿妇伤寒和有关医方，丰富了伤寒病的治疗方法。

此书为自宋治平二年（1065），林亿等人将《伤寒论》再次整理刊行后较早的而有相当影响的著作。庞氏宗《黄帝内经》之旨，遵叔和之例，并结合个人的临床实践经验，推阐仲景《伤寒论》之要，广泛撷取扁鹊、华佗、王叔和、释僧深、巢元方、孙思邈等前贤之长，补充发挥了仲景伤寒学。堪称集北宋以前伤寒学之大成。庞氏对伤寒研究深得要领，独树一帜，时人倍加推崇。如与庞氏同时代的杰出文学家苏轼称他"精于伤寒，妙得长沙遗旨"。宋·张耒《柯山集》说："淮南人谓庞安常能与伤寒说话。"吕元膺也说："庞安常能启扁鹊之秘，法元化之可法，使天假其年，其所成就，当不在古人之下。"

《伤寒总病论》的版本较多。如四库全书（附《音训》一卷、《修治药法》一卷），藏于北京（文津阁本）和辽宁省图书馆（文溯阁本）；影抄文溯阁四库全书医家类十二种之六，藏于中国中医研究院图书馆；清道光三年癸未（1823）黄氏士礼居复刻本（附清黄丕烈撰《札记》一卷），藏于中国医学科学院图书馆；1912年武昌医馆重刻本，藏于北京图书馆。

《难经解义》一卷 宋·庞安时，见民国十年《湖北通志》卷八，十二《艺文志·子部·医家类》。安时尝曰：世所谓医书，予皆见之，惟扁鹊之言深矣。扁鹊寓术于其书，而言之不详，予参以《黄帝内经》诸书，考究而得其说，又欲以术告后世，故著《难经辨》数万言。《宋史·方技传》载安时所著凡四种，今见于《艺文志》者，惟《难经解义》一书，又重出一部曰《难经解》。已佚。光绪十年《黄州府志》卷三十四《艺文志·子部四·医家类》所录《难经解》一卷，疑即《难经解义》。待考。

《主对集》一卷　宋·庞安时，见光绪十年《黄州府志》卷三十四《艺文志·子部·医家类》。民国十年《湖北通志》卷八十二《艺文志·子部·医家类》。安时尝曰：观本草之性与五藏之宜，秩其职任，官其寒热，班其奇偶，以疗百疾，著《主对集》一卷。已佚。

《本草补遗》　宋·庞安时，见乾隆十四年《黄州府志》卷十四《人物志·方技》民国十年《湖北通志》卷八十二《艺文志·子部·医家类》。安时尝曰：药有后出，古所未知，今不能辨，尝试有功，不可遗也，作《本草补遗》。已佚。

《庞氏家藏秘宝方》五卷　宋·庞安时，见民国十年《湖北通志》卷八十二《艺文志·子部·医家类》。

《本草尔雅》　宋·庞安时，见民国十年《湖北通志》卷八十二《艺文志·子部·医学类》。已佚。

《验方书》　宋·庞安时，见《中国医籍考》。已佚。

《脉法》　宋·庞安时，见1963年影印明嘉靖《蕲水县志》卷二《医术》。已佚。

《伤寒摘锦》八卷　明·黄廉，见乾隆二十三年增刻《湖卅府志》卷四十六《著述三·子部·医家类》。

《痘疹经验秘方》四卷　明·黄廉，见乾隆二十三年增刻《湖卅府志》卷四十六《著述三·子部》。同治十三年《湖州府志》卷五十九《艺文略四》《千顷堂书目》作《秘传经验痘疹方》四卷。明万历七年己卯（1579）邢邦长芦刊本藏于中国医学科学院图书馆。

《伤寒正宗》四卷　清·徐儒榘，见光绪六年《蕲水县志》卷三十三《人物志·方技》。

《痰疬法门》一卷　清·李子毅，见《中国医学大成》。《中国医学大成总目提要》："该书首列痰疬总论，大致谓轻微易治者痰子也，迟重难愈者瘰疬也。次述痰疬鉴别法，外治法门，内治法门，禁用须知，如灯火禁戒须知，如饮食服药宜忌物品，痰疬医案，末附杨梅疮验方，喉蛾捷诀等类。皆从先生平时所得经验，先辨原因，次评、治法、终述医案，末附验方。其文简当，不感难涩，与疬科全书合刊，相得益彰，诚医家之宝筏也。"

《医宗备要》 无名氏，见光绪六年《蕲水县志》卷五《学校志》。

三、咸宁地区

咸宁市（咸宁县）

《杏春书屋杂著》 清·周汇洣，见光绪八年《咸宁县志》卷六《人物志·选举传》。

赤壁市（蒲圻县）

《小儿推拿秘诀》一卷 明·周岳夫，见《中国医籍考》。

《小儿推拿秘诀》，《中医大辞典·医史文献分册》又称《秘传推拿妙诀》二卷。明·周于蕃（岳夫）辑注，书成于1612年，后经清·钱汝明（1776）予以参订重刊。上卷为诊及手法总论；下卷列诸病症状及推拿治法的处方、推拿穴位图、手法图等。书后附有钱汝明《秘传推拿秘诀补遗》一卷，杂论手法口诀，小儿诸病的药物疗法，经络诊候等。

《中国医学大成总目提要》：称《小儿推拿秘诀》一卷，明代周岳甫纂辑。该书初刻于万历乙巳，重刊于万历丙午，三刻于万历四十年壬子，三改其稿，为之翻刻。凡一切证候看诀，穴道手法字义，逐以为之支分节解。而疑惑难明者，更为图画辨释，俾人人展卷无不了然。清鹅湖张开文四刻于康熙二十四年，首列看小儿无患歌，次看小儿被警法歌，次看五藏六府定诀歌，次看面定诀歌，次看指定诀歌，次看色决死生歌，次看证候断诀，次变蒸说，次四诊八候说，一拿说，二拿法，三汗吐下说（汗法吐法下法），次风气命门三关说，次男女左右说，分阴阳，推三关，退六府说，节饮食说，字法解，手上推拿法，身中十二拿法，男女诸般证候并治法，阳掌诀法，阴掌穴法，诸经证候并推治法，补推指法，周射推拿穴图，推拿各手法，附经验活幼黄金散，启脾芦荟丸方，皆心传诀，实验手术，诚保婴之要书也。

明万历四十年壬子（1612）刊本，现藏于天津人民图书馆。

阳新县

《医方便览》四卷　明·陈善道，见光绪三十年《兴国卅志补编》卷之一《义行》。

《医方辑要》二卷　清·刘灼，见光绪十五年《兴国卅志》卷二十二《人物志·义行》。

《医学艺学易知录》　清·刘凤纶，见光绪十五年《兴国卅志》卷二十二《人物志·孝友》。

《伤寒辨证》二卷　清·陈思堂，见光绪三十年《兴国卅志补编》卷之一《方技》。

四、孝感地区

孝感市（孝感县）

《本草汇纂》三卷　清·屠道和，见《中医图书联合目录》。

该书为药物学著作。载药五百余种，药物以功用分类。卷一为平补、温补、滋水、温肾、温热、寒涩、收敛、镇虚、散寒、祛风、散湿、散热、吐散、温散类药。卷二为平散、渗湿、泻湿、泄水、降痰、泻热、泻火、下气、平泻、温血、凉血类药。卷三为下血、杀虫、发毒、解毒、毒物类药。附录食菜类药物及藏府主治药品。每味药下简述性味、功效及用法。

此书采《神农本草经》以下二十余家著作之精要，并参以个人学习心得及临床体会，经十余年的反复参订编撰而成。此书重于临床实用，对药性、药理作用及部分药物的真伪鉴别、炮制等阐述详细。

该书收入《医学六种》，其他有清同治二年癸亥（1863）刊本、清光绪二十九年癸卯（1903）思贤书局刊本（十卷本）、1931 年北京国医砥柱月社铅印本等版本。

《脉诀汇纂》二卷　清·屠道和，见《中医图书联合目录》。该书上卷为脉诀，后附有望、闻、问三诊，下卷为奇经十二经等。清同治二年癸亥（1863）湖南刻本，藏于中国中医研究院图书馆。

《药性主治》《分类主治》各一卷　清·屠道和，见《中医图书联合目录》。清同治二年癸亥（1863）育德堂藏版，浙江医科大学有藏。此书也收入《医学六种》。

《杂证良方》二卷　清·屠道和，见《中医图书联合目录》。

《妇婴良方》二卷　清·屠道和，见《中医图书联合目录》。

《医学六种》　清·屠道和，见《中医图书联合目录》。以上《本草汇纂》等六种医书于同治二年合刻刊出。现中国中医研究院、医科院图书馆等地有藏。

《喉科秘旨》　清·屠道和，见《中医图书联合目录》。清同治二年癸亥（1863）印本，藏于北京中医学院图书馆。

汉川县

《医学恰中集》三十卷　明·尹隆宾，见同治十二年《汉川县志》卷十九《艺文志上·著录》。

《伤寒慧解》四卷　明·尹隆宾，见同治十二年《汉川县志》卷十九《艺文志上·著录》。

《薛氏女科删补》　明·尹隆宾，见同治十二年《汉川县志》卷十九《艺文志上·著录》。

《脉诀集解》　清·郭士珩，见同治十二年《汉川县志》卷十九《艺文志上·著录》。

《医学集案》　清·郭士珩，见同治十二年《汉川县志》卷十九《艺文志上·著录》。

《痘症慈航》　清·郭士珩，见《中医图书联合目录》。该书为明代欧阳调律原本，清代郭士珩编辑。版本有清同治四年乙丑（1865）资阳（湖南资兴县）徐氏刻本、清同治十年辛未（1871）资阳澹雅局重刻本、清同治十三年甲戌（1874）文远堂刻本等。

《名医列传》六卷　清·秦笃庆，见同治十二年《汉川县志》卷十九《艺文志上·著录》

《射正求的医案》四卷　清·秦笃训，见同治十二年《汉川县志》卷十九《艺文志上·著录》。

《医寄伏阴论》二卷　清·田宗汉，见《中国医学大成》。

此书为田氏根据《伤寒论》《金匮要略》论述编撰而成。该书首揭总论，次载证辨，再分为原病、变证、死候、禁令、瘥后、比类、舌鉴七则。体例仿仲景《伤寒论》，文取简要，便于诵记。

田氏认为时行伏阴有似霍乱而实非霍乱。此病为先有阴霾天气，淫雨连绵，人感受阴寒雨邪而致，病象多寒，故名"伏阴"。书中详论此病，辨析与霍乱之区别。分述了伏阴病之本症、失治之变化、难复之死候、治疗之禁忌、瘥后之调理、舌苔之鉴别等。并摘取《伤寒杂病论》中与伏阴证同属一派的阴病条文作为比类并观，末附舌鉴图25帧。

该书首创"伏阴"说，并对伏阴病的系统阐发，实发前人所未发，补前人所未备，对研究仲景学说，温病学说及临床实践颇有启发。书末附有25幅舌鉴图，对辅助诊断，推断预后也有一定的参考价值。

该书又名《重订时行伏阴名言》，刊于光绪十四年（1888）。另有清光绪三十三年丁未（1907）江陵府署铅印本、中国医学大成本等版本。

《医寄温热审治》　清·田宗汉，见《中医人物词典》。

《痰饮治效方》二卷　清·田宗汉，见《中医图书联合目录》。清光绪二十八年壬寅（1902）汉川田氏刊本藏于湖南省中山图书馆。

《历代医师考》　清·胡向暄，见民国十年《湖北通志》卷八十二《艺文志·农家类》。

《医学大成》　清·欧阳迁，见同治十二年《汉川县志》卷十六《列传上·仕绩》

《摄生篇》　清·祝海围，见同治十二年《汉川县志》卷十九《艺文志上·著录》。

《脉学要览》　清·黄宪滨，见同治十二年《汉川县志》卷十七

《列传下·方技》。

《伤寒禹鼎》 清·李应五，见民国十年《湖北通志》卷八十二《艺文志·子部·医家类》。

《医学指掌》 清·卢極，见同治十二年《汉川县志》卷十七《列传下·方技》。

《医方汇解》八卷 清·陈廷楹，见同治十二年《汉川县志》卷十七《列传下·耆寿》。

《诸医荟萃》 清·金文彬，见同治十二年《汉川县志》卷十九《艺文志·著录》。

《痘证慈航》 清·金文彬，见同治十二年《汉川县志》卷十九《艺文志·著录》。

《脉诀摘要》 清·金文彬，见同治十二年《汉川县志》卷十九《艺文志·著录》。

《原生集》 清·刘存斋，见同治十二年《汉川县志》卷十七《列传·方技》。

安陆市（安陆县）

《淡泊养生说》二卷 明·杨芷，见民国十年《湖北通志》卷八十四《艺文志·子部·道家类》。

《医案新编》 清·张于廷，见道光二十三年《安陆县志》卷三十三《艺文志》。

《济世良方》 清·徐芝，见光绪十四年《德安府志》卷十九《艺文志·书目·子部》。

《指明脉要》 清·王瑀，见光绪十四年《德安府志》卷十六《人物志·方术》。

《医学捷诀》 清·王瑀，见光绪十四年《德安府志》卷十六《人物志》。

《医学摘要》二卷 清·席光裕，见光绪十四年《德安府志》卷十九《艺文志·书目·子部》。

《修园医粹》二卷 清·刘国光，见《中医人物词典》。刘氏因病习诵《陈修园医书十六种》，极为推崇。以其卷帙浩繁，前后重复，因与雷少逸商酌，汰繁裁复，将诸书要旨选摘汇编而成《修园医粹》两卷。先论后方，并附脉法。诸方下之歌括，多录自汪昂《汤头歌诀》。

云梦县

《内外科证治方书》 清·李荪，见光绪九年《云梦县志略》卷十《艺文志上·书目》。

《脉诀》一卷 清·彭维燕，见光绪九年《云梦县志略》卷十一《艺文志上·书目》。

《闻见约编》二十卷 清·彭维燕，见光绪九年《云梦县志略》卷十一《艺文志上·书目》。

应城市（应城县）

《堤疾恒言》十五卷 明·陈士元，见民国十年《湖北通志》卷八十二《艺文志·子部·医家类》。该书见程大中《归云书目》记光绪八年，邑人王承喜已购获其七卷至十五卷，其一卷至六卷尚佚。

《惊风辨证必读》 清·刘德馨，见《贩书偶记续编》有光绪十八年刊本。

五、荆州地区

江陵县

《脉书》公元前二世纪中期 无名氏。该书为1984年湖北省荆州地区博物馆在江陵县张家山发掘出土的古医籍。全部内容写在63枚竹简上，共2028字。

按照竹简的次序和内容，《脉书》又包括五种古佚医书。即《病候》《阴阳十一脉灸经》《阴阳脉死候》《六痛》和《脉法》。

《病候》为现已发现我国最早的一部疾病证候学专著，全书524字，记有67种疾病。大体上是按照头部、上肢、躯干、下肢及全身的先后次序依次排列各病。每病均简要记有症状及病名，但均未涉及有关诊断及治疗方法等内容。其中属内科病证 27 种，外科病证 19 种，妇科病证 5 种，儿科病证 2 种，五官科病证 13 种。

《六痛》共 111 字，全文为四言协韵体，一气呵成。内容论述人体内的六种组织，即骨、筋、血、脉、肉、气的生理机能及其发病为"痛"的证候特征，并指出必须特别重视加强调摄预防，以免疾病的发生与演变，而危及生命。

《阴阳十一脉灸经》与湖南长沙马王堆汉墓出土医籍中的《阴阳十一脉灸经》内容全符，为同书的不同古传本。内容较之更完整，共保存 915 字。

《阴阳脉死候》是一部诊断类的古医书。与马王堆出土医籍中的《阴阳脉死候》内容基本相同。

《脉法》共有 312 字，内容较完整。与马王堆出土医籍中的《脉法》内容基本相同。

该书译文发表在《文物》1989 年第 7 期。《中医杂志》1990 年 5、6 两期发表的马继兴氏《张家山汉简《脉书》中的五种古医籍》一文，对《脉书》进行了研究。

《引书》公元前二世纪中期　无名氏。该书为 1984 年湖北省荆州地区博物馆在江陵县张家山发掘出土的古医籍。原文抄写在 113 枚竹简上。

原简自名《引书》，题于书首竹简背面。每一独立段落之前，简上端都有墨书圆点。书中无小标题，是一部传抄本，原始于何时，尚未从查考。

《引书》分三部分组成。第一部分阐述四季的养生之道；第二部分记载有三十五个导式的名称、动作要领和部分导式对身体的功用，还记载了用导引术治疗疾病的方法；第三部分为讲述生病的原因及预防方法。

《引书》与马王堆出土医籍中的《导引图》有着十分密切的关系。从内容来看，《导引图》中既有单个的导引术式，也有用导引治疗疾病的方面，与《引书》的有关部分相似。《引书》是导引术及其应用的文字解说，《导引图》则是通过图画来表示导引的动作。两者对照，可以帮助我们解决一些疑难。

《引书》译文发表在《文物》1990年第10期。同期发表的彭浩氏的《张家山汉简〈引书〉初探》一文，对《引书》进行了研究。

《殷荆州要方》一卷　东晋·殷仲堪，见《历代名医蒙求》。殷氏本陈郡（今河南淮阳）人。尝任荆州刺史，故亦称殷荆州。学医术而究其精妙。有病者辄为诊脉，分药而用。已佚。

《食物本草》二卷　明·汪颖，见光绪六年《重修荆州府志》卷七十四《艺文志·书目》。

该书为东阳卢和撰著，江陵汪颖整理刊行。其内容有水类33条，谷类35条，菜类87条，果类57条，禽类57条，兽类25条，鱼类60条，味类23条。每味食物之下，又详述其性味、功效、作用，每一类药物后有总结性跋语。《本草纲目》序例："《食物本草》正德时九江知府江陵汪颖撰，东阳卢和，字廉夫，尝取《本草》之系于食品者编次此书。颖得其稿，厘为二卷，分为水，谷，菜，果，禽，兽，鱼，味八类。"

《食物本草》是继《日用本草》之后又一部记录食疗的专著，所录饮食药物近四百种，每味药物评述了性味、功能、作用，每类药后又有总结性跋语，对临床饮食疗法及中药研究具有重要参考价值。

《食物本草》版本较多，现将我们所见的几种版本介绍如下：

（1）明隆庆四年庚午（1570）孟秋月，谷中虚刊本。这是现存较早的刊本。此本分上下两卷，半页九行，每行二十字，白口双边。前有谷中虚"刻食物本草序"。落款为："隆庆四年岁次庚午孟秋之吉，赐进士第通仪大夫兵部右侍郎前都察院右副都御史奉敕提督军务巡撫浙江等处地方东郡岱宗谷中虚撰"。此本现藏于沈阳中国医科大学图书馆。

（2）明隆庆四年庚午（1570）孟冬月，一乐堂后泉书室重刊本。此本分四卷，半叶八行，每行十七字，四周单边。此本有清江举人王贵校，潮州知府郭春振序，汇橄程乡令黄子进梓行。《中医图书联合目录》所载黄子进刊本，其扉页右上为"濒湖李时珍原本，东阳卢和著述"中匡为"增订食物本草大成"，左上为"辛丑重锓"，左下为"大成斋藏板"。显然为后人挖改。此本现藏于中国医科大学图书馆。

（3）明隆庆五年辛未（1571）春正月，一乐堂后泉书舍重刊本，由尚友堂梓行，是以隆庆四年庚午（1570）孟冬月一乐堂后泉书室刊本为蓝本的重刊本。亦为四卷，半叶八行，每行十七字，四周单边，但前序易为东阳卢和原序。其扉页右上为"东阳卢和先生著"，中匡为"食物本草"，左下为尚友堂梓行"。此本现藏于广东省中山图书馆。

（4）明万历年间钱唐胡文焕刊本。书名为《新刻食物本草》，前无序，亦未载著者姓名，内容同前，编入《格致丛书》中。分上下两卷，半叶十行，每行二十字，四周单边。此本中国中医研究院图书馆有藏。

（5）明抄彩绘本（缩微胶卷），藏于北京图书馆。

（6）明万历庚申（1620）吴都（苏州）钱允治校刊本。将全书改为七卷，题作"元东垣李杲编辑"，内容仍是八类，其后附录五味忌宜、食物相反及诸解毒节制法。还将吴瑞《日用本草》三卷赘于编末，作卷八卷九卷十。因此，后人误以为原《食物本草》有十卷本。此书现藏于同济医科大学图书馆。

《治伤寒全书研悦》一卷　明·李盛春，见《中国医籍考》。该书是李氏于举业之暇，与其弟占春考古证今，审运察气，遵先君燕山，远宗仲景、节庵遗书，近采青阳、立斋之说编撰而成。书中经下注证，证下注方，汇集成括。使人知其证在何经，药宜何方。

《脉理原始》一卷　明·李盛春，见《中国医籍考》。

《病机要旨》一卷　明·李盛春，见《中国医籍考》。

《杂证验方研悦》一卷　明·李盛春，见《中国医籍考》。

《胤嗣全书》一卷　明·李盛春，见《中国医籍考》。

《医学研悦》　明·李盛春，见山东中医学院馆藏目录。

该书为李盛春所集。全书计一函十册。卷一、二为收录明末名医张鹤胜著的《伤暑全书》，卷三为《脉理原始研悦》，卷四为《胤嗣全书》，卷五为《病机要旨》，卷六为《治伤寒全书研悦》，卷七为《杂证全书》，卷八为《小儿形症研悦》，卷九为《小儿研悦方》，卷十附《小儿推拿》。

该书汇集于明代天启丙寅孟冬，是一部集体创作。李氏首先集其父燕山多年之经验传述，后与其弟占春考古证今，审运察气，远宗仲景、节庵之训，近采青阳、立斋之说而成书。书成之后，由江津名医、监督府第员外郎周长应评阅。周不仅以先睹为快，认为"适惬所愿"，并以家藏珍方"合而谋之"。再由仁寿名医、山西道监督御史黄昌将己"所素验者，并辑于篇"，还支持其"付之剞劂"。继由明壬戌进士、江陵府监督、工部营缮清吏司主事崔源之作序，新都戴任镌刻。

《医学研悦》即宗医经之原则，又以临床实践为依据阐明道理，论治多收自拟验方，简便易从。经下注症、注脉，症脉下注方。证方之内括之以歌，俾使后学便于记诵。现山东中医学院图书馆藏有该书明刊本。

《野菜性味考》 明·朱㭎，见光绪二年《江陵县志》卷四十九《艺文志一·书目》。

《医方杂事》 明·张居正，见《四库全书总目》卷一百二十八《子部》三十八《杂家类存目》。

《保赤一粒金》 清·宋学洙，见光绪二年《江陵县志》卷四十九《艺文志·书目》。

《古今医方》 清·谭之鹏，见光绪二年《江陵县志》卷四十九《艺文志·书目》。

沙市

《评按各医书》二卷 清·杨学典，见民国五年《沙市志略人物第七》。

公安县

《瓶花斋杂录》一卷 明·袁宏道，见《四库全书总目》卷一百二十八《子部》三十八《杂家类存目》。

仙桃市（沔阳州）

《仙人水镜图诀》一卷 唐·王超，见《新唐书》卷五十九《志》第四十九《艺文志》（中华书局1975年版）。该书亦名《水镜诀》《仙人水鉴》。为记述小儿察指纹法之早期文献之一。

《本草经验方集要》 明·黄日芳，见光绪二十年《沔阳州志》卷十一《艺文志·子部·医家类》。

《眼科外科医案》二卷 清·杨祉，见光绪二十年《沔阳州志》卷十一《艺文志·子部·医家类》。

《医学心得》 清·史铭鼎，见光绪二十年《沔阳州志》卷十一《艺文志·子部·医家类》。

《医方便览》 清·史继棠，见光绪二十年《沔阳州志》卷十一《艺文志·子部·医家类》。

《医学法悟》 清·严有裕，见光绪二十年《沔阳州志》卷十一《艺文志·子部·医家类》。

《本草便览》 清·严有裕，见光绪二十年《沔阳州志》卷十一《艺文志·子部·医家类》。

《医学捷径》 清·万嵩，见光绪二十年《沔阳州志》卷十一《艺文志·子部·医家类》。

《本草便览》 清·万嵩，见光绪二十年《沔阳州志》卷十一《艺文志·子部·医家类》。

《医学大成》 清·黄济，见光绪二十年《沔阳州志》卷十一《艺文志·子部·医家类》。

《洋痘释义》 清·刘寅，见光绪二十年《沔阳州志》卷九《人物志·义行上》。

《实学录》二卷 清·刘寅，见光绪二十年《沔阳州志》卷九《人物志·义行上》。

《脉学纂要》 清·刘寅，见光绪二十年《沔阳州志》卷九《人物志·义行上》。

《医学待遗七种》十二卷 清·刘德熿，见光绪二十年《沔阳州志》卷十一《艺文志·子部·医家类》。

《急救奇觚续》 清·刘德熿，见光绪二十年《沔阳州志》卷十一《艺文志·子部·医家类》。

《诊余漫录》 清·刘德熿，见民国十年《湖北通志》卷八十二《艺文志·子部·医家类》。

《痰火心法》 清·刘厚山，见光绪二十年《沔阳州志》卷十一
《艺文志·子部·医家类》。

《伤寒摘要》 清·杨体泗，见光绪二十年《沔阳州志》卷九《人
物志·方技》。

《脉对》 清·刘兴湄，见光绪二十年《沔阳州志》卷十一《艺文
志·子部·医家类》。

《伤寒对》 清·刘兴湄，见光绪二十年《沔阳州志》卷十一《艺
文志·子部·医家类》。

《尹氏脉诀》一卷 清·周继文，见光绪二十年《沔阳州志》卷之
九《人物志·耆寿》。

《医案》一卷 清·周继文，见光绪二十年《沔阳州志》卷之九
《人物·耆寿》。

《简易良方》 清·王绍方，见光绪二十年《沔阳州志》卷之九
《人物志·方技》。

《六经定法》 清·武景节，见光绪二十年《沔阳州志》卷之九
《人物志·耆寿》。

天门市（天门县）

《痰火专门》四卷 明·梁学孟，见民国十年《湖北通志》卷八十
二《艺文志·子部·医家类存目》。

梁氏认为：十二经之病，火居大半，故人之横亡暴夭者，悉是火
证。而为庸医所误，十常八九，遂作《痰火专门》。该书为梁氏研究痰
火病证 20 余年的经验总结。书中对痰的形成、痰流溢不同部位的病证，
痰火的形成，及痰火病证的诊断、治疗，论述精详。并对瘰疬一病的病
因、病理、诊断、治疗、预防、调善提出了个人见解。丰富和发展了痰
火学说。该书明万历三十八年庚戌（1610）刊本，现藏于苏州图书馆。
陆世科刻本改为《国医宗旨》，明万历年间刻本，现藏于南京图书馆。
1984 年上海科学技术出版社出版有影印本。

《灵台问要》 明·欧阳植，见康熙七年《景陵县志》卷十二《人
物志·方技》。该书邑进士胡懋忠刻于固始（今河南省淮阳县）。

《易简奇方》 明·欧阳植，见民国十年《湖北通志》卷八十二《艺文志·子部·医家类》。该书现称《救急疗贫易简奇方》，邑进士熊寅刻于懋源。

《全生四要》 明·欧阳植，见康熙三十一年《天门县志》卷十二《人物志下·方技》。该书由知府王曰然刻于临洮。康熙七年《景陵县志》卷十二《人物志》宗伪李太泌先生《四要》序里：欧阳叔坚氏，以经术为诸生，而晚节弥精医，学士大夫叩之，叔坚出一编曰《全生四要》。不佞三复而叹曰：子之道非医也，儒也。儒者雅言诗书，而重执礼。子言四要，节饮食、寡色欲、清精血、慎方术，皆礼也。礼有之，饮食男女，人之大欲，故制礼必先焉……请绎《四要》而力行之，修身、齐家、治国、平天下有一不合者哉。

《脉理汇编》 清·周传复，见道光元年《天门县志》卷三十《方技传》。

《伤寒简易》 清·周传复，见道光元年《天门县志》卷三十《方技传》。

《时庵医录》四卷 清·欧阳正谋，见道光元年《天门县志》卷三十《方技传》。

《内经解》 清·陈崇尧，见道光元年《天门县志》卷二十七《人物志·卓行传》。

潜江市（潜江县）

《本草述》三十二卷 明·刘若金，见民国十年《湖北通志》卷八十二《艺文志·子部·医家类》，该书刊于1690年。作者按照明代李时珍《本草纲目》的分类和编排次序，编集491种药物。分为水、火、土、金、石等32部，详细论述了所录诸药的性味、功用、主治、配方等。刘氏精选各家学说，既宗《本经》，又参契《灵》《素》；既旁征博引，广采金元四家及历代前贤之说，又结合临床实际，参以自己心得，竭尽30年之精力编纂而成。

《郑堂读书记》云：明·刘若金撰，若金当明亡之后，寓意于医且20年，爰取李氏《本草纲目》一书，删订为是编，部分一依其旧，为

32 卷，药不过 490 余条，洋洋乎，80 余万言，别具体裁，鉴别种类。其书宗乎《本经》，旁及名论，折中古今同异之说而曲畅之，辨百物禀气之原，推藏府病气之变，精深微妙，一一参契于《灵》《素》而详说焉，于《本草纲目》外又能自成一家。其曰述者，《本经》合论，曲畅旁通，以示不居作者也。业医者究心《本草》，博之《本草纲目》，而约守之该书，则于斯道已大适矣。若以言乎儒者多识之学，则有孙辑《神农本草经》，暨唐氏《证类本草》在焉。毋庸从事于此书也。书成于康熙甲辰，越三载丙午，吴骥为之序，又越二十四年己卯刊成，谭瑄、陈讦、高佑记、毛际可俱为之序，至嘉庆庚午重刊，薛镐复为之序。

作者在《本草纲目》的基础上，结合历代医家见解和个人的临床体会，竭尽 30 年之精力，撰著《本草述》一书（1664 年成书）。由于作者读书别具心裁，对每种药物精选各家见解，折中古今异同之说，并删去浮夸不实之词及迷信糟粕部分；以阴阳升降浮沉理论与藏府气血经络的关系阐释药性，并附以行之有效的经验方剂，或以病例论证之，较之《本草纲目》则更切合于临床，所以，当其问世之后，颇具影响，深受清代以降本草学家所称许。该书的版本有清康熙二十九年（1690）（扉页作刘尚书本草）本，藏于中国中医研究院图书馆。后有清康熙三十八年己卯（1699）、清康熙嘉庆十五年庚午（1810）武进薛氏还读山房重刊本、清道光二十二年壬寅（1842）刊本、清光绪二年丙子（1876）姑苏来青阁印武进薛氏还读山房本、1933 年上海万有书局石印本等版本。

《脉诀指南》 清·王三锡，见民国十年《湖北通志》卷八十二《艺文志·子部·医家类》。

《伤寒夹注》 清·王三锡，见民国十年《湖北通志》卷八十二《艺文志·子部·医家类》。

《医学一隅》 清·王三锡，见民国十年《湖北通志》卷八十二《艺文志·子部·医家类》。

《幼科摘要》 清·王三锡，见民国十年《湖北通志》卷八十二《艺文志·子部·医家类》。

《妇科摘要》 清·王三锡，见民国十年《湖北通志》卷八十二《艺文志·子部·医家类》。

《辨证奇闻》四卷 清·王三锡，见民国十年《湖北通志》卷八十二《艺文志·子部·医家类》。

《辨证摘要》 清·王三锡，见民国十年《湖北通志》卷八十二《艺文志·子部·医家类》。

《养生录》 清·欧阳洛，见光绪五年《潜江县志》卷十八《人物志·方技传》。

《伤寒论翼》 清·郭唐臣，见光绪六年《潜江县志续》卷十八《人物志·方技传》。

监利县

《医学大成》 明·万拱，见同治十一年《监利县志》卷之十《人物志·方技》。

《伤寒指南》 明·万拱，见同治十一年《监利县志》卷之十《人物志·方技》。

《病源》 明·万拱，见同治十一年《监利县志》卷之十《人物志·方技》。

《壶天玉镜》 明·李先芳，见民国十年《湖北通志》卷八十二《艺文志·子部·医家类》。

《中流一壶》 明·李先芳，见民国十年《湖北通志》卷八十二《艺文志·子部·医家类》。

《医家须知》 明·李先芳，见民国十年《湖北通志》卷八十二《艺文志·子部·医家类》。

《幼科医方录》 清·陈大勋，见光绪六年《重修荆州志》卷五十九《人物志》十三《艺术》。

《医家经验方案》四十卷 清·皱廷光，见光绪六年《重修荆州志》卷五十九《人物志》十三《艺术》。

《痰火点雪》 清·曾葵局，见民国十年《湖北通志》卷八十二《艺文志·子部·医家类》。

《温暑新谈》 清·曾葵局,见光绪六年《重修荆州志》卷五十九《人物志》十三《艺术》。

《伤寒诸证书》 清·曾葵局,见光绪六年《重修荆州志》卷五十九《人物志》十三《艺术》。

《医理医意》 清,吴士振,见同治十一年《监利县志》卷十《人物志·方技》。

《医医小草》 清·宝辉,见《中医图书联合目录》。

该书不分卷。内容包括:精义汇通、六经提纲、六字(表里、寒热、虚实)真言、六气便解、医经补正、治病法解、素问摘要、辨证治法、审脉,以及寒、温、风温、湿温、疫病等。末附《游艺志略》,为作者与其师友的医理问答。内容以论述营卫、气血、藏府、经络(以奇经八脉为主)为重点,末论真中、类中证治,以及虚劳、膨、关格、温暑、燥疟、霍乱等证。该书总结了临床用药经验,提出用滋腻之品容易阻碍脾胃运化,用刚烈药物则易引动内风。并指出慎用辛热、温补、苦寒、咸润方药。宝氏对于病证的阐析,不囿于古说,特别是对一些伤寒、温病和六气病证尤多灼见。《游艺志略》以论述基础理论为主,宝氏精研营卫气血学说。

宝氏鉴于当时医者,或以偏颇之学行世,甚则造成庸医误治,其害匪浅,故撰写《医医小草》等书,志在补偏救弊,变庸医为名医。裘吉生在《医医小草提要》中指出:宝氏"经历各省,访道群彦,博读古书,穷研经籍,其文皆补偏救弊之言"。该书撰于清光绪辛丑(1901),后收入《珍本医书集成》中。

钟祥县

《医学阶梯》 清·蒋之杰,见民国二十六年《钟祥县志》卷二十二《先民传四》。

《医学笔记》一卷 清·戴世堃,见民国十五年《钟祥艺文考》卷四《人物考》。

《针灸图》 清·何惺,见同治六年《钟祥县志补篇》卷之一。

《本草归一》 清·何惺,见民国十年《湖北通志》卷八十二《艺文志·子部·医家类》。

《保婴摘要》 清·何惺，见民国二十六年《钟祥县志》卷十四《艺文上·书目》。

《奇症篇》 清·肖裕全，见民国十五年《钟祥艺文考》卷三《人物考》。

《医学会心》八卷 清·樊继圣，见民国二十六年《钟祥县志》卷十四《艺文上·书目》。

《伤寒问答》 清·何增荣，见民国二十六年《钟祥县志》卷二十一《先民传四》。

《医方奇验》 清·黄培藩，见民国二十六年《钟祥县志》卷二十二《先民传四》。

《医说》 清·陆遇芳，见民国十五年《钟祥艺文考》卷三《人物考》。

石首市（石首县）

《用药真珠囊括》 明·杨溥，见《中国医籍考》。《四库全书总目提要》：其书成于弘治中，名姓偶同非一人也。是编上卷戴十二月种植花果、饮馔及文房杂用。下卷分卫生、养生、器用、牧养四门，所记多农圃种畜法。

《经验良方》三卷 明·张维，见民国十年《湖北通志》卷八十二《艺文志·子部·医家类》。

《博弱集》 清·曹继石，见乾隆元年《石首县志》卷之五《方技》。

《古今医案》 清·严芷笏，见同治五年《石首县志》卷七上《艺文志·书目》。

《内经编次》 清，魏世轨，见同治五年《石首县志》卷七上《艺文志·书目》。

《简括录医书》 清·江铎，见咸丰九年《宜都县志》卷之四下《艺文志·书目》。光绪六年《重修荆州府志》卷七十四《艺文志·书目》录有《活录医书》，清·汪铎简著。《简括录医书》与《活录医书》实为一书。只是《重修荆州府志》在收录时误将江锋简括录医书断为江锋简，括录医书，又将江误为汪，锋误为铎，括误为活。所以《简括录医书》成为《活录医书》，江锋成为汪铎简。

《医方辨证》 清·罗宏材，见光绪六年《重修荆州志》卷五十五《人物志》九《孝义》。

京山县

《本草注解》 清·聂继洛，见光绪八年《京山县志》卷十五《人物志·方技列传》。

《证治稿》 清·聂继洛，见光绪八年《京山县志》卷十五《人物志·方技列传》。

六、襄阳地区

襄阳县

《养生必用方》十六卷 宋·初虞世，见光绪庚子年《襄阳四略》卷一《附录》。

晁氏曰：皇朝初虞世撰序，谓古人医经行于世多矣，所以别著书者，古方分剂，与今铢两不侔，用者颇难。此方其证易详，其法易用，苟寻文为治，虽不习之人，亦可无求于医也。虞世本朝士，一旦削发为僧，在襄阳与十父游从甚密。

焘按：《书录解题》有《养生性用书》三卷，灵泉山初虞世和甫撰，绍圣丁丑序，疑为此书，而卷数绝殊。襄阳今尚有灵泉寺，当即此山所由名也。

该书亦名《古今录验养生必用方》《初虞世方》。书中录古今验案及亲验之方，其证多详，其法易用，可寻文为治。元丰（1078—1085）间刊行，绍圣四年（1097）复刊。原书已佚，有佚文十余条存于《证类本草》。

《尊生要诀》二卷 宋·初虞世，见光绪庚子年《襄阳四略》卷之一《附录》，该书亦名《四时常用要方》。

《医门小学》四卷　清·赵亮采，见《中医图书联合目录》。

《医门小学》又名《医门小学本草快读贯注》，刊于1887年。列阴阳运气、藏府经络及药性总义，以药性寒热温平四赋为纲，辑入诸家学说以为注解。末附《医门小学四诊心法》及运气藏府经络奇经主病。皆系歌赋体裁，以利记诵。该书湖北省图书馆有藏。

《纂次张仲景伤寒论》三十六卷　亡名氏，见乾隆二十五年《襄阳府志》卷三十一《艺文志·书目》。

《辨伤寒》十卷　亡名氏，见乾隆二十五年《襄阳府志》卷三十一《艺文志·书目》。

《疗伤寒身验方》一卷　亡名氏，见乾隆二十五年《襄阳府志》卷三十一《艺文志·书目》。

《金匮玉函》八卷　亡名氏，见乾隆二十五年《襄阳府志》卷三十一《艺文志·书目》。

《五脏荣卫论》十卷　亡名氏，见乾隆二十五年《襄阳府志》卷三十一《艺文志·书目》。

《孩子脉论》　亡名氏，见乾隆二十五年《襄阳府志》卷三十一《艺文志·书目》。

《脉诀》一卷　亡名氏，见乾隆二十五年《襄阳府志》卷三十一《艺文志·书目》。

《脉经》一卷　亡名氏，见乾隆二十五年《襄阳府志》卷三十一《艺文志·书目》。

《脉诀机要》三卷　亡名氏，见乾隆二十五年《襄阳府志》卷三十一《艺文志·书目》。

《口齿论》一卷　亡名氏，见乾隆二十五年《襄阳府志》卷三十一《艺文志·书目》。

《疗妇女方》二卷　亡名氏，见乾隆二十五年《襄阳府志》卷三十一《艺文志·书目》。

《评病要方》一卷　亡名氏，见乾隆二十五年《襄阳府志》卷三十一《艺文志·书目》。

《论病》六卷　亡名氏，见乾隆二十五年《襄阳府志》卷三十一

《艺文志·书目》。

《尊生录》十卷　明·郑达，见民国十年《湖北通志》卷八十二《艺文志·子部·医家类》。

《推拿秘旨》四卷　明·黄贞甫，该书为黄氏1620年将自己推拿经验予以整理而成。内述婴童诊法、推拿手法（附图）及穴位，兼述灯火灸及方药。其书存于徐赓云所录《味义根斋偶钞》。

随州市（随县）

《太素脉法》一卷　宋·（释）智缘，见民国十年《湖北通志》卷八十二《艺文志·子部·医家类》。

《小儿形证方》三卷　宋·王汉东，见《中国医籍考》。

《中国医籍考》："曾世荣曰，小儿方书，世传有三。王氏汉东，作方论二十篇，今家宝是其或大同小异，往往好事作德君子，刊施济众，就平增损者有之。大抵其言有序，自微至著，其旨有归，自隐至显，话括周遍，事无繁述，参以数十名家，比较优劣。始知先生用药醇和，方排继续。考之而取其功，究之而救其疾。斟酌升降，以和为用，其意在调理，尽善之最也。"

钱曾曰：王氏《小儿形证方》二卷，医之科有十三，惟小儿为哑科，察色观形，最为难治，汉东王氏秘其方为家宝，良有以也。此书刻于元贞新元，序之者为古梅野逸，不知何人，后附录秘传小儿方三十二，及秣陵牛黄镇惊锭子方，皆庸医所不知者，宜珍视之。

《宋史·艺文志》另载王伯顺《小儿方》三卷，此书疑即《小儿形证方》。而王汉东与王伯顺则疑为一人。待考。

《医学管见》　明·何其大，见光绪十四年《德安府志》卷十九《艺文志·书目·子部》。

《医学心悟》　清·马负图，见光绪十四年《德安府志》卷十六《人物志·方术》。

《医学秘传》　清·何操敬，见民国十年《湖北通志》卷八十二《艺文六·子部·医家类存目》。

枣阳市（枣阳县）

《外科丛稿》　清·王质庵，见民国十二年《枣阳县志》卷三十《艺文志·艺文补》。

《医方便览》二卷　清·王炳轩，见民国十二年《枣阳县志》卷三十《艺文志·艺文补》。

《医林补微》三卷　清·王琳，见民国十二年《枣阳县志》三十卷《艺文志·艺文补》。

《效验新方》一卷　清·王琳，见民国十二年《枣阳县志》卷三十《艺文志·艺文补》。

老河口市（光化县）

《范汪方》　东晋·范汪，见《中国医籍考》。

《范东阳杂药方》　东晋·范汪，见《中国医籍考》。今佚，其佚文尚可见于《外台秘要》《医心方》等书，此书为唐以前研究伤寒较有成就的医学方书，于外科病治疗亦有一定水平，故陶弘景谓其书"斟酌详用，多获其效"。

《和香方》一卷　南北朝·范晔，见《中医人物词典》，该书亦名《上香方》。记有多种芳香药物用法。今佚。

七、郧阳地区

郧县

《谈医大指》一卷　宋·柳荣，见《江苏省立国学图书馆书总目》。

郧西县

《瘟病论》　清·程乃时，见民国二十六年《郧西县志》卷十《人物志三·懿行》。

八、宜昌地区

宜昌市（宜昌县）

《伤寒补亡论》二十卷　南宋·郭雍，见《中医图书联合目录》。

郭氏晚年笃好仲景之书，研究日深，淳熙八年（1181）编辑此书，采《素问》《难经》《千金方》《外台秘要》诸论，又录宋朱肱、庞安时、常器之等诸家之说，以补仲景阙略。

本书的编次与一般《伤寒论》传本不同，且内容也有所扩充。在辑佚工作方面，有一定的贡献。但本书体例混杂，仲景原文与后世注文相互参混，又未能考证原始出处，是为本书的缺陷。

其版本有明万历间重刻本、清道光元年辛巳徐锦校刊本、清宣统三年辛亥武昌医馆重校心太平轩本、1925 年苏州锡承医社铅印本等。1959 年上海科学技术出版社出版此书时，题名《仲景伤寒补亡论》。

《心制神方》　明·李本立，见同治三年《东湖县志》卷十八《方技志》。

宜都市（宜都县）

《医籍考目录》　清·杨守敬，见《中医图书联合目录》，格兰抄本，现藏于重庆市图书馆。

《痘科图经书》一卷　清·王国泰，见咸丰九年《宜都县志》卷之四下《艺文志·书目》。

枝江市（枝江县）

《瘟疫汇编》十六卷　清·汪期莲，见《中医图书联合目录》。

作者认为瘟疫多于伤寒，且其病甚急，遂肆意探研瘟疫证治。因本《瘟疫论》为纲，取戴天章、刘奎、杨璿之说分疏于后，删繁削衍，间采其他医家有关瘟疫证治经验，编汇而成。版本有清道光八年戊子（1828）汪培芝堂自刊本、清道光间汪商彝汇刻本等。

《防疫刍言》一卷　清·曹廷杰，见《中医图书联合目录》。该书有清宣统三年辛亥（1911）铅印本、1918年京师铅印本等版本。

《伤寒类编》 清·张培，见同治五年《枝江县志》卷十七《人物志下·方技》。

远安县

《医案》 清·陈世珍，见同治五年《远安县志》卷四《老寿》。

当阳市（当阳县）

《医方解补》 清·卢嗣逊，见民国二十四年《当阳县志》卷十三《人物志·文苑》。

长阳县

《杏林金丹集》 清·田野治，见道光二年《长阳县志》。

九、恩施地区

恩施市

《医学萃精》十六卷 清·汪古珊，见《中医人物词典》，该书1896年辑成。以《黄帝内经》《伤寒论》《金匮要略》为经，以陈修园、郑钦安、黄元御诸家之说为纬，述各科证治及藏象、经络、本草等。文辞浅近，兼有歌赋，且富地方色彩，甚便初学。

《对证药》一卷 清·郑机，见民国十年《湖北通志》卷八十三《艺文志》七《子部二》。

参考文献

［01］（日）丹波元胤. 中国医籍考. 北京：人民卫生出版社，1981.

［02］曹炳章. 中国医学大成总目提要. 上海大东书局印行，1935.

［03］谢观. 中国医学大辞典. 北京：商务印书馆，1921.

［04］丁福保，周云青. 四部总录医药编. 北京：商务印书馆，1955.

第三章 医籍

［05］贾维成．三百种医籍录．哈尔滨：黑龙江科学技术出版社，1982.

［06］《中医大辞典》编委会．中医大辞典．中医文献分册．北京：人民卫生出版社，1981.

［07］永瑢，纪昀．四库全书总目（提要），1924.

［08］裘吉生．珍本医书集成．上海：上海科学技术出版社，1955.

［09］　《中国医籍提要》编写组．中国医籍提要．长春：吉林人民出版社，1984.

［10］陈梦．中国历代名医传．北京：科学普及出版社，1987.

［11］中国中医研究院，北京图书馆．中医图书联合目录．北京：北京图书馆，1961.

［12］李经纬．中医人物词典．上海：上海辞书出版社，1988.

［13］李云．中医人名辞典．北京：国际文化出版公司，1989.

［14］李裕．李时珍和他的科学贡献．武汉：湖北科学技术出版社，1985.

［15］中国药学会药学史学会．李时珍研究论文集．武汉：湖北科学技术出版社，1985.

湖北医学史稿

第四章 药 材

湖北是神农的故乡，自古以来就盛产中药材。在荆楚大地，不仅地道药材品种繁复，而且有众多的名贵珍稀药材令世人瞩目。为了便于了解、开发和利用这一份宝贵的药材资源，本章拟按地域分布情况归纳，概述其大要如下。

第一节 湖北地理环境及其中药材概述

湖北省地处华中，位于长江中游偏北部，与河南、陕西、四川、湖南、江西、安徽等省接壤。地势西高东低，三面环山，向南敞开，形成一个不完整的盆地。从鄂西山地到鄂东大别山区，从鄂南幕阜山脉到鄂北桐柏山麓，群山环绕，峰峦起伏。大巴山东段主峰最高点神农顶，海拔 3052 米，为华中地区第一峰，山间森林茂密，为一原始林区，生长着多种珍贵中药，相传是远古时代神农氏遍尝百草的地方。国家在这里设立了神农架自然保护区。广阔的江汉平原，湖泊星罗棋布，河道曲折，港汊交错，是我国湖泊最多的省区之一。全省属亚热带湿润季风气候，四季变化明显。无霜期 220~300 天之间。全省年平均降水量 750~1500 毫米以上。

湖北省得天独厚的自然环境，为中草药的生长提供了良好的条件，因此成为全国重要的中药产区。据初步统计，全省药用植物的种类约有3350 余种，其中维管植物约有 2800 余种。药用动物的种类有 380 余种，其中无脊椎动物约 160 种，脊椎动物约 220 种。药用矿物的资源亦很丰富。湖北省生产、收购的中药种类和产量自古以来在全国名列前茅。其中在全国有一定影响的药材有：黄连、茯苓、党参、独活、杜仲、续断、木瓜、桔梗、半夏、厚朴、辛夷、麦门冬、贝母、天麻、藁本、射干、莲子、决明子、火麻仁、五倍子、黄柏、山木通、荆芥、沙参、白芍、白前、委陵菜、白及、川牛膝、天门冬、大黄、云木香、前胡、柴胡、苍术、黄精、何首乌、草乌、三棱、百部、威灵仙、藕节、红蚤休、香附、海金沙、蒲黄、牛蒡子、白木耳、血耳、腊梅花、白果、梭罗果、麝香、延龄草、全蝎、蜈蚣、龟板、鳖甲、蜂蜜、水獭肝、磁石、石膏等。其中有一批地道药材，如利川、竹溪的黄连；恩施的党参、厚朴；鹤峰的续断；建始的湖北贝母；宜都、枝江的金头蜈蚣；兴山的杜仲；长阳资丘的木瓜；长阳、巴东、秭归的独活；潜江、天门的半夏；石首、监利的龟板；天门、洪湖、京山的鳖甲；英山、罗田、麻城的茯苓；红安、英山、应山的桔梗；保康、南漳、房县的白木耳；襄阳的麦门冬；应山的射干；应城的石膏；神农架、房县的麝香等等，更是远近闻名。总之，湖北所产中药材在国内外久负盛誉。

第二节　全省各地通产的中药材

根据古今有关中药资源的文献资料，现将湖北各地（市）县主产与特产中药材分述如下。

一、植物类

一年蓬、一枝黄花、刀豆、八里麻、八棱麻、八角茵陈（阴行草）、土人参（栌兰）、土大黄（酸模）、土牛膝、土茯苓、马齿苋、马兰、马蹄金、马鞭草、山药、山楂、大蒜、大蓟、飞廉、小茴香、小蓟、五加皮、千里光、千金子、女贞子、六月雪、火麻仁、王不留行、天门冬、天胡荽、天葵子、天名精、无花果、木香、木槿花、瓦松、车前子、车前草、水红花子、水杨梅、水苦荬、水蜈蚣、止血草（石荠宁）、分经草（银粉背蕨）、乌桕根皮、乌梅、乌蔹莓、牛奶浆草（京大戟）、牛蒡子、牛至、云实、牛皮消、牛筋草、丹参、月季花、长春花、玄参、半边莲、半支莲、半夏、玉竹、玉米须、石竹、石蒜、石榴皮、龙葵、四块瓦（及己）、仙鹤草、白及、白头翁、白芍、白果、银杏叶、白茅根、白扁豆、扁豆花、扁豆衣、白薇、白芷、白英、白背叶、生姜、干姜、姜皮、奶母、兰香草、艾叶、叶下珠、田字萍（四叶萍）、冬瓜皮、冬瓜子、丝瓜络、刘寄奴、决明子、百节莲、百合、柽柳、地耳草、地骨皮、枸杞子、生地黄、地榆、地蜂子、地锦草、寻骨风、寻骨风根、芋禾、芋子、合欢皮、合欢花、合萌、红花、麦门冬、杠板归、灯心草、羊齿天冬、老鹳草、光慈菇、竹茹、连钱草、鸡矢藤、鸡冠花、鸡眼草、苍术、苍耳子、芫花、芫花根、芫荽、花椒、椒目、芙蓉花、芙蓉叶、旱莲草、佛甲草、何首乌、夜交藤、牡丹皮、牡蒿、沙参、麦芽、杏仁、附地菜、芥子、芸苔子、苎麻根、谷芽、泽兰、泽漆、玫瑰花、青木香、马兜铃、天仙藤、青蒿、青葙子、松花粉、松节、松香、松针、枇杷叶、抱石莲、苦参、苦楝皮、苦荬菜、茅莓、虎耳草、虎杖、败酱草、贯叶连翘、金牛草、金不换、金樱子、金樱根、委陵菜、垂盆草、鱼腥草、油桐、枫杨、珍珠菜、南瓜子、南瓜蒂、南败酱（蕲蓂）、柏子仁、侧柏叶、枳椇子、枸骨叶、苦丁茶、挂金灯、牵牛子、茜草、荠菜、骨碎补、香附、肺形草、肺筋草、威灵仙、络石藤、兔儿伞、穿地龙、柿蒂、面根藤（打碗花）、映山红、茶叶、茵陈、韭菜子、浮萍、浮小麦、桃仁、鬼箭羽、海金沙、海金沙藤、益母草、茺蔚子、夏枯草、桔梗、桑白皮、桑枝、桑叶、桑葚子、莲子、藕节、荷叶、荷梗、荷蒂、莲花、莲须、莲房、莲心、甜石莲、柴胡、铁扫帚、铁苋菜、铁树叶、徐长卿、射干、透骨草、急性子、凤仙花、盐肤木、鸭跖草、槲寄生、望江南、淡竹叶、菟丝子、菊叶三七、菝葜、石菖蒲、崩大碗（积雪草）、黄荆子、牡荆叶、黄药子、黄姜、黄花酢浆草、黄精、野南瓜（算盘子）、野鸦椿、野豇豆、野菊花、蛇莓、猫爪草、猪殃殃、盘龙参（绶草）、甜地丁（米口袋）、喜树、搜山虎（鸢尾）、葵花子、葵花盘、葵梗心、葵根、梓树实、梧桐子、莱菔子、地空、萝卜菜、天浆壳、绿豆、绿豆衣、葛根、葛花、萹蓄、紫苏叶、紫苏梗、紫苏子、紫花地丁、紫茉莉、紫珠、紫薇、景天三七、鹅不食草（石胡荽）、鹅儿肠（繁缕）、棉花根、楮实子、棕榈子、陈棕炭、棕板、葱白、黑芝麻、腊梅花、槐花、槐角、蒲公英、蓖麻子、路路通、枫香脂、紫金牛、锦鸡儿、漆姑草、辣蓼、辣椒、薜菜、南鹤虱、薤白、薄荷、爵床、覆盆子、瞿麦、翻白草、蜀葵、鼠曲草、樟树、樗白皮、凤眼草等。

二、动物类

地龙、石龙子、壁虎、人中白、蝉蜕、土鳖虫、水牛角、乌梢蛇、鸡内金、凤凰衣、刺猬皮、黄狗肾、黄狗骨、望月砂、猪胆汁、猪心、猪肾、斑蝥、桑螵蛸、牛黄、牛胆、虻虫、蜂蜜、蝼蛄虫、紫河车、龙衣等。

第三节　各地（州）、市、县（区）

出产的中药材

一、鄂西土家族苗族自治州

（一）全州通产中药

1. 植物类

一口红（具柄冬青）、一枝蒿（西南蓍草）、一支箭（瓶尔小草）、一朵云（阴地蕨）、一代宗（豌豆七）、一叶萩（叶底珠）、十大功劳、二郎箭（深红龙胆）、七星剑（江南星蕨）、蚤休、海桐皮、人参、人血草、九月花（红花龙胆）、九根索（带蕨）、九眼独活、九头狮子草、三百棒、三七、万年青、飞蛾七（中华赤胫散）、马桑、马耳朵、马蹄香、土木香、土党参、土贝母、小升麻（金龟草）、小蛇参（管花马兜铃）、小九龙盘（花点草）、山姜、山乌龟（金线吊乌龟）、山梗菜、山慈姑、山鸡血藤、川乌、附子、川芎、川楝子、川牛膝、大黄、六角草（伏地卷柏）、火炭母、王瓜子、五味子、天花粉、瓜蒌、瓜蒌子、天麻、天竺子、天南星、天青地白、木瓜、木贼、木鳖子、双肾草（叉唇角盘兰）、水黄连、毛茛、毛乌金（白毛细辛）、牛血莲（薯莨）、凤尾草、风湿草（荨麻科赤车）、乌药、乌蕨、乌金草、开口箭、巴豆、升麻、兰花参、半截烂（雪里见）、玉簪、打破碗花花、石南藤、石蚕

（水龙骨）、石上柏、石仙桃、石吊兰、对月草（铁角蕨）、节节草、凹叶景天、仙茅、白瓦、白术、白龙须（长蕊万寿竹）、白附子、白三七、白毛夏枯草、白花蛇舌草、生扯拢（琉璃草）、冬苋菜、冬青、奶浆藤（华萝藦）、奶母、奶党（羊乳）、延龄草、问荆、八角莲、列当、百部、百两金、百蕊草、地雷（单叶铁线莲）、地白蜡（蔓茎堇菜）、地枇杷、地柏枝（江南卷柏）、血水草、血灌肠（草血竭）、红榧、红火麻（华中艾麻）、红四块瓦（重楼排草）、红毛七（类叶牡丹）、红藤、吉祥草、当归、合欢皮、朱砂根、冷水丹（细柄凤仙花）、冷饭团（异形南五味子）、麦斛、麦刁七（山酢浆草）、郁李仁、灵芝、鸡心七（蛇菰）、鸡肫草（鸡眼梅花草）、扶芳藤、走游草（岩爬藤）、豆瓣还阳（山飘风）、肖梵天花、皂角、猪牙皂、皂角刺、芭蕉苑、辛夷、赤芍、杜仲、连翘、吴茱萸、何首乌、夜交藤、伸筋草、板栗、刺老包、转珠莲（珠芽蓼）、转筋草（顶蕊三角咪）、苦木、苦爹菜、苘麻子、岩黄连（毛黄堇）、爬山虎、金线草、金腰带（唐古特瑞香）、金果榄、金钱草、狗筋　蔓、狗脊、细辛、泽泻、卷柏、青风藤、佩兰、肿节风、前胡、厚朴、烂泥巴树（角叶鞘柄木）、柘树、珍珠香、胡豆连、胡麻仁、胡颓子、南蛇藤、草乌、草本水杨梅、荔枝草、点地梅、独正刚（蛇葡萄）、独活、香血藤（翼梗五味子）、香茶菜、鬼针草、荆芥、钩藤、凌霄花、海松子、扇子还阳（扇脉杓兰）、窄叶大救驾（柳兰）、桉叶、胡桃仁、索骨丹（鬼灯擎）、鸭儿芹、峨参、臭节草、倒丝莲（中华抱茎蓼）、钻地风、铁乌梢（青蛇藤）、铁箍散、铁丝分筋（扇叶铁线蕨）、淫羊藿、雪胆、鹿藿、鹿衔草、蛇含、草薢、黄芪、黄连、黄柏、黄精、黄花远志、常山、蜀漆、常春藤、野鸡尾、野葡萄根、猪棕七（铁线蕨）、猪腰藤（湖北羊蹄甲）、猕猴桃、假地兰、续断、海风藤、通草、预知子、党参、臭牡丹、臭梧桐、商陆、麻布七（高乌头）、桑寄生、密蒙花、旋复花、淡竹叶、栀子、梭罗果、接骨木、菜子七（华中碎米荠）、斑叶兰、朝天罐、博落回、犀角细辛（竹灵消）、景天、萱草、葛藤香（川南马兜铃）、紫草、紫金砂、猴子七、痰药（大花卫矛）、椿根白皮、蜈蚣七（掌裂叶秋海棠）、腐婢、豨莶草、蓼叶伸筋（大盖球子草）、蜘蛛香、獐牙菜、霉茶（大叶蛇葡萄）、蕨、藁本、黎豆、藤香（窄叶马兜铃）、魔芋、糯米团、五加皮、老鹳草、款冬花、雷丸、腹水草、算盘七（支柱蓼）、澄茄子、醒头香（毛罗勒）、覆盆子等。

2. 动物类

地龙、水蛭、田螺、蜗牛、马陆、蜘蛛、壁钱、蜈蚣、蟑螂、蟋蟀、蚱蝉、蝉蜕、蝉花、九香虫、蚕沙、蜂胶、蜂房、鲫鱼、泥鳅、黄鳝、鲤鱼、蟾酥、青蛙、壁虎、四脚蛇、鹅油、雉、鸽、啄木鸟、白丁香、夜明砂、马宝、野猪胆、麝香、麂肉、山羊血、羊胆、五灵脂等。

3. 矿物类

伏龙肝、芒硝、玄明粉、硫黄、钟乳石、鹅管石等。

（二）各市、县主产中药

1. 恩施市

（1）名贵药材　厚朴：该市生产厚朴历史悠久，据县志记载，1809 年就有厚朴栽培，尤以双河区水杉坝所产紫油厚朴品质最优，以其皮厚油重、内面色紫、气香而久负盛名，行销中外。

此外，还有马蹄大黄、天麻、五味子、黄连、杜仲、贝母、续断、香独活等。

（2）地道药材　党参：该市生产党参历史悠久，据县志记载，617 年板桥一带就有党参种植，故有"板党"之称。板党具有根条直长、头小、身粗、尾细分枝少、干后不反糖、利于长期储存等特点，加之板桥有独特的传统加工方法，装箱后长期不开，亦不生虫和霉变，因而颇受国内外好评，早在民国初年就赢得了国际信誉，为我国传统出口药材。

此外，还有黄连、杜仲、黄柏、贝母、白术、天麻、当归、西大黄、云木香、金银花、川乌、川牛膝、商陆、五味子、佩兰、何首乌、续断、香独活、桑白皮、金果榄、黄芪、前胡、鹿含草、防风等。

（3）大宗药材　伸筋草、艾叶、海桐皮、鱼腥草、桑白皮、石韦、贯众、通草、续断、萆薢、旱莲草、老鹳草、鸡血藤、夏枯草、萹蓄、骨碎补、何首乌、薄荷、白芨、金钱草、覆盆子、苍耳子、苦参、淡竹叶、草乌等。

2. 建始县

（1）名贵药材　湖北贝母：该县以出产湖北贝母著名。从 1973 年开始大量种植以来，产量、面积逐年上升，为全省主产贝母的基地县，年收购量 1 万多千克，行销全国各地。

此外，还有猴骨、熊骨、熊胆、杜仲、厚朴、黄连、麝香等。

（2）地道药材　湖北贝母、党参、杜仲、厚朴、黄连、麝香等。

（3）大宗药材　大黄、当归、黄芪、党参、三七、白三七、丹皮、白芍、赤芍、天葵、金腰带、杜仲、玄参、山药等。

3. 巴东县

（1）名贵药材　黄连、独活、厚朴、麝香、木瓜、杜仲、续断、天麻、延龄草、八角莲等。

（2）地道药材　金果榄、黄连、独活、黄柏、厚朴、麝香、木瓜、牛蒡子、杜仲、续断等。

（3）大宗药材　厚朴、瓜蒌、红花、蚤休、天南星、山药、党参、当归、细辛、牛蒡子、金果榄、黄柏等。

4. 宣恩县

（1）名贵药材　黄连、天麻、贝母、麝香、豹骨、续断、杜仲、厚朴、香独活、五味子等。

（2）地道药材　续断、金果榄、天门冬、厚朴、黄柏、玄参、党参、沙参、香独活等。

（3）大宗药材　合欢皮、夏枯草、通草、常山、海桐皮、苍耳子、枇杷叶、桑白皮、覆盆子、五味子、天麻、杜仲、厚朴、黄柏、续断、白三七、川乌、川芎、麝香、藁本、党参、玄参、沙参、当归、云木香、扣子七、旋覆花等。

5. 咸丰县

（1）名贵药材　麝香、豹骨、虎骨、牛黄、杜仲、天麻、黄连、猴骨、续断、厚朴等。

（2）地道药材　黄连、天麻、杜仲、何首乌、白术、天门冬、淫羊藿等。

（3）大宗药材　白术、天门冬、黄精、淫羊藿、金果榄、续断、枇杷叶、金银花、合欢皮、巴戟天、夏枯草、鱼腥草、厚朴、五倍子、黄柏、伸筋草、何首乌、旱莲草、老鹳草、车前草等。

6. 利川市

（1）名贵药材　黄连：该市是全国著名的"黄连之乡"。据县志记载，利川栽培黄连有三百多年的历史。它以质地坚实、色黄、鸡爪形而负盛名，是中药材外贸出口的主要产品，远销东南亚各国。

此外，还有牛黄、麝香、虎骨、豹骨、天麻、人参、八角莲、金耳环石斛、鹿茸、贝母、杜仲、厚朴、辛夷、续断、马蹄大黄、半夏等。

（2）地道药材　党参、贝母、杜仲、厚朴、黄柏、辛夷、续断、商陆、天门冬、吴茱萸、牛蒡子、山药、马蹄大黄、金果榄、何首乌等。

（3）大宗药材　云木香、牛蒡子、党参、金银花、何首乌、杜仲、厚朴、白芨、防风、黄精、半夏、伸筋草、鱼腥草、淫羊藿、钩藤、商陆、续断、金果榄、枇杷叶、石韦等。

7. 来凤县

（1）名贵药材　杜仲、天麻、黄连、贝母、麝香、豹骨、水獭肝、穿山甲、蕲蛇、射干、半夏、厚朴、续断等。

（2）地道药材　射干、天门冬、麦门冬、白术、杜仲、黄连、枳壳、天麻、桔梗等。

（3）大宗药材　白术、枳壳、黄连、金银花、杜仲、天门冬、黄精、钩藤、淫羊藿、百合、黄柏、何首乌、葛根、干姜、桔梗、半夏、天葵子、白茅根、鱼腥草、贯众、石韦、紫苏子、陈皮、厚朴、玄参、贝母、白芍、丹皮、白芨、香附、瓜蒌、天花粉、续断、常山、恩施巴戟天等。

8. 鹤峰县

（1）名贵药材　川续断：该县川续断资源非常丰富，它含油高，质量好，具有根条粗、质软、断面呈墨绿色、气微香、味苦微甜而后涩等特点，尤以具"乌梅菊花心"特征而在国内外药材市场享有较高的声誉。

此外，还有八角莲、延龄草、木瓜、独活、黄连、贝母、天麻、杜仲、厚朴、麝香、虎骨、豹骨、熊骨、熊胆、蕲蛇、辛夷、石斛等。

（2）地道药材　川续断、独活、黄连、贝母、木瓜、杜仲、厚朴、黄柏、石斛、绞股蓝、鹤峰铁线莲、金果榄、党参、当归、吴茱萸等。

（3）大宗药材　杜仲、厚朴、黄柏、辛夷、桑白皮、木通、合欢皮、通草、木瓜、川续断、独活、贝母、黄连、伸筋草等。

二、郧阳地区

（一）全区通产中药

一口红、一支箭、一朵云、七星剑、蚤休、海桐皮、人参、大黄、大青叶、飞蛾七、马桑、马蹄香、土党参、小升麻、小蛇参、山姜、山慈姑、川乌、附子、川芎、川牛膝、天麻、木瓜、升麻、三七、火炭母、五味子、五倍子、天花粉、瓜蒌、瓜蒌子、天南星、木贼、毛乌金、牛血莲、凤尾草、延龄草、白三七、吉祥草、地肤子、当归、朱砂根、红毛七、杜仲、乌蔹、乌金草、玉簪、打破碗花花、石蚕、石上柏、石吊兰、对月草、龙胆草、节节草、白术、白附子、生扯拢、冬苋菜、奶浆藤、百蕊草、地雷、地白蜡、全蝎、红榿、红四块瓦、冷饭团、麦刁七、郁李仁、灵芝、远志、扶芳藤、山茱萸、板栗、刺老包、苦木、苘麻子、爬山虎、金线草、金钱草、狗筋蔓、连翘、刺蒺藜、狗脊、前胡、独活、海风藤、通草、预知子、党参、臭梧桐、商陆、细辛、柘树、胡麻仁、草乌、草本水杨梅、点地梅、香血藤、鬼针草、海松子、扇子还阳、鹿衔草、密蒙花、旋复花、梭罗果、菜子七、黄连、黄柏、款冬花、葶苈子、雷丸、算盘七、醒头香、窄叶大救驾、胡桃仁、倒丝莲、钻地风、铁箍散、豹骨、淫羊藿、草薢、黄藤、常春藤、野鸡尾、猪苓、猪棕七、猕猴桃、椰树、斑叶兰、博落回、萱草、葛藤香、痰药、漏芦、酸枣仁、蕨、黎豆、魔芋、襄荷、麝香、老鹳草、杏仁、穿地龙、菝葜、覆盆子、仙鹤草等。

（二）各市、县主产中药

1. 丹江口市

（1）名贵药材　黄连、天麻、杜仲、麝香、石斛、豹骨、蜈蚣、厚朴、射干、木瓜等。

（2）地道药材　苍术、射干、桔梗、南沙参、天麻、柏子仁、酸枣仁、全蝎、蜈蚣等。

（3）大宗药材　金银花、木瓜、合欢皮、山楂、北柴胡、地榆、仙鹤草、淫羊藿、夏枯草、野菊花、乌梅、贯众、土茯苓、萹蓄、葛根、十大功劳、虎杖、茵陈、益母草、鱼腥草、青风藤、木通、山豆根、苍耳子、柏子仁、艾叶、天南星、马鞭草等。

2. 十堰市

（1）名贵药材　杜仲、天麻、黄连、麝香、蜈蚣、厚朴、五味子、射干、木瓜等。

（2）地道药材　五味子、丹参、苍术、射干、黄精等。

（3）大宗药材　夏枯草、虎杖、木通、柴胡、白茅根、茵陈、鱼腥草、合欢皮、陈皮、贯众、天麻、女贞子、十大功劳、黄精、土茯苓、香附、益母草、五味子、苍术、金银花、鸡血藤、五倍子、薄荷、丹参、马兜铃、桃仁、防风、射干、白芍、天花粉、瓜蒌、赤芍、侧柏叶、萹蓄、木瓜、夜交藤、乌梅、山楂、桑白皮、寻骨风、牛蒡子、升麻、马鞭草、何首乌、木贼等。

3. 郧县

（1）名贵药材　人参、豹骨、麝香、牛黄、水獭肝、金钗石斛、黄连、天麻、梭罗果、血耳、杜仲、射干、五味子、光木瓜、蜈蚣等。

（2）地道药材　金银花、连翘、黄姜、麝香、杜仲、黄精、天麻、玉竹、射干、何首乌、柏子仁、酸枣仁、天门冬、桔梗、苍术、北柴胡、山楂、五味子、女贞子、乌梅、天花粉、远志、光木瓜、蜈蚣、全蝎、瓜蒌等。

（3）大宗药材　金银花、连翘、天麻、黄姜、柏子仁、苍术、北柴胡、五味子、女贞子、乌梅、密蒙花、光木瓜、蜈蚣、夏枯草、鱼腥草、白芨、薄荷、桃仁、丹参、桔梗、前胡、通草、威灵仙、野菊花等。

4. 房县

（1）名贵药材　麝香：该县产麝香历史悠久，应用麝香防治疾病已有 2000 多年历史，早在唐朝就列为主要贡品之一。据《元和郡县图志》载"唐太宗贞观十年，元和贡麝香二十五颗"。《房县志》《湖北通志》中对房县麝香均有记载。该县具有群麝生存繁衍的天然环境，历来是全国生产麝香的重点县之一，其出产的麝香质量好，产量高，畅销国内外。

此外，还有黄连、白木耳、天麻、杜仲、人参、熊胆、虎骨、豹骨、贝母、延龄草、牛黄、八角莲、水獭肝、独活、续断、五味子、辛夷等。

（2）地道药材　独活、川牛膝、味牛膝、苍术、川乌、草乌、党参、北柴胡、款冬花、玄参等。

（3）大宗药材　桃仁、香附、茵陈、夏枯草、地榆、密蒙花、寻骨风、野菊花、王不留行、山楂、金银花、苦参、天南星、土茯苓、升麻、赤芍、贯众、续断、牛蒡子、女贞子、玄参、五倍子、瓜蒌子、款冬花、红花、旋覆花、云雾草、黄姜、穿地龙、鱼腥草、枇杷叶、川牛膝、味牛膝、天麻、通草、白木耳、黄连、杜仲、苍术、当归、红娘子、腊梅花、天花粉、葛根、何首乌、五味子、车前草、胡麻仁、辛夷、淫羊藿等。

5. 竹溪县

（1）名贵药材　黄连：该县生产黄连具有悠久历史，早在清代县志就有记载，称为地道传统产品。其特点是：色鲜、金黄、心实，小檗碱含量比国家标准（4.2%）高 2.21%，在全国名列前茅。远销日本和南亚各国，在国内外久负盛誉。

此外，还有麝香、虎骨、熊胆、杜仲、金钗石斛、牛黄、黄连、尖贝、天麻、猴骨、鹿茸、厚朴、半夏、龟板、鳖甲、辛夷、独活、木瓜等。

（2）地道药材　黄连、杜仲、厚朴、黄柏、金银花、半夏、草乌、苦参、龟板、鳖甲、鸡内金、木通、天南星、黄精、玉竹、百合、沙参、独活、白茅根、天麻、辛夷等。

（3）大宗药材 黄连、杜仲、黄柏、金银花、玄参、当归、生地黄、川牛膝、独活、白茅根、地榆、贯众、味牛膝、菟丝子、山楂、乌梅、木瓜、淫羊藿、云木香、野菊花、款冬花、腊梅花、桑白皮、仙鹤草、覆盆子等。

6. 竹山县

（1）名贵药材 黄连、杜仲、天麻、独活、五味子等。

（2）地道药材 金银花、车前草、淫羊藿、杜仲、黄连、党参、川乌、全蝎等。

（3）大宗药材 葛根、山豆根、藜芦、棕榈子、贯众、菟丝子、虎杖、腊梅、腊梅花、金银花、黄荆子、松花粉、鱼腥草、夏枯草、五味子、石韦、仙鹤草等。

7. 郧西县

（1）名贵药材 牛黄、人参、豹骨、麝香、天麻、杜仲、五味子、木瓜等。

（2）地道药材 柴胡、天门冬、丹参、地榆、通草、连翘、金银花、黄精、乌梢蛇等。

（3）大宗药材 金银花、连翘、通草、柴胡、苍术、青皮、陈皮、枳壳、黄姜、五味子、木瓜、滑石、地榆、山楂、女贞子、夏枯草、鱼腥草、丹参、沙参、五加皮、黄精、山药等。

三、宜昌地区

（一）全区通产中药

一口红、一支箭、一朵云、一代宗、一叶荻、十大功劳、二郎箭、七星剑、蚤休、海桐皮、人参、人血草、九月花、九根索、九眼独活、三七、三百棒、大黄、土贝母、马蔺子、马桑、马耳朵、马蹄香、土木香、土党参、飞蛾七、小升麻、小蛇参、小九龙盘、山姜、山梗菜、山慈姑、山鸡血藤、川乌、附子、川牛膝、川芎、川楝子、千斤拔、火炭母、王瓜子、五味子、五倍子、天花粉、瓜蒌、瓜蒌子、天竺子、天南星、天青地白、木贼、木瓜、木鳖子、双肾草、毛乌金、凤尾草、乌蔹、兰花参、玉簪、打破碗花花、石蚕、石上柏、石龙芮、石仙桃、石吊兰、对月草、龙胆草、节节草、凹叶景天、白瓦、白术、白龙须、白附子、止痛草、毛茛、升麻、石南藤、白三七、白屈菜、冬青、天麻、开口箭、生扯拢、冬苋菜、奶母、奶浆藤、奶党、列当、百蕊草、百两金、百部、吉祥草、地肤子、地雷、地白蜡、地枇杷、地柏枝、当归、红毛七、赤芍、杜仲、连翘、吴茱萸、伸筋草、泽泻、卷柏、青风藤、苦爹菜、金果榄、金钱草、佩兰、肿节风、红藤、前胡、荆芥、香附、独活、钩藤、海风藤、通草、预知子、党参、臭牡丹、臭梧桐、商陆、鹿衔草、桑寄生、密蒙花、旋覆花、淡竹叶、栀子、梭罗果、菜子七、常山、黄连、黄柏、黄精、款冬花、雷丸、腹水草、算盘七、澄茄子、醒头香、血水草、红榷、红四块瓦、冷水丹、冷饭团、麦斛、麦刁七、郁李仁、鸡肫草、灵芝、豆瓣还阳、皂角、猪牙皂、皂角刺、山茱萸、板栗、刺老包、转珠莲、转筋草、苦木、明党参、爬山虎、金线草、金腰带、狗筋蔓、细辛、穿山甲、柘树、胡麻仁、胡颓子、南蛇藤、草乌、草本水杨梅、点地梅、独正刚、香血藤、鬼针草、海松子、扇子还阳、桉叶、胡麻仁、索骨丹、鸭儿芹、峨参、臭节草、倒丝莲、钻地风、铁乌梢、铁箍散、铁丝分筋、豹骨、淫羊藿、雪胆、鹿藿、蛇含、草薢、黄芪、黄花远志、常春藤、野鸡尾、野葡萄根、猪棕七、猕猴桃、续断、椰树、斑叶兰、朝天罐、博落回、犀角细辛、萱草、紫草、紫菀、紫金砂、痰药、椿根白皮、蜈蚣七、酸枣仁、豨莶草、蜘蛛香、獐牙菜、蕨、黎豆、藁本、藜芦、魔芋、糯米团、襄荷、麝香、五加皮、老鹳草、沙参、蜈蚣等。

（二）各市、县主产中药

1. 宜昌县

（1）**名贵药材** 麝香、龟板、鳖甲、石斛、熊胆、豹骨、水獭肝、牛黄、猴骨、珠儿参、天麻、蜈蚣、黄连、杜仲、续断、五味子、辛夷等。

（2）地道药材　茯苓、天门冬、麝香、天麻、蜈蚣、白花蛇、沙参、柴胡、香附、黄连、金银花、桔梗、杜仲、黄柏、山茱萸、吴茱萸、辛夷等。

（3）大宗药材　麦门冬、百部、明党参、白附子、前胡、续断、天南星、何首乌、黄精、地榆、葛根、虎杖、贯众、骨碎补、淫羊藿、夏枯草、鱼腥草、益母草、豨莶草、仙鹤草、老鹳草、青风藤、合欢皮、海桐皮、棒根白皮、桑白皮、野菊花、五味子、车前子、女贞子、山楂、棕榈子、金樱子、预知子、黄姜、千里光等。

2. 远安县

（1）名贵药材　麝香、豹骨、水獭肝、蜈蚣、天麻、杜仲、厚朴、射干、五味子等。

（2）地道药材　射干、天门冬、百部、桔梗、白芍、接骨木、桂皮、虎杖、银花等。

（3）大宗药材　虎杖、夏枯草、接骨木、金樱子、黄姜、白茅根、百部、仙鹤草、野菊花、鱼腥草、桑叶、土茯苓、五味子、桂皮、金银花、桔梗、玄参、白芨、何首乌、沙参、射干、苍术、天门冬、山楂、黄精、玉竹等。

3. 当阳市

（1）名贵药材　杜仲、虎骨、豹骨、穿山甲、麝香、鹿茸、射干、蜈蚣、龟板、鳖甲、五味子等。

（2）地道药材　桔梗、苍术、射干、天门冬、百部、豹骨、鹿茸、蜈蚣、龟板、鳖甲等。

（3）大宗药材　桔梗、沙参、苦参、白芨、天门冬、柴胡、天花粉、苍术、射干、百部、地榆、龙胆草、五味子、女贞子、金樱子、桃仁、杏仁、山楂、芡实、奶果、灵仙藤、绵茵陈、益母草、仙鹤草、甜地丁、徐长卿、菊花、野菊花、枇杷叶、艾叶、金银花、夏枯草、灵芝、龟板、鳖甲、乌梢蛇、鸡内金、蜈蚣等。

4. 宜都市（宜都县）

（1）名贵药材　蜈蚣：该市古老背（即三国时期吴蜀猇亭之战的战场）被誉为"金头蜈蚣之乡"，其出产的蜈蚣具有头足皆赤、体整、色鲜、光泽好等特点，在国内外市场久享盛誉。金头蜈蚣能作海水消毒之用，为岛国居民及海员生活必需品，畅销东南亚一带，历百年不衰。

此外，还有杜仲、厚朴、天麻、麝香、蕲蛇、射干、半夏等。

（2）地道药材　蜈蚣、天门冬、射干、葛根、半夏、麦门冬、山楂、金银花、桃仁、杏仁等。

（3）大宗药材　夏枯草、艾叶、野菊花、白茅根、贯众、鱼腥草、香附、枇杷叶、密蒙花、委陵菜、泽兰、佩兰、薄荷、山楂、女贞子、芫花、地榆、苦参等。

5. 枝江市

（1）名贵药材　蜈蚣、杜仲、独活等。

（2）地道药材　泽泻、蜈蚣等。

（3）大宗药材　蜈蚣、泽泻、金钱白花蛇、皂角刺、通草、杜仲、红花等。

6. 秭归县

（1）名贵药材　杜仲、天麻、黄连、麝香、豹骨、独活、木瓜、续断等。

（2）地道药材　前胡、桔梗、天门冬、独活、党参、黄柏、木瓜、荆芥、丹皮、土茯苓等。

（3）大宗药材　野菊花、荆芥、枳实、续断、穿地龙、陈皮、艾叶、黄姜、前胡、鱼腥草、独活、贯众、枇杷叶、白术、香附、侧柏叶、何首乌、百部、地榆、牛蒡子、木瓜、淫羊藿等。

7. 兴山县

（1）名贵药材　杜仲：该县栽培杜仲历史悠久，尤以"厚仲"闻名。其加工后杜仲具有"张大、皮细、肉厚"等特点，在国内外市场久负盛誉。

此外，还有麝香、熊胆、牛黄、豹骨、熊骨、延龄草、金钗石斛、血耳、黄连、天麻、独活、五味子、续断、木瓜、射干、半夏等。

（2）地道药材　杜仲、天麻、黄柏、独活、五味子、续断、细辛、柴胡、前胡、苍术、藁本、淫羊藿、白芨、细辛等。

（3）大宗药材　菊花、党参、瓜蒌、天花粉、木瓜、夜交藤、金

第四章　药　材

银花、射干、桔梗、大黄、百合、天麻、何首乌、白附子、葛根、山楂、五灵脂、细辛、半夏、前胡、香附、独活、五加皮、桑寄生、藁本、桑白皮、续断、升麻、百部等。

8. 五峰土家族自治县

（1）名贵药材 麝香、蕲蛇、细辛、杜仲、厚朴、天麻、蜈蚣、延龄草、独活、续断、木瓜、贝母、黄连、辛夷、射干等。

（2）地道药材 独活、续断、木瓜、牛蒡子、贝母、天麻、黄连、党参、桔梗、金银花、信前胡、杜仲、厚朴、黄柏、辛夷、白芍、丹皮、荆芥、瓜蒌、天花粉、紫苏、射干、百合、密蒙花、青川椒、刺五加、墓头回、淫羊藿、赤芍、黄精、玉竹、半边莲、木通、钩藤、苦参、老鹳草、草乌、合欢花、升麻、天葵子、淡竹叶等。

（3）大宗药材 独活、党参、贝母、桔梗、木瓜、牛蒡子、丹皮、信前胡、续断、棕榈子、五倍子、虎杖、十大功劳、女贞子、南沙参、百部、骨碎补、贯众、野菊花、海桐皮、合欢皮、葛根、松花粉、椿根白皮、地榆、石韦、澄茄子、金银花、黄柏、辛夷、荆芥、商陆、艾叶、云木香、牛膝、大黄等。

9. 长阳土家族自治县

（1）名贵药材 木瓜：该县种植木瓜已有300多年的历史，因历史上集散于资丘，故名"资丘木瓜"。以其个大、皮皱、色紫红而驰名中外，为我国传统出口药材中的名牌产品，畅销东南亚各国。

独活：该县独活因历史上集散于资丘，素有"资丘独活"之称。以根粗肥、油性足、质柔润、香气浓郁驰名中外，畅销全国，远销世界各地。

此外，还有麝香、杜仲、黄连、豹骨、天麻、猴骨、贝母、水獭肝、厚朴、续断、射干等。

（2）地道药材 杜仲、黄柏、牛蒡子、厚朴、火麻仁、前胡、续断、南沙参、味牛膝、射干等。

（3）大宗药材 丹皮、白芍、棕榈子、五倍子、葛根、栀子、鱼腥草、艾叶、枇杷叶、桑白皮、百部、骨碎补、贯众、野菊花、路路通、桂皮、薏苡仁、金银花、五灵脂、夏枯草等。

四、荆州地区

（一）全区通产中药

三棱、小九龙盘、千屈菜、太子参、天花粉、瓜蒌、瓜蒌子、见血住、甘遂、石见穿、石龙芮、龙胆草、百蕊草、地雷、马蔺子、半夏、白花蛇舌草、白鲜皮、百部、地肤子、杜仲、芡实、芦根、佩兰、荆芥、香附、香薷、薤白、薏苡仁、补骨脂、皂角、猪牙皂、皂角刺、龟板、鳖甲、板蓝根、荔枝草、狼毒、蛇床子、菱角、槐叶苹、酸枣仁、蜈蚣等。

（二）各市、县主产中药

1. 沙市市

（1）名贵药材　半夏、龟板、鳖甲等。

（2）地道药材　半夏、龟板、鳖甲、金不换、莲须、何首乌、女贞子、天花粉、芦根、夏枯草、车前草、益母草、野菊花等。

（3）大宗药材　半夏、芦根、金不换、莲须、龟板、鳖甲、何首乌、女贞子、天花粉、夏枯草、车前草、野菊花、益母草等。

2. 荆门市

（1）名贵药材　杜仲、麝香、豹骨、射干、蜈蚣、龟板、鳖甲等。

（2）地道药材　射干、桔梗、丹参、苍术、天门冬、蜈蚣、龟板、鳖甲等。

（3）大宗药材　生地黄、麦门冬、柴胡、白茅根、苍耳子、金樱子、皂角、金银花、芡实、杏仁、山楂、五倍子、女贞子、夏枯草、薄荷、鱼腥草、艾叶等。

3. 江陵县

（1）名贵药材　蜈蚣、龟板、鳖甲、半夏、杜仲等。

（2）地道药材　鳖甲、龟板、半夏、乌梢蛇、龙胆草、蒲黄、蜈蚣等。

（3）大宗药材　香附、白茅根、旱莲草、天花粉、夏枯草、地骨皮、女贞子、蒲公英、车前草、荆芥、生地黄、龟板、鳖甲等。

4. 钟祥市

（1）名贵药材　杜仲、天麻、黄连、贝母、龟板、鳖甲、豹骨、水獭肝、射干、半夏等。

（2）地道药材　麦门冬、天门冬、射干、丹参、半夏、苍术、桔梗等。

（3）大宗药材　北柴胡、夏枯草、委陵菜、甜地丁、南沙参、白芨、香附、芦根、白茅根、野菊花、皂角刺、茯苓、白僵蚕、板蓝根、生地黄、女贞子、桑葚子、连翘等。

5. 京山县

（1）名贵药材　天麻、射干、豹骨、杜仲、石斛、龟板、鳖甲、贝母、蜈蚣等。

（2）地道药材　桔梗、射干、丹参、天门冬、龟板、鳖甲、蜈蚣、柴胡、百合等。

（3）大宗药材　金银花、阴行草、白芨、虎杖、仙鹤草、细梗胡枝子、柴胡、苍术、夏枯草、山葡萄、葎草、三叶木通、委陵菜、五加皮、侧柏叶、空心莲子草等。

6. 监利县

（1）名贵药材　龟板：此药为该县传统收购产品，历年来收购量一直处于全省领先地位。其出产的龟板具有板块大、无残肉、无腐臭等特点，畅销国内外。

此外，还有半夏、鳖甲、莲子等。

（2）地道药材　鳖甲、蝉蜕、益母草、莲须、蛇床子、茺蔚子、瓜蒌皮、天花粉、蒲黄等。

（3）大宗药材　莲子、香附、青葙子、野菊花、芦根、白僵蚕、夏枯草、白茅根、青蒿、车前草、马鞭草等。

7. 石首市

（1）名贵药材　龟板：此药为该市地道名贵药材，主产于高基庙区和团山区，具有血板块大、完整、洁净无腐肉等特点，畅销国内外，久负盛誉。

此外，还有厚朴、杜仲、半夏、鳖甲、莲子等。

（2）地道药材　龟板、鳖甲、蝉蜕、益母草、莲须、蛇床子、茺蔚子、蒲黄等。

（3）大宗药材　莲子、瓜蒌皮、天花粉、香附、野菊花、芦根、白僵蚕、夏枯草、三棱、白茅根、青蒿、车前草、马鞭草等。

8. 松滋市

（1）名贵药材　龟板、蜈蚣、厚朴、杜仲、鳖甲、半夏、射干等。

（2）地道药材　骨碎补、鳖甲、艾叶、天门冬、金银花、蝉蜕、夏枯草、半夏、桃仁等。

（3）大宗药材　沙参、桔梗、香附、天花粉、何首乌、射干、地榆、寻骨风、虎杖、紫苏叶、女贞子、车前草、杏仁、黄姜、骨碎补、穿心莲、艾叶、夜交藤、益母草、夏枯草、桃仁等。

9. 天门市

（1）名贵药材　半夏：该市出产的半夏是全国著名的地道药材之一。尤以张港镇所产的荆半夏质量最佳，历来以色泽洁白、质干结实在国内外享有很高声誉，远销日本、马来西亚、新加坡等国家。

鳖甲：该县鳖的资源十分丰富，历来为全国生产鳖甲基地。尤以石河、九真、李场、胡市产量大，质量好，畅销国内外，久负盛誉。

此外，还有杜仲、龟板、莲子等。

（2）地道药材　鳖甲、鸡内金、土鳖虫、蝉蜕、皂角刺、益母草、地骨皮、莲须等。

（3）大宗药材　香附、艾叶、夏枯草、野菊花、白茅根、板蓝根、芡实、苍耳子、虎杖、莲子、益母草、半夏、麦门冬、车前草、龟板、鳖甲、薏苡仁、旱莲草、地骨皮、冬瓜子、皂角刺等。

10. 潜江市

（1）名贵药材　半夏：该市盛产全国著名的"荆半夏"，其质量好，资源多，主要分布在总口、王场、高石碑、积玉口等镇区。畅销国内外，久负盛誉。

此外，还有龟板、鳖甲、厚朴等。

（2）地道药材　鳖甲、蝉蜕、鸡内金、益母草、蛇床子、茺蔚子、蒲黄等。

（3）大宗药材　瓜蒌皮、车前草、马鞭草、白茅根、益母草、夏枯草、天花粉、萹蓄、蛇床子、芦根、鱼腥草、半夏等。

11. 仙桃市（原沔阳县）

（1）名贵药材　半夏、龟板、蟾酥、鳖甲等。

（2）地道药材　地骨皮、半夏、龟板、鳖甲等。

（3）大宗药材　芦根、生地黄、菊花、麦门冬、紫苏、半夏、旱莲草、萹蓄、薤白、夏枯草、鳖甲、龟板、青葙子、莱菔子、丝瓜络、地骨皮、桃仁、蒲公英、蝉蜕、鸡内金、益母草、苍耳子等。

12. 洪湖市

（1）名贵药材　鳖甲：该市历来为全国生产鳖甲基地，其产量和质量在全国名列前茅，除供国内需要外，还畅销国际市场，驰名远洋，久负盛誉。

此外，还有莲子、龟板、半夏等。

（2）地道药材　莲子、蒲公英、冬瓜子、青蒿、蝉蜕、芦根、地骨皮、丝瓜络、莲须、龟板、鳖甲、鸡内金等。

（3）大宗药材　莲子、莲须、夏枯草、益母草、芦根、青蒿、佩兰、芡实、桔梗、金银花、半夏等。

13. 公安县

（1）名贵药材　龟板、鳖甲、半夏、蜈蚣、蟾酥、莲子等。

（2）地道药材　半夏、益母草、茵陈、蒲公英、地榆、虎杖、鱼腥草、百合、半边莲、半支莲、车前子、翻白草、金樱子、天花粉、瓜蒌、地肤子、天门冬、薏苡仁、蝉蜕、龟板、鳖甲、莱菔子、松花粉等。

（3）大宗药材　夏枯草、白茅根、艾叶、鸡内金、野菊花、芦根、桑枝、苦参、薏苡仁、十大功劳、天南星、何首乌、玉竹、元宝草、青蒿、细辛、沙参等。

五、咸宁地区

(一) 全区通产中药

七星剑、蚤休、海桐皮、马桑、土党参、山姜、山乌龟、山梗菜、山慈姑、川乌、附子、王瓜子、五味子、五倍子、天花粉、瓜蒌、瓜蒌子、天竺子、天南星、天青地白、木鳖子、水獭肝、凤尾草、风湿草、玉簪、甘遂、石上柏、对月草、龙胆草、凹叶景天、白瓦（云南大百合）、白龙须、防己、地白蜡、全蝎、扶芳藤、土茯苓、巴豆、止痛草、乌药、玉竹、白毛夏枯草、白前、白薇、冬青、奶党、地肤子、芡实、芦根、吴茱萸、谷精草、伸筋草、卷柏、青风藤、金荞麦、狗舌草、红藤、前胡、独活、凌霄花、预知子、党参、绣花针、淡竹叶、栀子、黄药子、黄精、腹水草、澄茄子、薤白、藿香、皂角、猪牙皂、皂角刺、龟板、板栗、刺老包、苦木、明党参、金线草、穿山甲、柘树、胡颓子、荔枝草、独正刚、鸭儿芹、臭节草、狼毒、淫羊藿、弹刀子菜、萆薢、黄藤、黄毛耳草、野鸡尾、猕猴桃、假地兰、续断、博落回、萱草、紫草、痰药、椿根白皮、腐婢、蜜柑草、蕲蛇、山豆根、鳖甲、五加皮等。

(二) 各市、县主产中药

1. 咸宁市

（1）名贵药材　杜仲、龟板、鳖甲、豹骨、穿山甲、水獭肝、半夏等。

（2）地道药材　乌药、天门冬、黄精、半夏、沙参、山楂、松花粉等。

（3）大宗药材　苦参、紫苏叶、鸡血藤、虎杖、半夏、铁苋菜、葛根、乌药、盐肤木、栀子、红藤、白花菌呈、木防己、夏枯草、仙鹤草、侧柏叶、鸡尾草、白茅根、益母草等。

2. 阳新县

（1）名贵药材　杜仲、贝母、虎骨、豹骨、穿山甲、鹿茸、龟板、鳖甲、水獭肝、半夏等。

（2）地道药材　天门冬、丹参、半夏、明党参、龙胆草、防己、前胡、干姜、萆薢、吴茱萸、南山楂、茶芎、青木香等。

（3）大宗药材　黄精、乌药、何首乌、沙参、金银花、紫苏子、葛根、青蒿、夏枯草、贯众、薄荷、黄精、玉竹、木防己、茶芎、路路通、芡实、车前草、红藤等。

3. 通山县

（1）名贵药材　人参、辛夷、贝母、杜仲、厚朴、天麻、石斛、黄连、豹骨、龟板、鳖甲、穿山甲、水獭肝、半夏、射干等。

（2）地道药材　半夏、龙胆草、桔梗、南沙参、乌药、黄精、玉竹、前胡、榧子、枇杷叶、天门冬、金银花、干姜、茶芎、射干、明党参、何首乌、栀子、竹茹、钩藤等。

（3）大宗药材　陈皮、青皮、白芨、夏枯草、紫苏子、紫苏叶、野菊花、丹皮、白术、山楂、葛根、萆薢、薄荷、棕榈子、松花粉、苍耳子、金樱子、淡竹叶、虎杖、续断、薤白、骨碎补、益母草、车前草、阴行草、茵陈、白花茵陈、丹参等。

4. 通城县

（1）名贵药材　杜仲、穿山甲、黄连、天麻、蕲蛇、豹骨、水獭肝等。

（2）地道药材　白术、黄精、百合、雷公藤、青木香、白花蛇舌草、白前等。

（3）大宗药材　淮山药、白芷、玄胡索、白术、黄精、车前草、夏枯草、乌药、南沙参、土茯苓、萆薢、陈皮、鱼腥草、香附等。

5. 嘉鱼县

（1）名贵药材　杜仲、半夏、龟板、鳖甲、莲子等。

（2）地道药材　半夏、天花粉、瓜蒌皮、鳖甲、龟板、丹参等。

（3）大宗药材　佩兰、莲子、芡实、虎杖、女贞子、木防己、益母草、丹参、半夏、龟板、鳖甲等。

6. 崇阳县

（1）名贵药材　豹骨、水獭肝、穿山甲、杜仲、厚朴、射干等。

（2）地道药材　茶芎、栀子、山楂、天门冬、白及、乌药等。

（3）大宗药材　天门冬、土茯苓、萆薢、合欢皮、夏枯草、寻骨风、白花茵陈、阴行草、侧柏叶、山楂、白花蛇舌草、苦参、旱莲草、翻白草、淡竹叶、薄荷、乌药、苦楝根皮、茶芎、紫苏、虎杖、女贞子、白前、白及、地榆、金樱子、葛根、艾叶、青蒿等。

7. 赤壁市

（1）名贵药材　杜仲、蒲圻贝母、豹骨、水獭肝、蕲蛇、穿山甲、龟板、鳖甲、半夏等。

（2）地道药材　天门冬、黄精、玉竹、丹参、沙参、栀子、半夏、苦参等。

（3）大宗药材　夏枯草、益母草、玄参、虎杖、乌药、木鳖子、寒水石、野菊花、合欢皮、鱼腥草、山楂、仙鹤草、何首乌、艾叶、淡竹叶、紫荆皮、夜交藤、丹参、南沙参、玉竹、钩藤、白茅根等。

六、黄冈地区

（一）全区通产中药

一叶萩、一点红、蚤休、三七、马桑、小升麻、小蛇参、川乌、附子、川芎、王瓜子、五味子、天竺子、天青地白、木鳖子、水獭肝、见血住、土茯苓、开口箭、巴豆、止痛草、仙桃草、白花蛇舌草、白前、白薇、白藓皮、冬青、奶母、奶党、百合、百部、芡实、芦根、谷精草、泽泻、卷柏、青风藤、苦荬菜、金荞麦、金樱子、委陵菜、红藤、前胡、荆芥、茯苓、骨碎补、香附、独活、凌霄花、海风藤、海金沙、预知子、射干、淡竹叶、栀子、接骨木、鹅不食草、槐花、腹水草、薤白、薏苡仁、凤尾草、风湿草、乌蔹、兰花参、玉簪、石见穿、石龙芮、对月草、龙胆草、仙茅、防己、百蕊草、全蝎、杏香兔儿风、郁李仁、扶芳藤、皂角、猪牙皂、皂角刺、龟板、板栗、板蓝根、爬山虎、金线草、细辛、洋金花、柘树、珍珠母、南蛇藤、草本水杨梅、茵茵蒜、独正刚、香血藤、香茶菜、海松子、钻地风、狼毒、淫羊藿、鹿藿、蛇含、蛇床子、菱角、黄毛耳草、野鸡尾、野葡萄根、猕猴桃、假地兰、绵枣儿、博落回、犀角细辛、景天、紫菀、痰药、槐叶草、椿根白皮、漏芦、蜜柑草、獐牙菜、山豆根、鳖甲、糯米团、五加皮、丝瓜络、沙参、青蒿等。

（二）各市、县主产中药

1. 鄂州市

（1）名贵药材　杜仲、穿山甲、龟板、鳖甲、半夏、莲子等。

（2）地道药材　半夏、茵陈、桑葚子、莲子、芡实等。

（3）大宗药材　板蓝根、大青叶、栀子、夏枯草、乌梢蛇、青蒿、穿心莲、女贞子、莲子、艾叶、一见喜、白芷、芡实、藕节、茵陈、益母草、瞿麦、旱莲草、车前草、萹蓄、苍耳子、葛根、垂盆草、白茅根等。

2. 黄冈市

（1）名贵药材　杜仲、天麻、黄连、射干、莲子等。

（2）地道药材　桔梗、丹参、苍术、射干、白前、芦根、白茅根等。

（3）大宗药材　香附、野菊花、茵陈、陈皮、桑葚子、艾叶、旱莲草、夏枯草、垂盆草、白茅根、寻骨风、益母草、马鞭草、芡实、莲子等。

3. 红安县

（1）名贵药材　杜仲、黄连、天麻、贝母、豹骨、太子参、射干、鳖甲、蜈蚣等。

（2）地道药材　桔梗：此药是该县著名中药材，素有"安桔"之称，以其横断面像一朵盛开的菊花，条肥大、色白、体实、味苦而盛誉中外，除供国内需要外，还销往日本、泰国、印度尼西亚、新加坡等国，深受国际市场欢迎。

此外，还有金银花、苍术、丹参、射干、白前、天门冬、柴胡、南山楂、南五味子、沙参、鳖甲、蜈蚣等。

（3）大宗药材　野菊花、艾叶、夏枯草、苦参、细梗胡枝子、香附、石菖蒲、垂盆草、委陵菜、茵陈、金银花、桔梗、射干、丹参、白前等。

4. 麻城市

（1）名贵药材　杜仲、天麻、贝母、豹骨、射干等。

（2）地道药材　茯苓：该市是全国茯苓老产区之一，已有数百年历史，产茯神比例为全国之冠。以其色纯、神多、结构紧密、加工规格而闻名国内外市场。据县志记载，宣统二年参加南京"南洋劝业会"获得五等银质奖章。

此外，还有荆芥、蔓荆子、桔梗、射干、苍术、天门冬、丹参、紫苏等。

（3）大宗药材　生地黄、菊花、夏枯草、香附、络石藤、石韦、细梗胡枝子、艾叶、白茅根、山豆根、茵陈、苦参、白头翁、鱼腥草、野菊花、桔梗、苍术、柴胡、垂盆草、丹参、射干、前胡、黄精、瞿麦等。

5. 罗田县

（1）名贵药材　杜仲、天麻、黄连、贝母、豹骨、麝香、辛夷、射干等。

（2）地道药材　茯苓：有着"茯苓之乡"美誉的罗田县九资河，生产茯苓已有五百多年的历史，相传明代医药学家李时珍曾多次到此采集茯苓。从清代中叶开始，九资河的茯苓就畅销东南亚等地。鄂东大别山区均有茯苓出产，麻城的神苓、英山的白苓片、罗田的个苓都比较有名，尤以罗田九资河茯苓为最佳，其颜色洁白、质地光滑、细腻不脆，在国际市场上享有很高的声誉。

此外，还有辛夷、桔梗、丹参、苍术、射干、天门冬等。

（3）大宗药材　茯苓、香附、野菊花、合欢皮、百合、茵陈、桑葚子、艾叶、夏枯草、白茅根、白僵蚕、菊花、板蓝根、女贞子、山豆根、阴行草、垂盆草、细梗胡枝子、蚕沙、路路通、苦参、鱼腥草、活血莲、丹参、石菖蒲等。

6. 浠水县

（1）名贵药材　黄连、龟板、鳖甲、厚朴等。

（2）地道药材　生地黄、白芷、乌梢蛇、白花蛇、鸡内金、龟板、鳖甲、艾叶、芦根、夏枯草、白扁豆、香附、旱莲草、萹蓄等。

（3）大宗药材　厚朴、桔梗、生地黄、白芷、香附、艾叶、夏枯草、芦根、白石英、阳起石、旱莲草、丹参、白茅根、石菖蒲、木防己、桑葚子、山楂、委陵菜、茵陈、鱼腥草、细梗胡枝子、垂盆草等。

7. 蕲春县

（1）名贵药材　人参、黄连、天麻、杜仲、豹骨、半夏、龟板、鳖甲、射干等。

（2）地道药材　蕲艾、茯苓、桔梗、丹参、龟板、鳖甲、乌梢蛇、半夏、射干、天门冬、苍术等。

（3）大宗药材　夏枯草、野菊花、香附、茵陈、白茅根、薏苡仁、鱼腥草、白花蛇舌草、垂盆草、丹皮、茯苓、蕲艾、路路通、白扁豆、丹参、黄精、石菖蒲、竹茹等。

8. 黄梅县

（1）名贵药材　穿山甲、黄连、豹骨、人参、厚朴、半夏、龟板、鳖甲等。

（2）地道药材　红娘子、苍术、鸡内金、薄荷、厚朴、白术、半夏、紫菀、龟板、鳖甲等。

（3）大宗药材　野菊花、薄荷、葛根、商陆、青蒿、委陵菜、冬葵子、芫花、桔梗、红娘子、三七、洋金花、珍珠、狼毒、紫菀、白花曼陀罗等。

9. 武穴市（原广济县）

（1）名贵药材　石斛、水獭肝、豹骨、黄连、杜仲、半夏、龟板、鳖甲、射干等。

（2）地道药材　明党参、半夏、香附、丹参、色板、鳖甲、射干、天门冬、吴茱萸等。

（3）大宗药材　薄荷、陈皮、野菊花、夏枯草、香附、益母草、茵陈、虎杖、山药、干姜、明党参、白花曼陀罗、半夏、金银花、苍术、木防己、马鞭草等。

10. 英山县

（1）名贵药材　天麻、杜仲、麝香、豹骨、贝母等。

（2）地道药材　桔梗：该县野生桔梗资源历来十分丰富，是该县出产的著名药材，素有"英桔"的美誉。以红花黄沙河紫檀山（鲤鱼尖附近）的"英紫桔"质量尤佳。其特点是：收缩均匀、比重大、横断面的花纹成菊花状、药效高。曾在一九三八年巴拿马土特产品赛会上荣获金质奖章。远销中国香港、中国澳门、日本、东南亚各国与各地区。

茯苓：该县人工培植茯苓已有四百多年的历史。茯苓白片、白块以其光、洁、白驰誉中外。除畅销国内外，每年远销东南亚各国约七十吨，是该县出口的传统产品。

此外，还有天门冬、丹参、苍术、天麻等。

（3）大宗药材　细梗胡枝子、桔梗、茯苓、香附、野菊花、夏枯草、山楂、黄精、草乌、白扁豆、淡竹叶、柴胡、垂盆草、苦参、茵陈、白僵蚕、紫苏子、蜂蜜等。

七、孝感地区

（一）全区通产中药

一点红、一叶萩、山鸡血藤、千屈菜、见血住、兰花参、甘遂、石见穿、石龙芮、白花菜、郁李仁、止痛草、白毛夏枯草、白藓皮、百部、连翘、芡实、芦根、谷精草、狗舌草、香附、香薷、海金沙、射干、鹅不食草、薤白、薏苡仁、皂角、猪牙皂、皂角刺、龟板、板蓝根、苘麻子、爬山虎、柘树、胡颓子、茴茴蒜、桉叶、狼毒、蛇含、蛇床子、菱角、椰树、博落回、紫草、槐叶苹、漏芦、藜芦、鳖甲、丝瓜络、沙参、蜈蚣等。

（二）各市、县主产中药

1. 孝感市

（1）名贵药材　杜仲、天麻、黄连、贝母、豹骨、射干、龟板、鳖甲、半夏等。

（2）地道药材　桔梗、丹参、苍术、射干、天门冬、山楂、龟板、鳖甲、柴胡、苦参、地榆、半夏等。

（3）大宗药材　香附、野菊花、合欢皮、百合、茵陈、桑葚子、艾叶、夏枯草、白茅根、白前、板蓝根、大青叶、半支莲、女贞子、沙参、鱼腥草、百部、红蚤休、益母草、金樱子、薤白、石韦、萹蓄、车前草、鹅不食草、白芨、白芷、前胡、麦门冬、半边莲、苍耳、山豆根、芫蔚子、菊花等。

2. 汉川县

（1）名贵药材　龟板、鳖甲、蟾酥、蜈蚣等。

（2）地道药材　蟾酥、莲子、莱菔子、丝瓜络等。

（3）大宗药材　桑葚子、萹蓄、丹参、莲子、夏枯草、莱菔子、丝瓜络、益母草、蒲公英、地骨皮、龟板、鳖甲、鸡内金、蜈蚣、五谷虫等。

3. 云梦县

（1）名贵药材　杜仲、厚朴、半夏、贝母、龟板、鳖甲、蜈蚣等。

（2）地道药材　女贞子、香附、桑葚子、益母草、马鞭草、夏枯草等。

（3）大宗药材　香附、半夏、桑葚子、夏枯草、艾叶、益母草、女贞子、马鞭草、旱莲草、冬葵子、决明子、白扁豆、白前、芫花等。

4. 广水市（原应山县）

（1）名贵药材　射干：此药是该市特产药材之一。该市蕴藏量较大，主要分布在吴店区、浆溪店乡等地。质量好，产量高，行销国内外，享有盛誉。

此外，还有杜仲、天麻、应山贝母、蜈蚣等。

（2）地道药材　桔梗：此药为该县传统地道药材，素有"应桔"之称。具有根条粗长、色白、质坚脆、断面呈菊花心纹等特点，为同类产品中的上品，畅销国内外。

此外，还有射干、苍术、金银花、丹参、蜈蚣等。

（3）大宗药材　仙鹤草、野菊花、甜地丁、茵陈、夏枯草、草乌、沙参、蒲公英、益母草、鱼腥草、柴胡、连翘、金银花、半边莲等。

5. 大悟县

（1）名贵药材　天麻、贝母、杜仲、豹骨、白木耳、穿山甲、射干、蜈蚣、龟板、鳖甲等。

（2）地道药材　桔梗、苍术、金银花、射干、天门冬、丹参、白前、威灵仙、百部、蜈蚣、龟板、鳖甲、黄精、玉竹、青木香、南沙参等。

（3）大宗药材　南山楂、连翘、白头翁、女贞子、瞿麦、夏枯草、芫花、南沙参、白蔹、白芨、黄精、野菊花、白茅根、茵陈、柴胡、艾叶、苦参等。

6. 应城市

（1）名贵药材　杜仲、厚朴、龟板、鳖甲、半夏、蜈蚣、射干等。

（2）地道药材　石膏：该市出产的石膏闻名中外，产量居全国前列，据勘探报告，总储量约5.1亿吨，畅销国内外。

此外，还有龟板、鳖甲、半夏、蜈蚣、苍术、射干、丹参、桔梗等。

（3）大宗药材　石膏、夏枯草、柏子仁、女贞子、苍耳子、半夏、香附、鳖甲、沙参、桔梗、藕节、陈皮、茵陈、鸡内金、龟板、地骨皮、白前等。

7. 安陆市

（1）名贵药材　杜仲、天麻、豹骨、蜈蚣、射干、半夏、木瓜等。

（2）地道药材　蜈蚣、桔梗、射干、丹参、苍术、玄胡索、威灵仙、白前、青木香、半夏等。

（3）大宗药材　艾叶、茵陈、薄荷、紫苏、益母草、甜地丁、白头翁、夏枯草、金银花、百部、栀子、鱼腥草、仙鹤草、麦门冬、木瓜、杜仲、杏仁、沙参、薄荷、女贞子、白芨等。

八、襄阳市

（一）全市通产中药

一支箭、一朵云、一点红、大黄、土贝母、川牛膝、天麻、木瓜、升麻、半夏、大叶三七、白薇、白藓皮、蚤休、海桐皮、人参、三七、马桑、马耳朵、土党参、山姜、山乌龟、山慈姑、川乌、附子、川芎、太子参、五味子、五倍子、天花粉、瓜蒌、瓜蒌子、天南星、木贼、木鳖子、凤尾草、玉簪、打破碗花花、石蚕、石上柏、石吊兰、龙胆草、白术、白龙须、白附子、生扯拢、奶浆藤、全蝎、红四块瓦、麦刁七、郁李仁、灵芝、远志、皂角、猪牙皂、皂角刺、龟板、山茱萸、板栗、刺老包、细辛、胡麻仁、海松子、扇子还阳、胡桃仁、索骨丹、鸭儿芹、倒丝莲、豹骨、淫羊藿、蛇床子、草薢、黄芪、常春藤、野鸡尾、猕猴桃、斑叶兰、博落回、萱草、紫草、漏芦、酸枣仁、蕨、藜芦、鳖甲、魔芋、襄荷、麝香、五加皮、老鹳草、沙参、穿地龙、蜈蚣、奶母、奶党、百部、吉祥草、地肤子、三七、红毛七、杜仲、连翘、泽泻、刺蒺藜、金果榄、金钱草、狗舌草、香薷、党参、预知子、臭牡丹、射干、商陆、鹿衔草、桑寄生、密蒙花、旋复花、梭罗果、接骨木、黄精、款冬花、葶苈子、鹅不食草、雷丸、算盘七、薤白、薏苡仁等。

（二）各市、县主产中药

1. 随州市

（1）名贵药材　贝母、鳖甲、龟板、蜈蚣、辛夷、豹骨、天麻、杜仲、射干等。

（2）地道药材　桔梗、蜈蚣、射干、苍术、柴胡、北山楂、南沙参、玉竹、黄精、白前、百部等。

（3）大宗药材　紫苏、虎杖、十大功劳、白果、白头翁、女贞子、寻骨风、菊花、夏枯草、连翘、白蔹、香附、鱼腥草、灯芯草、松花粉、苦参、商陆、苍耳子、旱莲草、萹蓄、翻白草、艾叶、桑白皮、威灵仙、山豆根、地榆、贯众、金樱子、仙鹤草、益母草、野菊花、茵陈、豨莶草、马鞭草、夜交藤、细梗胡枝子、冬桑叶、侧柏叶等。

2. 老河口市

（1）名贵药材　杜仲、牛黄、半夏、蜈蚣等。

（2）地道药材　麦门冬、半夏、蜈蚣、山楂、甜地丁、山豆根、蒲公英、香附、苍耳子、白茅根、艾叶、半支莲、车前草、夏枯草、青蒿、茵陈、益母草、翻白草、南鹤虱等。

（3）大宗药材　蒲公英、艾叶、夏枯草、蝉蜕、柏子仁、麦门冬、半夏、蜈蚣、山楂、忍冬藤、苍耳子、侧柏叶、野菊花、马鞭梢、女贞子、益母草、红花子、翻白草、夜交藤等。

3. 襄阳市

（1）名贵药材　杜仲、牛黄、天麻、蜈蚣、半夏、龟板、鳖甲等。

（2）地道药材　麦门冬：该县被国家定为麦门冬生产基地县之一，每年向国家提供大量商品，产量占全国总量的四分之一。以其块根肥大、色黄白、心细小、味甜微苦、嚼之发黏等特点而驰名，畅销国内外。

此外，还有蜈蚣、半夏、土鳖虫、龟板、鳖甲、桔梗、红柴胡等。

（3）大宗药材　麦门冬、板蓝根、夏枯草、半夏、山楂、白茅根、蒲公英、半支莲、白头翁、仙鹤草、车前草、接骨木、蜈蚣、蝉蜕、香附、萹蓄、桑枝、生地黄、益母草、马鞭草、旋复花、苦参、黄姜、女贞子等。

4. 南漳县

（1）名贵药材　杜仲、天麻、黄连、麝香、豹骨、白木耳、辛夷、射干、血耳、半夏、蜈蚣、五味子等。

（2）地道药材　金银花、款冬花、半夏、辛夷、射干、柴胡、天门冬、桔梗、山茱萸、杜仲、沙参、苍术、白木耳、血耳、杭菊花、黄精、百部、白附子、合欢皮等。

（3）大宗药材　黄姜、接骨木、金银花、杭菊花、野菊花、白木耳、仙鹤草、淫羊藿、蜈蚣、天麻、猕猴桃、夏枯草、蒲公英、茵陈、艾叶、桑葚子、五味子、女贞子、杏仁、桃仁、山楂、活血莲、白僵蚕、白英、千里光等。

5. 谷城县

（1）名贵药材　天麻、杜仲、麝香、豹骨、白木耳、水獭肝、熊胆、辛夷、射干、血耳、半夏、蜈蚣、五味子等。

（2）地道药材　麦门冬、金银花、辛夷、射干、柴胡、天门冬、桔梗、杜仲、沙参、苍术、白木耳、血耳、半夏、黄精、半支莲等。

（3）大宗药材　黄姜、接骨木、金银花、野菊花、白木耳、仙鹤草、淫羊藿、蜈蚣、天麻、夏枯草、蒲公英、茵陈、艾叶、五味子、女贞子、杏仁、桃仁、山楂、活血莲、白英、千里光、枸骨叶、鱼腥草、益母草、山豆根、香附、紫金牛、泽兰、败酱草、光木瓜等。

6. 枣阳市

（1）名贵药材　杜仲、天麻、太子参、豹骨、射干、人参、龟板、鳖甲、蜈蚣等。

（2）地道药材　生地黄、射干、桔梗、苍术、人参、南沙参、麦门冬、金银花、龙胆草、白英、胡枝子、徐长卿、两面针、龟板、鳖甲、鸡内金、刺猬皮、黄狗肾、蜈蚣等。

（3）大宗药材　野菊花、苦参、冬葵子、夏枯草、败酱草、益母草、马鞭草、蒲公英、茵陈、苍耳子、白藓皮、南鹤虱、蛇床子、山楂、连翘、北柴胡、南柴胡、桔梗等。

7. 宜城市

（1）名贵药材　贝母、豹骨、麝香、蜈蚣等。

（2）地道药材　丹参、天门冬、蜈蚣、桔梗、酸枣仁等。

（3）大宗药材　酸枣仁、山楂、夏枯草、桔梗、紫花地丁、白头翁、沙参、苍术、苦参、蜈蚣、天门冬、丹参、地榆、柴胡、茵陈、仙鹤草、寻骨风、白蔹、白藓皮、翻白草、桑白皮、金樱子、益母草、马鞭草等。

8. 保康县

（1）名贵药材　白木耳：该县出产的白木耳，是全国著名的地道名贵药材之一。其显著特点是：用椴木培养栽培，肉厚质优，便于炖汤，滋补性强。除畅销国内外，还深受国际市场欢迎。

此外，还有麝香、牛黄、熊胆、黄连、杜仲、豹骨、血耳、天麻、延龄草、保康贝母、射干、五味子、辛夷、独活、木瓜等。

（2）地道药材　白木耳、血耳、通草、金银花、杜仲、射干、柴胡、苍术、黄连、天麻、麝香、五味子、辛夷、白附子、玉竹、百合、黄精等。

（3）大宗药材　独活、木瓜、五味子、黄姜、野菊花、牵牛子、桃仁、杏仁、通草、金银花、山楂、虎杖、仙鹤草、女贞子、牛蒡子、车前草、淫羊藿、海桐皮、白头翁、委陵菜、天南星、白木耳、血耳、苍术、杜仲、柴胡等。

九、武汉市

1. 武昌县

（1）名贵药材　半夏、莲子、龟板、鳖甲等。

（2）地道药材　半夏、菟丝子、车前草、莲子、芡实、龟板、鳖甲、益母草、薤白等。

（3）大宗药材　藿香、醒头香、芫荽子、土牛膝、石菖蒲、莲子、半夏、菟丝子、车前草、芡实、龟板、鳖甲、益母草、石膏等。

2. 汉阳县

（1）名贵药材　龟板、鳖甲、半夏、蟾酥等。

（2）地道药材　茵陈、土牛膝、石菖蒲、老鹳草、肺经草等。

（3）大宗药材　红娘子、蛇床子、茵陈、土牛膝、石菖蒲、老鹳草、肺经草、醒头香、藿香等。

3. 黄陂县

（1）名贵药材　龟板、鳖甲、射干等。

（2）地道药材　桔梗、丹参、苍术、射干、莲须、板蓝根、龟板、鳖甲等。

（3）大宗药材　艾叶、夏枯草、益母草、女贞子、苍耳子、金樱子、山楂、车前草、蒲公英、莲须、仙鹤草、垂盆草、萹蓄、地榆、苦参、白芨、芦根、野菊花、旱莲草等。

4. 新洲县

（1）名贵药材　杜仲、牛黄、龟板、鳖甲、射干、莲子等。

（2）地道药材　莲子、龟板、鳖甲、香附、艾叶、射干等。

（3）大宗药材　白前、旱莲草、半支莲、莲子、艾叶、夏枯草、菊花、生地黄、泽泻、蔓荆子、栀子、桔梗、苍术、茵陈、天花粉、沙参、鸡内金、香附、槐花、益母草、薤白、瞿麦、桑叶、旱莲草、蝉蜕等。

十、黄石市（含大冶县）

（1）名贵药材　半夏、龟板、鳖甲、牛黄、穿山甲等。

（2）地道药材　活磁石、半夏、明党参、天门冬、沙参、黄精、茶苄等。

（3）大宗药材　活磁石、艾叶、葛根、南沙参、前胡、地榆、夏枯草、青蒿、丹参、黄精、牡荆子、苦参、茵陈、山药等。

十一、神农架林区

本区自然条件复杂，气候多样，森林原始，植被完整，土壤肥沃，蕴藏着丰富的药用植、动物资源。本区有中药 2023 种，其中植物药有 1800 种，动物药 213 种，矿物及其他药 10 种。

（1）名贵药材　麝香：该区麝香资源比较丰富，除林麝外，还有一种白麝，它分泌的麝香质量最好，其质柔软，有油性，香气浓烈。不但畅销国内，更是行销于东南亚、非洲及西欧各国及地区，深受国际市场欢迎。

此外，还有延龄草、八角莲、小丛红景天、大叶三七、竹节人参、细叶石斛、黄连、杜仲、独活、半夏、续断等。

（2）地道药材　党参、麝香、延龄草、黄连、黄柏、杜仲、独活等。

（3）大宗药材　黄连、当归、独活、党参、杜仲、黄柏、黄精、柴胡、川乌、草乌、木通、茜草、荆芥、藁本、升麻、半夏、地榆、川芎、丹皮、金银花、玉竹、野菊花、茵陈、石韦、萹蓄、千里光、续断、大血藤、穿地龙、贯众、天南星、鱼腥草、菖蒲、蚤休、虎杖、骨碎补、蒲公英、苍术、大黄、淫羊藿、大叶三七等。

参考文献

[01] 湖北省各地、州、市、县地方志、卫生志.

[02] 湖北省卫生局. 湖北中草药志（一）（二）. 武汉：湖北人民出版杜，1978.

[03] 湖北省地方志编纂委员会. 湖北市县概况. 1984.

[04] 湖北省计划委员会，湖北国土资源. 武汉：湖北人民出版社，1986.

[05] 湖北省卫生厅. 湖北中药手册. 1960.

[06] 中华全国中医学会武汉分会中药学会. 湖北中药鉴别手册. 1984.

[07] 湖北省鄂西自治州药品检验所. 鄂西药物志. 1988.

[08] 湖北省各地（州）市、县（区）中药资源普查技术报告. 专题调查报告. 1986.

附录一　历年疫病流行情况

古云：民之灾患大者有四，一曰疫，二曰旱，三曰水，四曰畜。因为疫病对生产力的破坏最为强烈，故列为诸灾之首，历代政府与医家均比较重视。

疫，《说文》解释为"民皆病也"，即在一定范围内，众多人患同样的病，多有地域性、季节性和传染性。正如《黄帝内经》中所说："五疫之至，皆相染易，无问大小，病状相似。"

湖北地处中南，历史上由于地理、气候、社会等诸因素，疫情灾害屡有发生。据史书记载，早在魏晋时期，孙权大军征讨荆州时，在该地就曾遇到疾疫发生。晋·永嘉四年襄阳大疫，死者达 3000 余人。

关于湖北地方疫情的史料，正史中的记载相当简略，多散在各书中，难于收集全面。明清建立方志后较为详悉，仅见于湖北方志所载，从南宋咸淳年间至清末光绪年间，就发生 200 余起。有的限于一乡一县，有的竟涉及十数县。对疫病流行史加以研究，可为今后的预防工作提供借鉴，故将方志有关记载整理如下（时间、地点依原方志）。

1274 年（宋·咸淳十年），英山饥疫。江陵城中患疾疫。

1275 年（宋·德祐元年），麻城大旱疫。

1307 年（元·大德十一年），麻城大疫。

1308 年（元·至大元年），八月，英山旱、蝗、饥疫。

1353 年（元·至正十三年），蕲州、蕲水、黄冈、麻城大旱，人相食，大疫。

1421 年（明·永乐十九年），蒲圻大疫。

1453 年（明·景泰四年），冬，武昌、汉阳疫。

1488 年（明·弘治元年），麻城大旱，疫。

1508 年（明·正德三年），夏，安陆大旱，饥民多疫。

1513 年（明·正德八年），春，均州大疫。

1517 年（明·正德十二年），荆州疫。

1518 年（明·正德十三年），夏，应山大疫。

1524 年（明·嘉靖三年），安陆、孝感、麻城大疫。

1528 年（明·嘉靖七年），八月，钟祥大疫。

1529 年（明·嘉靖八年），春，襄阳、光化、均州、宜城、沔阳大疫。

1532 年（明·嘉靖十一年），秋，谷城大疫。

1534 年（明·嘉靖十三年），襄阳大疫。

1537 年（明·嘉靖十六年），春，安陆大疫。春夏，孝感大疫。

1540 年（明·嘉靖十九年），春，钟祥大疫。

1545 年（明·嘉靖二十四年），咸宁、安陆饥疫。

1552 年（明·嘉靖三十一年），自春至秋，孝感、安陆大疫。夏，应山大疫。

1554 年（明·嘉靖三十三年），麻城大旱、蝗，是冬大疫。自春至夏，云梦大疫。

1561 年（明·嘉靖四十年），春，荆州大疫，死万余人。秋，当阳大疫，死者过半。长阳大疫。

1562 年（明·嘉靖四十一年），春夏，潜江大疫。

1573 年（明·万历元年），正月，枣阳大疫。

1584 年（明·万历十二年），春，安陆、咸宁大疫。

1587 年（明·万历十五年），五月，枝江、宜都雨雹，大疫。

1589 年（明·万历十七年），春，罗田大水，民间大疫。麻城大旱，疫，麦禾两尽，人民受灾，伤者无算。黄冈大疫。阳新大旱、疫。

1590 年（明·万历十八年），四月，黄冈大疫，人相食。夏，黄陂大疫。

1591 年（明·万历十九年），春，通城大疫。

1603 年（明·万历三十一年），自春至秋，孝感大疫。夏，应山大疫。

1609 年（明·万历三十七年），春夏间，通城大疫，死者十之七八。

1621 年（明·天启元年），枣阳大疫。

1627 年（明·天启七年），襄阳大疫。

1640 年（明·崇祯十三年），三月，麻城大疫，死者相望于道，惨不可言。至九月方止，是年大旱、蝗。

1641 年（明·崇祯十四年），江夏大疫，黄冈飞蝗食苗，是年大疫。蕲水蝗、疫。罗田大疫，积尸遍城野。黄梅大疫，死亡过半，贫者不能具棺，苇席裹尸弃之中野。广济饥疫，人相食。英山，春，大饥，疫。三年之内，蝗旱频仍，疫疠大作。蒲圻，春，大疫。蕲州，大旱疫，殍尸载道。孝感大疫。沔阳，夏五月，旱，蝗，大疫。

1642 年（明·崇祯十五年），黄安、黄州郡县蝗、大饥，继以疫。蒲圻，春，大疫，哭泣之声，比户相闻。黄陂大疫。应山大疫。阳新大疫。

1643 年（明·崇祯十六年），夏，襄阳、光化大疫。

1644 年（明·崇祯十七年），宜都、枝江大疫。

1645 年（清·顺治二年），咸宁大疫。应城大疫。安陆大疫。当阳大疫。秋冬，天门大疫，苦饥。

1646 年（清·顺治三年），夏，安陆、襄阳大疫。崇阳大疫，死亡无算。秋，阳新大疫。

1659 年（清·顺治十五年），春，宜城大疫。

1671 年（清·康熙十年），夏，应山大疫。秋，枣阳疫。

1678 年（清·康熙十七年），荆门大旱，疫疠顿作。

1681 年（清·康熙二十年），夏，沔阳大旱、疫。

1682 年（清·康熙二十一年），宜昌西瀼疫。

1683 年（清·康熙二十二年），春，宜城东山村大疫。

1692 年（清·康熙三十一年），三月，郧阳大疫。五月，房县大疫。

1693 年（清·康熙三十二年），武昌大疫。郧西大疫。

1698 年（清·康熙三十七年），秋，房县人牛俱疫。

1700 年（清·康熙三十九年），夏，房县暑旱，后得雨反寒，瘟疫流行。

1705 年（清·康熙四十四年），沔阳大水，冬，大疫。

1706 年（清·康熙四十五年），沔阳水，大饥大疫。天门大水，民饥，继以疫。春夏，蒲圻大疫。崇阳旱连岁，人多疫。通城疫。房县疫。

1707 年（清·康熙四十六年），沔阳，春仍疫，至夏乃止。通城大疫，死亡相继，不染者百不二三。七月，房县大疫，死者甚众。公安水涌，大疫。

1708 年（清·康熙四十七年），公安大疫。蒲圻大水，谷贵，民复病疫。

1710 年（清·康熙四十九年），房县痘疹大作，夭伤千余人。

1723 年（清·雍正元年），罗田大疫。

1725 年（清·雍正三年），蒲圻秋旱，痢疾盛行。

1727 年（清·雍正五年），沔阳，春夏淫雨不止，无麦，大水，饥，大疫。钟祥，二月既望雨，至四月不止，居民大疫。黄冈，夏，大水，秋，大疫。冬，汉阳疫。枝江疫。

1728 年（清·雍正六年），武昌旱，时疫流行。蒲圻，春夏，民皆疾疫。沔阳，夏五月，大水，民饥多疫。枝江疫。荆门疫。崇阳大疫。宜昌大疫。长阳大疫。远安大疫。

1729 年（清·雍正七年），春，郧西大疫。

1734 年（清·雍正十二年），武昌乡村疫疟，

1745 年（清·乾隆十年），十一月，枣阳大疫。

1768 年（清·乾隆三十三年），汉川大疫，人民损伤无算。

1791 年（清·乾隆五十六年），七、八月，云梦大疫。安陆大疫。

1792 年（清·乾隆五十七年），夏，黄梅大水，疫。

1808 年（清·嘉庆十三年），夏秋，英山大疫。

1814 年（清·嘉庆十九年），枝江大疫，四乡传染，死者甚众。

1815 年（清·嘉庆二十年），汉川大疫。

1819 年（清·嘉庆二十四年），恩施大疫。

1828 年（清·道光八年），长阳大疫。

1832 年（清·道光十二年），三月，武昌疫。春，潜江饥疫。汉川疫。咸宁大疫，自去年冬始，至是年秋方止。五月，黄陂大疫。汉阳大疫。宜都大疫。孝感大疫。监利大疫，死者无算。沔阳大水，民饥多疫。石首，春夏，民大疫，死者无算。松滋大疫，瘟疫流行。八月，黄梅大疫。应城大疫。江夏大水，大疫。大冶大疫，户有绝者。蒲圻，水，大疫。安陆，瘟疫大作。公安，大水，疫。应山，瘟疫大作。通城，沔、监流民疫甚，死者相藉，邑人染之，多因疫亡。崇阳大疫，病者十之八九，死者十之五六。

1833 年（清·道光十三年），潜江大疫。宜城大疫。

1839 年（清·道光十九年），九月，云梦大疫。

1841 年（清·道光二十一年），沔阳疫。

1842 年（清·道光二十二年），武昌大水，夏大疫。大冶水，疫，民相劫夺。蕲州饥，大疫。英山，饥疫交作，民采草根、树皮为食，死者无算。

1843 年（清·道光二十三年），五月，麻城大疫。

1844 年（清·道光二十四年），黄安大疫，民多死。

1845 年（清·道光二十五年），光化大疫。

1848 年（清·道光二十八年），大冶疫甚。

1849 年（清·道光二十九年），夏秋，沔阳大疫。

1852 年（清·咸丰二年），蕲州疫。

1856 年（清·咸丰六年），五月，咸宁大疫。

1857 年（清·咸丰七年），秋，英山大疫。

1861 年（清·咸丰十一年），秋，长阳大疫。

1862 年（清·同治元年），江陵大疫，民多暴死。

1864 年（清·同治三年），夏，应山大疫。秋，公安大疫。

1869 年（清·同治八年），秋，麻城疫。

1870 年（清·同治九年），麻城北乡大疫。

1871 年（清·同治十年），麻城西南乡大疫。

1872 年（清·同治十一年），夏，武昌疫疟。

1875 年（清·光绪元年），春，阳新疫。

1877 年（清·光绪三年），阳新大疫，连年不止，死人无算。

1878 年（清·光绪四年），二月，光化大疫。秋，沔阳淫雨，大疫。

1879 年（清·光绪五年），蕲州大同乡疫。秋，武昌疫。

1881 年（清·光绪七年），夏秋，阳新大疫，用吴又可医方诊治有效，然死人犹难胜数。次年疫稍轻，损人亦多。

1883 年（清·光绪九年），监利毛市傅家垸痘麻流行，全村十余户，死亡达二十七人。

1888 年（清·光绪十四年），沔阳大疫，民多死。

1906 年（清·光绪三十二年），监利傅家垸霍乱流行，死亡达十人。

（以上资料见《湖北通志》及其各州、县方志）

附录二　人名索引

二　画

丁德泰 …………………… 127

三　画

于良椿 …………………… 145

万天锡 …………………… 173

万　宁 …………………… 129

万　全 …………………… 19

万时叙 …………………… 173

万　拱 …………………… 34

万　筐 …………………… 37

万　嵩 …………………… 39

万　鹏 …………………… 151

万福敦 …………………… 139

马文灿 …………………… 181

马负图 …………………… 179

马负图 …………………… 244

马良慥 …………………… 136

马迪裕 …………………… 182

马胜蛟 …………………… 182

马道人 …………………… 188

马锦堂 …………………… 167

四　画

王三锡 …………………… 172

王之梅 …………………… 126

王开武 …………………… 188

王文理 …………………… 183

王立三 …………………… 169

王　兰 …………………… 132

王吉士 …………………… 151

王　协 …………………… 217

王成寅 …………………… 202

王贞甫 …………………… 123

王先生 …………………… 178

王兴杨 …………………… 158

王汝爵 …………………… 125

王应运 …………………… 152

王应恺 …………………… 163

王纯绌 …………………… 163

王松竹 …………………… 137

王叔和 …………………… 199

王国泰 …………………… 186

王质庵 …………………… 182

王命珪 …………………… 200

王绍方	……	236
王经纶	……	146
王晒	……	154
王俟绂	……	132
王俊	……	149
王彦伯	……	27
王祖亮	……	163
王爱溪	……	173
王润	……	169
王梦麟	……	183
王崇道	……	219
王崇戴	……	134
王琳	……	245
王超	……	170
王彭泽	……	202
王善良	……	136
王道宏	……	177
王瑀	……	229
王颖川	……	165
王箕武	……	157
王德冲	……	167
卞联云	……	187
卞演	……	187
方五铠	……	140
方聿修	……	156
方昌瀛	……	198
方映南	……	183
方席珍	……	145
尹天知	……	155
尹思和	……	189

尹隆宾	……	227
邓一桓	……	144
邓兆嵩	……	133
邓琮	……	160
邓锦	……	217
邓履宽	……	137

五　画

艾如滋	……	174
艾宏	……	164
石元吉	……	217
石斗辉	……	219
石夒照	……	147
卢云乘	……	202
卢孙嫡	……	135
卢拯	……	148
卢嗣逊	……	184
叶文机	……	103
叶如庵	……	128
叶志诜	……	200
叶时荣	……	139
叶逢春	……	155
叶瑞青	……	135
叶镇	……	165
田之丰	……	189
田正宜	……	177
田国芳	……	162
田宗汉	……	228
田野治	……	247
田嵩	……	185

史继棠 …………………… 170
史铭鼎 …………………… 170
白荣华 …………………… 185
乐文甫 …………………… 32
冯三朋 …………………… 153
冯大椿 …………………… 177
冯元会 …………………… 145
冯生枝 …………………… 157
皮文鹤 …………………… 187
成我琦 …………………… 127
朱正原 …………………… 148
朱本善 …………………… 175
朱光玉 …………………… 122
朱宏照 …………………… 121
朱 英 …………………… 183
朱俨镴 …………………… 160
朱容栋 …………………… 118
朱盛渌 …………………… 195
朱德醇 …………………… 158
伍药樵 …………………… 173
华 佗 …………………… 222

刘云山 …………………… 160
刘中兰 …………………… 169
刘巩乾 …………………… 174
刘存斋 …………………… 148
刘 光 …………………… 121
刘先甲 …………………… 173
刘名显 …………………… 119
刘兴湄 …………………… 167
刘观旗 …………………… 141
刘志组 …………………… 166
刘作栋 …………………… 210
刘 灼 …………………… 158
刘青藜 …………………… 150
刘若金 …………………… 172
刘国光 …………………… 229
刘秉铨 …………………… 125
刘秉德 …………………… 131
刘 相 …………………… 165
刘厚山 …………………… 166
刘映奎 …………………… 134
刘载阳 …………………… 185
刘 哲 …………………… 166
刘 焌 …………………… 157
刘 掞 …………………… 166
刘常彦 …………………… 138
刘 寅 …………………… 166
刘鼎梅 …………………… 189
刘 鹏 …………………… 154
刘鹏起 …………………… 175
刘德馨 …………………… 230

六 画

向安朝 …………………… 189
向通权 …………………… 189
刘大纯 …………………… 163
刘万同 …………………… 175
刘之俊 …………………… 163
刘之暹 …………………… 167
刘天和 …………………… 220

刘　衡 …………… 141
刘懋才 …………… 169
刘黯才 …………… 170
关希达 …………… 152
江玉良 …………… 134
江　锋 …………… 241
安庆材 …………… 120
许世锦 …………… 145
许立名 …………… 169
许步云 …………… 187
许　环 …………… 188
许　炤 …………… 153
许德润 …………… 182
阮玉衡 …………… 158
阮　超 …………… 158
阮辉堂 …………… 157
孙思邈 …………… 35
孙豫谦 …………… 161

七　画

严大训 …………… 167
严文鳌 …………… 130
严正笏 …………… 163
严有裕 …………… 170
严昌道 …………… 166
严　政 …………… 142
严寅宾 …………… 140
苏魁俊 …………… 170
杜一枝 …………… 135
杨子哲 …………… 177

杨太和 …………… 165
杨以泰 …………… 141
杨玉朗 …………… 135
杨世元 …………… 153
杨　旦 …………… 165
杨玄亮 …………… 180
杨自沂 …………… 176
杨旭东 …………… 119
杨名川 …………… 133
杨守敬 …………… 186
杨　芷 …………… 229
杨体泗 …………… 236
杨际泰 …………… 35
杨　咏 …………… 37
杨学典 …………… 159
杨　祉 …………… 170
杨春原 …………… 125
杨泉洲 …………… 147
杨理璜 …………… 121
杨楚珍 …………… 141
杨　溥 …………… 241
杨　燮 …………… 126
李大吕 …………… 128
李子毅 …………… 141
李开基 …………… 146
李文启 …………… 138
李方赓 …………… 143
李正伯 …………… 157
李本立 …………… 186
李代恩 …………… 222

李印书 …………… 133　李鹤来 …………… 137
李永坤 …………… 186　李簧序 …………… 134
李师庚 …………… 138　肖凤翥 …………… 130
李先芳 …………… 164　肖世鲁 …………… 158
李廷淦 …………… 138　肖延平 …………… 127
李全泰 …………… 133　肖向荣 …………… 220
李兆兰 …………… 121　肖名芹 …………… 139
李时珍 …………… 192　肖克诚 …………… 125
李利宾 …………… 156　肖裕全 …………… 174
李言闻 …………… 210　肖麟长 …………… 220
李应五 …………… 229　吴又唇 …………… 123
李学元 …………… 162　吴士振 …………… 165
李学高 …………… 177　吴　中 …………… 186
李泽溥 …………… 144　吴凤翔 …………… 132
李宜滢 …………… 127　吴世昌 …………… 199
李绍度 …………… 141　吴廷辅 …………… 218
李春馥 …………… 134　吴传焕 …………… 156
李　苏 …………… 152　吴兆荣 …………… 154
李顺钦 …………… 167　吴　旻 …………… 195
李俭行 …………… 165　吴学周 …………… 169
李　恒 …………… 160　吴承膏 …………… 202
李　蒔 …………… 147　吴信一 …………… 163
李梦龙 …………… 118　吴振之 …………… 122
李　桴 …………… 165　吴家璨 …………… 125
李盛春 …………… 160　吴　堂 …………… 173
李绳业 …………… 121　吴雁题 …………… 143
李维翰 …………… 124　吴颜德 …………… 178
李楚珩 …………… 161　时　焜 …………… 187
李　煦 …………… 126　邱　翔 …………… 219
李德模 …………… 148　邱　澍 …………… 177

何元格 …………………… 156
何方圣 …………………… 148
何其大 …………………… 178
何惺 …………………… 240
何瑞玉 …………………… 173
何镃 …………………… 173
何增荣 …………………… 176
何操敬 …………………… 178
何铿 …………………… 119
余大琏 …………………… 177
余中孝 …………………… 133
余文波 …………………… 177
余存恒 …………………… 137
余国正 …………………… 169
余易元 …………………… 137
余秉圭 …………………… 138
余晖吉 …………………… 161
余暄 …………………… 169
余畹生 …………………… 185
邹天贵 …………………… 122
邹立坤 …………………… 153
邹廷光 …………………… 164
邹厚载 …………………… 153
邹顺庵 …………………… 136
邹盛钰 …………………… 133
邹崇谦 …………………… 133
邹德厚 …………………… 133
邹橘泉 …………………… 136
迎祥和尚 …………………… 121
怀仙 …………………… 122

汪士耀 …………………… 156
汪古珊 …………………… 188
汪代棠 …………………… 220
汪应霖 …………………… 134
汪祖敬 …………………… 170
汪梦云 …………………… 162
汪期莲 …………………… 187
汪鹏 …………………… 175
汪颖 …………………… 160
沈自昆 …………………… 135
宋子京 …………………… 128
宋合泉 …………………… 137
宋宏增 …………………… 189
宋学洙 …………………… 234
宋绍光 …………………… 150
宋凌云 …………………… 157
宋鲸 …………………… 128
初虞世 …………………… 180
张一受 …………………… 185
张二若 …………………… 169
张大临 …………………… 168
张之良 …………………… 182
张子儿 …………………… 36
张天爵 …………………… 126
张元和 …………………… 132
张仁趾 …………………… 139
张文国 …………………… 188
张文基 …………………… 145
张为炳 …………………… 202
张世亮 …………………… 168

张世璜 …………………… 146
张仕政 …………………… 27
张 机 …………………… 179
张朱霖 …………………… 156
张自修 …………………… 172
张志杰 …………………… 144
张极聪 …………………… 184
张伯祖 …………………… 179
张尚朴 …………………… 198
张国秀 …………………… 170
张国清 …………………… 170
张竺庵 …………………… 177
张承祚 …………………… 161
张绍思 …………………… 155
张 栋 …………………… 165
张拱治 …………………… 145
张 星 …………………… 139
张载麟 …………………… 134
张 峻 …………………… 189
张继顺 …………………… 173
张 培 …………………… 247
张得名 …………………… 178
张绪藩 …………………… 169
张 维 …………………… 162
张联芳 …………………… 134
张 鼎 …………………… 175
张 湘 …………………… 181
张锦玑 …………………… 133
张 暹 …………………… 171
陆法和 …………………… 159

陆遇芳 …………………… 173
陈士元 …………………… 230
陈大勋 …………………… 164
陈大谦 …………………… 161
陈才源 …………………… 157
陈广东 …………………… 144
陈云山 …………………… 137
陈五太 …………………… 124
陈文炳 …………………… 156
陈文斌 …………………… 146
陈世珍 …………………… 187
陈世楷 …………………… 135
陈邦镇 …………………… 128
陈西观 …………………… 126
陈廷楹 …………………… 150
陈竹轩 …………………… 158
陈安忠 …………………… 183
陈志明 …………………… 218
陈志雯 …………………… 167
陈 芸 …………………… 216
陈克新 …………………… 135
陈时鳌 …………………… 156
陈其殷 …………………… 216
陈明道 …………………… 139
陈念祖 …………………… 175
陈治道 …………………… 216
陈宗柏 …………………… 132
陈定中 …………………… 145
陈咸亨 …………………… 157
陈映奎 …………………… 175

陈思堂 …………… 226

陈重溢 …………… 143

陈 泰 …………… 142

陈起凤 …………… 168

陈继谟 …………… 220

陈辅廷 …………… 170

陈崇尧 …………… 171

陈 谟 …………… 143

陈锡球 …………… 131

陈 雍 …………… 144

陈德润 …………… 119

陈鉴藻 …………… 126

邵一仕 …………… 167

邵同珍 …………… 200

邵家兰 …………… 168

武景节 …………… 236

八 画

范 汪 …………… 182

范 晔 …………… 182

林虹桥 …………… 149

林钟璠 …………… 149

林德仁 …………… 150

欧阳正谋 …………… 171

欧阳迁 …………… 228

欧阳洛 …………… 239

欧阳植 …………… 171

欧阳瑚 …………… 169

欧阳樊桂 …………… 131

欧 芳 …………… 174

明长人 …………… 144

明渐磐 …………… 158

易时泽 …………… 129

易 坤 …………… 140

易 经 …………… 123

易洪周 …………… 129

易 滢 …………… 153

易德迈 …………… 143

罗正棠 …………… 126

罗兴庆 …………… 170

罗宏材 …………… 242

罗桥轩 …………… 162

金文彬 …………… 229

金振声 …………… 178

金鸿翎 …………… 218

金 淮 …………… 166

金韶九 …………… 166

周于蕃 …………… 225

周开远 …………… 134

周文焕 …………… 157

周汇浃 …………… 225

周廷榕 …………… 141

周传复 …………… 237

周传瑾 …………… 139

周宗范 …………… 163

周继文 …………… 166

周 清 …………… 184

周 缙 …………… 195

周毓令 …………… 126

周德滋 …………… 177

庞士坚 ················ 156
庞安时 ················ 186
庞宪 ················ 142
郑文贤 ················ 152
郑机 ················ 247
郑达 ················ 244
郑仲极 ················ 187
郑梅占 ················ 146
法喜 ················ 180
泓明 ················ 156
宝辉 ················ 240
宛相 ················ 147
屈大寰 ················ 137
孟正寅 ················ 134

九　画

赵亮采 ················ 181
赵梦弼 ················ 118
郝守道 ················ 142
郝源 ················ 142
胡心悦 ················ 183
胡礼庵 ················ 170
胡永定 ················ 171
胡延大 ················ 129
胡向暄 ················ 228
胡步云 ················ 143
胡明良 ················ 167
胡岳 ················ 161
胡承先 ················ 168
胡恂 ················ 165

胡泰勋 ················ 210
胡雯 ················ 141
胡瑜 ················ 154
胡献琛 ················ 144
胡锡鼎 ················ 145
胡慎斋 ················ 128
胡儒伲 ················ 150
柯光堂 ················ 158
柯逢时 ················ 199
柯惟功 ················ 158
查启嘉 ················ 145
峞叟 ················ 173
钟惺 ················ 171
段永淙 ················ 135
饶崇仁 ················ 140
饶策 ················ 146
闻兴邰 ················ 135
姜元吉 ················ 126
姜博高 ················ 168
洪植杨 ················ 131
洞晓 ················ 156
祝海围 ················ 148
胥秉哲 ················ 219
姚雄载 ················ 124
贺世康 ················ 161
贺泽璜 ················ 130

十　画

秦厚焕 ················ 133
秦笃训 ················ 149

秦笃庆 ……………… 149

秦笃辉 ……………… 149

袁开先 ……………… 133

袁成瑾 ……………… 167

袁绍炎 ……………… 152

耿文浚 ……………… 134

聂宏铨 ……………… 163

聂继络 ……………… 177

夏方熙 ……………… 171

夏廷玉 ……………… 168

顾天锡 ……………… 143

顾奉璋 ……………… 190

铁 舟 ……………… 120

徐之荣 ……………… 119

徐世昶 ……………… 151

徐 芝 ……………… 229

徐 杰 ……………… 161

徐 晋 ……………… 126

徐常吉 ……………… 176

徐 敏 ……………… 200

徐锈优 ……………… 210

徐德恒 ……………… 219

徐儒榘 ……………… 224

殷仲堪 ……………… 232

殷惟哲 ……………… 171

高子明 ……………… 160

高子哲 ……………… 123

高安度 ……………… 174

高羽成 ……………… 168

高启宇 ……………… 174

郭士珩 ……………… 150

郭广文 ……………… 182

郭凤竹 ……………… 183

郭生申 ……………… 32

郭唐臣 ……………… 34

郭 雍 ……………… 246

席光裕 ……………… 229

唐正文 ……………… 173

唐志位 ……………… 168

唐胜学 ……………… 171

唐培冤 ……………… 183

唐裔潢 ……………… 202

悦 道 ……………… 122

浦心韦 ……………… 142

涂兆稚 ……………… 175

涂纯一 ……………… 135

陶宜炳 ……………… 220

十一画

黄大文 ……………… 121

黄天秩 ……………… 155

黄日芳 ……………… 166

黄 升 ……………… 176

黄世汉 ……………… 138

黄贞甫 ……………… 181

黄怿麟 ……………… 136

黄 济 ……………… 235

黄钦亭 ……………… 154

黄宪滨 ……………… 149

黄祚宪 ……………… 124

黄　昶 ………………………… 165
黄家瑞 ………………………… 165
黄培藩 ………………………… 174
黄超凡 ………………………… 122
黄道淳 ………………………… 119
黄登选 ………………………… 132
黄　廉 ………………………… 224
黄霁明 ………………………… 122
梅调鼎 ………………………… 153
曹廷杰 ………………………… 188
曹继石 ………………………… 241
龚大器 ………………………… 162
龚　敏 ………………………… 124
龚　澄 ………………………… 177
龚　灏 ………………………… 144
常锡候 ………………………… 165
笪显模 ………………………… 124
笪　鉴 ………………………… 198
庚诠例 ………………………… 176
阎增瑞 ………………………… 140
梁学孟 ………………………… 171
梁培禧 ………………………… 167
屠道和 ………………………… 226
彭元灏 ………………………… 175
彭长溪 ………………………… 221
彭文楷 ………………………… 222
彭含章 ………………………… 186
彭国培 ………………………… 175
彭望楚 ………………………… 148
彭维燕 ………………………… 230

彭楚英 ………………………… 222
葛天爵 ………………………… 164
董其珏 ………………………… 172
董教清 ………………………… 184
蒋之杰 ………………………… 173
蒋云贵 ………………………… 136
蒋兆瑞 ………………………… 146
韩　泰 ………………………… 142
韩维鲁 ………………………… 131

十二画

覃宗荣 ………………………… 187
覃　恩 ………………………… 151
喻必惠 ………………………… 137
喻宏量 ………………………… 153
智　颛 ………………………… 172
智　缘 ………………………… 178
程乃时 ………………………… 183
程云鹏 ………………………… 196
程为楠 ………………………… 132
程身维 ………………………… 132
程启厚 ………………………… 220
程　高 ………………………… 157
程森福 ………………………… 132
程詹礼 ………………………… 138
傅之铉 ………………………… 198
傅开泰 ………………………… 156
傅文钟 ………………………… 163
傅世贞 ………………………… 125
傅有铎 ………………………… 135

傅作鼎	177	蔡汝霖	172
焦直修	187	蔡绍夔	144
舒石亭	36	蔡瑞芬	222
舒乾德	168	蔡　燕	174
舒尊基	145	僧清真	183
童　仲	155	廖必达	157
童　瑾	130	谭之鹏	160
曾同轨	171	熊凤翥	134
曾传经	153	熊训元	136
曾葵局	164	熊廷燕	198
滑世昌	117	熊　芬	122
谢与权	141	熊　浚	145
谢仁淑	220	熊梦飞	157
谢宏绪	222	熊锡禄	133
谢　殷	130	熊锡魁	133
		熊煜奎	144

十三画

雷万富	161		
虞席珍	198		

十五画

路青云	119	樊之铎	174
路春楷	166	樊子晋	136
简文锦	187	樊　炜	219
詹殿选	134	樊继圣	174
鲍芹堂	222	黎祖怀	146
鲍　榜	168	滕家隆	189
靖　安	122		

十四画

十六画

蔡士宁	178	薛　注	155
蔡传奇	169	戴士弁	134
		戴文润	173
		戴玉辉	134

戴世堃 …………………… 176

戴旭斋 …………………… 216

戴汝常 …………………… 153

戴 琴 …………………… 169

霞峰道人 …………………… 185

魏世轨 …………………… 241

魏 鹄 …………………… 177

魏楚翘 …………………… 125

湖北医学史稿

附录三　书名索引

三　画

三焦论 …………………… 138
万氏妇科汇要 …………… 205
万氏妇科达生合编 ……… 205
万氏医贯 ………………… 218
万氏医科 ………………… 140
万氏素问浅解 …………… 75
万氏秘传外科心法 ……… 75
万氏家传点点经 ………… 75
万全备急续方 …………… 203
口齿论 …………………… 243
广嗣纪要 ………………… 205
女科要言 ………………… 205
小儿形证方 ……………… 178
小儿推拿秘诀 …………… 225
小观书 …………………… 146

四　画

天傀论 …………………… 211
五种经验方 ……………… 44
五藏荣卫论 ……………… 243
五藏图论 ………………… 64

太素脉法 ………………… 244
历代医师考 ……………… 148
中流一壶 ………………… 164
内外科证治方书 ………… 152
内经知要 ………………… 34
内经编次 ………………… 34
内经解 …………………… 172
内科要诀 ………………… 75
长春录 …………………… 217
片玉心书 ………………… 210
片玉痘疹 ………………… 37
月池人参传 ……………… 61
丹方集 …………………… 135
六经定法 ………………… 166
方药类编 ………………… 197
心制神方 ………………… 186
尹氏脉诀 ………………… 166
尺木堂集 ………………… 124
引书 ……………………… 231
古今医方 ………………… 234
古今医案 ………………… 163
古方解略 ………………… 143

五　画

本草归一 ················ 174

本草尔雅 ················ 28

本草汇纂 ················ 39

本草补遗 ················ 51

本草纲目 ················ 212

本草纲目图 ·············· 215

本草述 ·················· 237

本草注解 ················ 177

本草注解 ················ 39

本草经验方集要 ·········· 166

本草药性易释赋 ·········· 40

本草拾珠 ················ 39

本草便览 ················ 166

四诊发明 ················ 142

四诊纂要 ················ 119

外科丛稿 ················ 182

主对集 ·················· 224

兰陵堂校刊医书三种 ······ 43

汇编歌诀 ················ 137

汉阳叶氏丛刻医类七种 ····· 201

对证药 ·················· 190

幼科发挥 ················ 206

幼科发蒙 ················ 172

幼科医方录 ·············· 37

幼科指南秘传方 ·········· 75

幼科类萃 ················ 37

六　画

存济篇 ·················· 37

成人宝鉴 ················ 43

回春录 ·················· 136

先正格言参订 ············ 130

伤科阐微 ················ 120

伤寒大易览 ·············· 128

伤寒六法 ················ 42

伤寒心要 ················ 128

伤寒正宗 ················ 34

伤寒正解 ················ 144

伤寒对 ·················· 167

伤寒夹注 ················ 34

伤寒问答 ················ 176

伤寒论翼 ················ 34

伤寒医验 ················ 125

伤寒补亡论 ·············· 199

伤寒纲领 ················ 34

伤寒述要 ················ 34

伤寒指南 ················ 35

伤寒禹鼎 ················ 34

伤寒类编 ················ 187

伤寒总病论 ·············· 199

伤寒秘诀 ················ 132

伤寒诸证书 ·············· 34

伤寒萃锦 ················ 138

伤寒集锦 ················ 131

伤寒简易 ················ 34

伤寒新编 ················ 146

湖北医学史稿

伤寒摘要 …………………… 169

伤寒摘锦 …………………… 202

伤寒慧解 …………………… 227

伤寒撮要 …………………… 203

伤寒辨正 …………………… 158

伤寒辨似 ……………………… 34

伤寒辨论 …………………… 219

伤寒纂要 ……………………… 34

伤寒蠡测 ……………………… 75

全生篇 ……………………… 120

会心篇 ……………………… 138

杂证良方 …………………… 227

名方便览 …………………… 121

名医列传 …………………… 149

论病 ………………………… 243

防疫刍言 …………………… 188

妇科摘要 …………………… 36

妇婴良方 …………………… 227

观身集………………………… 44

七　画

寿世文约………………………… 42

杏林金丹集 ………………… 185

李濒湖氏时珍脉诗 ………… 212

医人传 ……………………… 197

医门小学 …………………… 181

医门集要 …………………… 217

医方人华集 ………………… 128

医方三昧 …………………… 144

医方汇解 …………………… 150

医方杂事 …………………… 234

医方奇验 …………………… 174

医方便览 …………………… 226

医方秘诀 …………………… 132

医方秘纂 …………………… 130

医方通解 …………………… 147

医方策略 …………………… 127

医方辑要 …………………… 226

医方解补 …………………… 185

医方辨证 …………………… 163

医方纂要 …………………… 139

医医小草 …………………… 161

医余录 ……………………… 125

医评集 ……………………… 135

医林补微 …………………… 181

医易一理 …………………… 120

医学一隅 …………………… 172

医学八脉法 ………………… 142

医学大成……………………… 35

医学艺学易知录 …………… 157

医学六种 …………………… 151

医学心悟 …………………… 179

医学心得 …………………… 170

医学全书 …………………… 138

医学会心 …………………… 174

医学阶梯 …………………… 173

医学体用 …………………… 202

医学述要 …………………… 145

医学法悟 …………………… 170

医学指要 …………………… 143

医学待遗七种 …………… 169
医学恰中集 ……………… 227
医学觉梦集 ……………… 120
医学秘传 ………………… 178
医学通论 ………………… 222
医学萃精 ………………… 188
医学捷诀 ………………… 153
医学捷径 ………………… 166
医学象陆篇 ……………… 128
医学集案 ………………… 150
医学源流 ………………… 197
医学摘要 ………………… 229
医学管见 ………………… 178
医宗尺玉 ………………… 195
医宗备要 ………………… 44
医贯别裁 ………………… 119
医说 ……………………… 51
医家经验方案 …………… 239
医家须知 ………………… 164
医案 ……………………… 166
医案纪略 ………………… 220
医案选录 ………………… 202
医案新编 ………………… 151
医理医意 ………………… 165
医寄伏阴论 ……………… 150
医寄温热审治 …………… 150
医镜 ……………………… 130
医籍考目录 ……………… 114
扶寿精方 ………………… 118
吴氏医案 ………………… 125

时庵医录 ………………… 171
针灸至道 ………………… 216
针灸图 …………………… 174
应验灵方 ………………… 136
疗伤寒身验方 …………… 243
疗妇女方 ………………… 243
证治稿 …………………… 177
评按各医书 ……………… 159
评病要方 ………………… 243
补天石医书 ……………… 136
诊余漫录 ………………… 235
诊法精微 ………………… 129
灵台问要 ………………… 171
灵枢得要 ………………… 34
灵枢微言 ………………… 196
陈氏医案 ………………… 129
武昌医学馆丛书八种 …… 45
青藜外科 ………………… 210
范东阳杂药方 …………… 245
范汪方 …………………… 182

八　画

奇方类编 ………………… 199
奇经八脉考 ……………… 211
奇症篇 …………………… 174
奇寰生笔记 ……………… 198
易简方书 ………………… 143
易简奇方 ………………… 171
和香方 …………………… 245
金匮玉函 ………………… 243

湖北医学史稿

命门三焦客难 ……………… 64
命门考 …………………… 64
庚垣遗草 …………………… 198
育婴秘诀 …………………… 206
治伤寒全书研悦 …………… 233
实学录 …………………… 166
经络全解 …………………… 143
经验良方 …………………… 162

九 画

药性主治 …………………… 42
药性述要 …………………… 140
指明脉要 …………………… 153
临证随笔 …………………… 218
郢雪编 …………………… 195
种嗣玄机 …………………… 119
修园医粹 …………………… 152
保幼新书 …………………… 37
保产万全书 ………………… 143
保赤一粒金 ………………… 162
保和蒙引集 ………………… 122
保命活诀 …………………… 76
保婴摘要 …………………… 174
食物本草 …………………… 40
脉书 …………………… 230
脉对 …………………… 167
脉诀 …………………… 138
脉诀汇纂 …………………… 227
脉诀机要 …………………… 243
脉诀指南 …………………… 36

脉诀集解 …………………… 150
脉诀摘要 …………………… 148
脉诀辨同 …………………… 174
脉学要览 …………………… 228
脉学举要 …………………… 211
脉法 …………………… 230
脉法指掌 …………………… 143
脉经 …………………… 243
脉复 …………………… 119
脉理汇编 …………………… 237
脉理原始 …………………… 233
急救奇觚续 ………………… 169
胤嗣全书 …………………… 160
闻见约编 …………………… 230
养生四要 …………………… 204
养生必用方 ………………… 242
养生录 …………………… 172
养生真铨 …………………… 200
济世良方 …………………… 151
济世金丹 …………………… 131
洋痘释义 …………………… 166
津梁医书 …………………… 144
神农本草经赞 ……………… 44
神农本草歌括 ……………… 144
孩子脉论 …………………… 243
素问灵枢直解 ……………… 216
壶天玉镜 …………………… 164

十 画

原生集 …………………… 148

射正求的医案 ·············· 149
殷荆州要方 ·············· 232
效验新方 ·············· 181
病机要旨 ·············· 160
病理学 ·············· 138
病源·············· 35
瓶花斋杂录 ·············· 234
诸医荟萃 ·············· 148
谈医大指 ·············· 245
通丹经 ·············· 195
难经解义 ·············· 52
验方书 ·············· 224
推拿秘旨 ·············· 244

十一　画

救急良方 ·············· 197
野菜性味考 ·············· 234
眼科大成 ·············· 119
眼科外科医案 ·············· 170
眼科全书 ·············· 143
庸臬医学宝露 ·············· 219
惊风辨证必读 ·············· 230
淡泊养生说 ·············· 151
密斋药书·············· 39
堤疾恒言 ·············· 154

十二画

博宗方 ·············· 221
博弱集 ·············· 241
喉科秘旨 ·············· 227

痘诊全书·············· 75
痘科协中 ·············· 37
痘科图经 ·············· 186
痘症慈航 ·············· 227
痘疹心法 ·············· 207
痘疹玉髓摘要 ·············· 209
痘疹世医心法 ·············· 76
痘疹全书 ·············· 208
痘疹启微 ·············· 75
痘疹经验秘方 ·············· 140
痘疹碎金赋 ·············· 209
痘疹慈航·············· 37
痘麻定论 ·············· 198
尊生录 ·············· 181
尊生要诀 ·············· 242
温暑新谭 ·············· 34
寒热条辨合纂 ·············· 43
蒙养金针·············· 43

十三画

颐身集·············· 44
摄生图说 ·············· 195
摄生要义 ·············· 122
摄生篇 ·············· 148
简易良方 ·············· 167
简括录医书 ·············· 241
痰火专门 ·············· 236
痰火心法 ·············· 166
痰火点雪 ·············· 239
痰饮治效方 ·············· 228

痰疬法门 …………………… 224

新方解略 …………………… 143

慈幼筏 ……………………… 37

窥垣秘术 …………………… 132

十四画以上

瘟疫汇编 …………………… 188

瘟病论 ……………………… 183

增纂寿世编 ………………… 190

蕲艾传 ……………………… 210

薛氏女科删补 ……………… 227

橘泉方 ……………………… 221

儒门医宗总略 ……………… 43

儒门医宗总略续集 ………… 197

辨伤寒 ……………………… 243

辨证奇闻 …………………… 36

辨证摘要 …………………… 172

濒湖医案 …………………… 215

濒湖脉学 …………………… 64

濒湖集简方 ………………… 64

纂次张仲景伤寒论 ………… 243